U0376688

北京舞蹈学院『十四五』
学术成果出版资助项目

Beijing Dance Academy's 14th Five-Year Plan,
Academic Publication Funding Project

# 舞蹈训练
# 保健教程

高云　王伟　著

中国教育出版传媒集团

高等教育出版社·北京

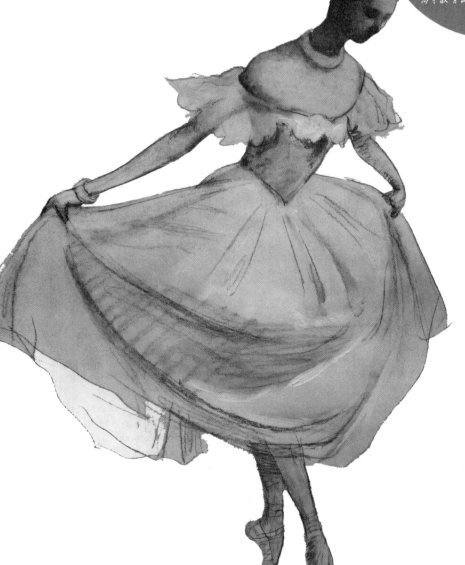

内容提要

舞蹈保健是一个全面的概念，不仅包括预防损伤的发生，同时还涵盖健康的身心状态以及应对外在环境的能力、合理的营养摄入等。为帮助舞者达到真正意义上的健康，本教材依据舞蹈专业训练特点以及人体保健、心理学、舞蹈解剖学、生理学等相关理论知识，展开舞者训练全过程，帮助舞者在提高自身技艺水平的同时，减少舞蹈损伤发生，树立正确的训练观念，养成良好的训练习惯。

教材内容以舞者损伤现状调研与分析为切入点，从舞者安全防范意识的建立、营养摄入以及姿势评估，宏观层面的保健原理与方法，训练层面常见损伤部位、体能训练、热身与放松，以及舞者的心理保健等方面展开论述，方便舞者加强预防损伤的意识，养成良好训练习惯及合理训练方法，同时帮助舞者建立一个全面的健康理念，促进舞者身心健康和肢体表现水平的提高。

本教材适用于附中及以上各年龄段舞蹈学习者、舞蹈专业教师、舞蹈从业者、舞蹈爱好者学习使用。

**图书在版编目（CIP）数据**

舞蹈训练保健教程 / 高云，王伟著 . -- 北京 : 高等教育出版社，2024.3
ISBN 978-7-04-060232-6

Ⅰ . ①舞… Ⅱ . ①高… ②王… Ⅲ . ①舞蹈损伤 - 教材 Ⅳ . ① R874

中国国家版本馆 CIP 数据核字（2023）第 052051 号

Wudao Xunlian Baojian Jiaocheng

| 策划编辑 | 张卓卓 | 责任编辑 | 张卓卓 | 封面设计 | 赵　阳 | 版式设计 | 张　杰 |
| 责任绘图 | 裴一丹 | 责任校对 | 张　然 | 责任印制 | 赵　振 | | |

| | | | |
|---|---|---|---|
| 出版发行 | 高等教育出版社 | 网　　址 | http://www.hep.edu.cn |
| 社　　址 | 北京市西城区德外大街4号 | | http://www.hep.com.cn |
| 邮政编码 | 100120 | 网上订购 | http://www.hepmall.com.cn |
| 印　　刷 | 唐山嘉德印刷有限公司 | | http://www.hepmall.com |
| 开　　本 | 787mm×1092mm 1/16 | | http://www.hepmall.cn |
| 印　　张 | 18 | | |
| 字　　数 | 390千字 | 版　　次 | 2024 年 3 月第 1 版 |
| 购书热线 | 010-58581118 | 印　　次 | 2024 年 3 月第 1 次印刷 |
| 咨询电话 | 400-810-0598 | 定　　价 | 44.00元 |

# 前　言

舞蹈是以人体进行传情达意的艺术，它是身体语言、人体文化，不能将舞蹈简单归为身体的运动。舞者通过身体动作传递给大众舞蹈艺术的语言，人体始终是舞蹈表现的媒介，我们必须了解身体才能尊重身体、关爱身体，进而合理开发并善用身体，建立健康的舞蹈理念及损伤预防保护机制。

舞蹈训练保健是以舞者为研究主体，本教材所指的"舞者"主要为舞蹈专业附中和舞蹈专业的大学生。"舞蹈损伤"则是指人体在舞蹈训练及表演过程中所发生的损伤，这些损伤直接影响她（他）们正常地参加舞蹈训练、表演和其他身体活动。

2019年底我们在对大学生舞者群体进行的调研过程中发现，舞蹈损伤的发生率为84.4%。有些身体组织的损伤发生是不可逆的，亦即不可康复。但是，普通的舞者及教师普遍认为舞蹈损伤是在所难免的。本教程编著的目的是通过对调研数据分析及我们教学过程中的观察，分析舞蹈损伤的现状和成因，总结舞蹈损伤的规律，为预防舞蹈损伤提供现实材料，警醒舞者建立安全防范意识，从而改善课堂教学与训练方法。例如常见的跳跃练习，无论小跳、中跳、大跳还是舞姿跳，都需要起跳前及落地的下蹲，而这个"蹲"也是我们课堂中"把上"训练常见的动作组合，教师反复强调"膝盖对脚尖"方向，是与膝关节结构有密切关系的，如果在"把上"训练时这个动作细节没有做到，不仅落地舞姿不完美，而且更为重要的是这样旋拧膝关节，使身体受力发生改变，日复一日的错误练习会影响到膝关节结构，进而损伤膝关节，如髌骨脱位、半月板、韧带受伤等。因而舞者受伤究其根本，是因为对教师的要求不理解，对动作不知所以然，也就不会思考为什么蹲、起需要"膝盖对准脚尖方向"，久而久之发生膝关节损伤。

本教程试图通过调研分析舞蹈损伤现状、发生规律、主要成因，在此基础之上，就舞者安全防范意识的培养与建立、舞者营养供给与减重、舞者姿势评估方法、舞者保健方法等展开阐述；针对身体部位就舞蹈训练的特点有针对性地分析原因并提出预防方法；舞蹈损伤的发生，除去过度使用身体外，还需针对薄弱环节的有效训练，介绍适合舞者的体能训练方法。

最后，就舞蹈训练中的开始与结束部分特别介绍了热身与放松方法。

"斗而铸兵，渴而掘井，不亦晚乎。"对于事物的发展我们要"防患于未然"，对于健康我们要"治未病"，对于舞蹈损伤我们更要着重于预防。需要特别说明的是，损伤处理及治疗不是本教程要阐释的内容。本教程的主要目的是为舞蹈训练"保驾护航"，解决舞者在训练中出现的身体问题，促进其恢复、保护身体健康，提高舞蹈教学训练的科学性与规范性。有关预防损伤，本教材尽可能讨论相关影响因素，但不可能面面俱到。读者可以由此延伸阅读，寻找更为有效的方式方法。

# 目　录

第一章
Chapter

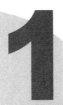

舞蹈损伤
概况分析

舞蹈科学发展至今，虽已有不少关于舞蹈损伤方面的研究成果，但多数研究都限定在特定舞种或特定年龄阶段，并不能客观反映舞者的整体损伤情况。基于此，我们对舞蹈领域最大群体——舞蹈专业本科生进行问卷调查，力图探寻舞者在实际舞蹈训练中的真实损伤情况。

舞蹈损伤，即发生在舞蹈训练和表演中的身体损伤，这些损伤影响舞者的训练与生活。本研究在2019年12月至2020年1月间，通过网络平台问卷星向舞蹈专业本科生发放《舞蹈专业本科生损伤调查问卷》，内容涉及舞者个人基础信息、专业学习情况、损伤情况、舞蹈训练和日常生活情况等多方面，学生填完问卷点击提交后，笔者从此网络平台下载原始数据，保存至附带密码的电脑上进行数据分析。本调查问卷已通过信度效度检验，能够真实反映舞者的基本情况，所得数据真实可靠。

# ● 第一节　舞蹈损伤发生率

本问卷调查最终收回4040份有效数据。通过分析问卷调查发现，舞者有较高的损伤发生率。舞者不同的性别和学习背景，使其在损伤发生率和损伤部位方面显示出显著的差异。舞蹈损伤程度多是轻度和中度，主要损伤部位的损伤与发生损伤时的训练类型密切相关；这些损伤发生的时间段很大程度上受到训练难度、训练量、训练强度和训练时长的影响。本节旨在阐述舞蹈专业本科生的具体损伤情况和损伤特点。

## 一、损伤率

参与调查问卷的4040名舞者均为舞蹈专业本科生，女生占78.8%，男生占21.2%。在他们整个舞蹈生涯中，损伤发生率为84.4%，且男女生损伤率并无显著差异。从调研对象的学习背景看，入学前为舞蹈专业附中生的舞者损伤率非常显著地高于普高舞蹈特长生的舞者；舞蹈专业附中男生损伤率显著高于附中女生，但普高舞蹈特长生中男女损伤率没有明显差异（见表1-1）。

表1-1　损伤率的性别差异（不同舞蹈学习背景）

| 调研对象 | | 有损伤 | 无损伤 | 总计 |
|---|---|---|---|---|
| 普高舞蹈特长生 | | 2060（81.7%） | 462 | 2522 |
| | 男 | 422（82.3%） | 91 | 513 |
| | 女 | 1638（81.5%） | 371 | 2009 |

| 调研对象 | | 有损伤 | 无损伤 | 总计 |
|---|---|---|---|---|
| 舞蹈专业附中生 | | 1349（88.9%†，附＞高） | 169 | 1518 |
| | 男 | 305（88.9%†，附＞高） | 38 | 343 |
| | 女 | 1044（88.9%†，附＞高） | 131 | 1175 |
| 全部舞者 | | 3409（84.4%） | 631 | 4040 |
| | 男 | 727（84.9%） | 129 | 856 |
| | 女 | 2682（84.2%） | 502 | 3184 |

注：所有"†"都表示卡方检验p<0.01，结果具有显著差异。"附"和"高"分别表示舞者入学前学习背景为舞蹈专业附中生和普高舞蹈特长生。

## 二、损伤部位

统计结果显示，舞者的损伤主要发生在腰部（68.8%）、膝关节（43.3%）、踝关节（36.5%）、足部其他部位（33.2%）和髋关节（16.7%）（见图1-1）。

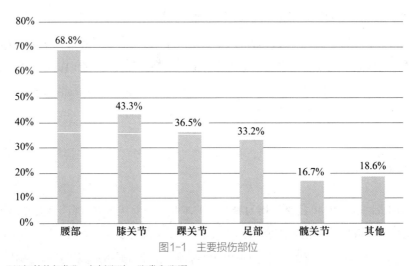

图1-1　主要损伤部位

注："足部其他部位"：包括脚趾、脚掌和脚跟。

舞蹈学习背景为舞蹈专业附中生的舞者，这五个主要损伤部位的损伤率均高于舞蹈学习背景为普高舞蹈特长生的舞者，且非常显著。五个主要损伤部位中，女生腰部的损伤率高于男生，且非常显著；其他部位损伤如膝关节、踝关节和足部其他部位，均是男生损伤率显著高于女生。若按舞蹈学习背景分类，舞蹈特长生的主要损伤部位中，亦是女生腰部损伤率显著高于男生，其他如膝关节、踝关节、足部其他部位均是男生损伤率显著高于女生。几乎每位伤者平均带有2处损伤（见表1-2），可见舞蹈损伤确实不容小觑。

继续细化分析，舞蹈专业附中生的舞者，其主要损伤部位除了踝关节，其余四个部位的损伤率均具有男女性别的显著性差异特点。其中，女生的腰部和髋关节损伤率均高于男生，而男生足部其他部位和膝关节损伤率显著高于女生。总体而言，附中专业男生损伤率显著高于附中女生（见表1-3）。

表1-2　平均每位舞者损伤部位的数量

| 调研对象 | 五个主要损伤部位 | 其他损伤部位 | 全部损伤部位 |
| --- | --- | --- | --- |
| 普高生（N=2060） | 1.85±1.13 | 0.37±0.93 | 2.22±1.45 |
| 附中生（N=1349） | 2.20±1.19† | 0.31±0.96† | 2.51±1.62† |
| 受伤舞者（N=3409） | 1.98±1.17 | 0.35±0.94 | 2.33±1.53 |
| 全部舞者（N=4040） | 1.67±1.29 | 0.29±0.88 | 1.97±1.64 |

注：数据均以平均值"±"标准差形式表现。"†"表示附中生多于普高生，且有非常显著的差异（$p<0.01$）。

表1-3　主要损伤部位

| 调研对象 | | 腰部 | 膝关节 | 踝关节 | 足部 | 髋关节 | 其他 |
| --- | --- | --- | --- | --- | --- | --- | --- |
| 普高 | 整体 | 66.0% | 38.3% | 32.2% | 32.2% | 15.8% | 20.8% |
| | 男 | 39.2% | 35.1%★ | 31.0%† | 40.2%† | 12.9% | 20.1%★ |
| | 女 | 57.6%† | 30.3% | 25.1% | 22.8% | 12.9% | 16.2% |
| 附中 | 整体 | 73.1%† | 50.9%† | 43.1%† | 34.6%† | 18.0%† | 15.2%★ |
| | 男 | 56.3% | 51.3%†/† | 39.1% | 40.5%†/† | 11.1% | 15.5% |
| | 女 | 67.5%†/† | 43.4% | 38.0% | 27.9% | 17.5%† | 12.9% |
| 整体 | | 68.8% | 43.3% | 36.5% | 33.2% | 16.7% | 18.6% |
| | 男 | 54.2% | 49.0%† | 40.3%★ | 47.5%† | 14.3% | 21.5%★ |
| | 女 | 72.7%† | 41.7% | 35.5% | 29.3% | 17.3% | 17.8% |

注："★"表示结果有显著差异；"†"表示非常显著。"/"前的"★/†"是不同舞蹈学习背景的舞者（如"普高""附中"和"整体"）的损伤率男女性别对比，"/"后的"★/†"是同一性别的舞者在不同舞蹈学习背景下的损伤率对比。

## 三、主要损伤部位与发生损伤时的训练类型

有腰部损伤的舞者，主要损伤类别是腰肌劳损（73.3%），主要发生在软度训练

中（85.6%）。髋部损伤的舞者，主要损伤类别是韧带/肌肉拉伤（71.1%）和髋关节弹响（52.1%），主要发生在软度训练中（81.5%）。由此可知，舞者腰部和髋关节损伤主要发生在软度训练中，且都是以肌肉和韧带等软组织损伤为主。

有膝关节损伤的舞者，主要损伤类别为滑膜炎（关节积水）（37%）和半月板损伤（36.8%），主要发生在跳类技巧（54%），跪转与跪地类技巧（48.9%）。有踝关节损伤的舞者，主要损伤类别是踝关节扭伤（88.8%），主要发生在跳类技巧中（70.7%）。有足部其他损伤的舞者，主要损伤类别是足趾戳伤（34.5%）和足跟痛（34%），主要发生在跳类技巧中（62%）（见表1-4）。

表1-4　五大部位的损伤性质和损伤发生时的训练类型

| 损伤部位 | 主要损伤类别 | | | 损伤发生时的主要训练类型 | | |
|---|---|---|---|---|---|---|
| 腰部 N=2345 | 腰肌劳损 | 腰部扭伤 | 腰椎间盘突出等问题 | 软度训练 | 大幅度的舞姿类动作 | 翻腾类技巧 |
| | 1718，73.3% | 853，36.4% | 641，27.3% | 2008，85.6% | 579，24.7% | 548，23.4% |
| 膝关节 N=1475 | 滑膜炎（关节积水） | 半月板损伤 | 内侧韧带损伤 | 跳类技巧 | 跪转和跪地类技巧 | 各类蹲的动作 |
| | 545，37.0% | 542，36.8% | 390，26.4% | 796，54.0% | 721，48.9% | 508，34.4% |
| 踝关节 N=1245 | 踝关节扭伤 | 跟腱损伤 | 骨折或骨裂 | 跳类技巧 | 翻腾类技巧 | 转类技巧 |
| | 1106，88.8% | 258，20.7% | 25，2.0% | 880，70.7% | 513，42.2% | 262，21.0% |
| 足部 N=1131 | 足趾戳伤 | 足跟痛 | 前脚掌内侧痛 | 跳类技巧 | 翻腾类技巧 | 软度训练 |
| | 390，34.5% | 385，34.0% | 298，26.3% | 701，62.0% | 403，35.6% | 273，24.1% |
| 髋关节 N=568 | 韧带/肌肉拉伤 | 髋关节弹响 | 髋关节磨损（髋关节炎） | 软度训练 | 跳类技巧 | 翻腾类技巧 |
| | 404，71.1% | 296，52.1% | 141 24.8% | 463，81.5% | 175，30.8% | 125 22.0% |

注：足部软度训练，如压脚趾，俗称"压小脚背"。

总之，腰部和髋关节主要是软度训练时发生的肌肉/韧带损伤，膝关节和踝关节则主要是跳类技巧训练时发生关节损伤，足部其他部位损伤虽然也是跳类技巧训练时发生，但主要以足趾戳伤和足跟痛为主。在普遍的舞蹈训练中，人们对于女生在身体柔韧性方面的要求比男生高。因此建议在软度训练中，女生要更加注意软度的科学训练，降低损伤率。而男生则需要注意在跳类技巧中的落地动作，避免因落地不当（缓冲、重心问题）导致损伤。

## 四、损伤程度与性质

舞蹈损伤主要以轻度（57.41%）和中度损伤（49.19%）为主。损伤性质以慢性损伤为主（65.56%），但急性损伤（54.44%）也是舞蹈损伤的主要特点（见图1-2）。

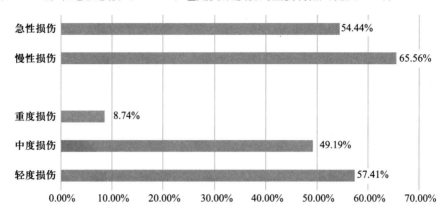

图1-2　损伤程度与损伤性质

注：因问卷中关于损伤程度和性质的问题均为多选题，因此百分数加起来大于100%。

　　虽然舞蹈损伤以轻度和慢性损伤为主，但也有11%～20%的舞者是综合性损伤。11%的舞者同时拥有轻度和中度双重损伤，仅有2%属于三种损伤都有的情况；而同时具有急性和慢性损伤的舞者有682人，占所有损伤人数的20%。对比"普高生"，"附中生"中具备"轻中双重损伤程度""三重损伤程度"和"双重损伤性质"的舞者显著高于前者（见表1-5）。

表1-5　具备多重损伤程度和性质的舞者（n=3409）

| 调研对象 | 轻中双重损伤程度 | 三重损伤程度 | 双重损伤性质 |
|---|---|---|---|
| 高中 | n=202，9.8% | n=22，1.1% | n=348，16.9% |
| 附中 | n=186，13.8%† | n=46，3.4%† | n=334，24.8%† |
| 整体 | n=388，11.4% | n=68，2% | n=682，20% |

注：†表示结果有非常显著的差异性（p<0.01）。

　　总结，舞蹈损伤主要以轻度损伤和慢性损伤为主，损伤具备多重性，尤其是舞蹈学习背景为舞蹈专业附中生的舞者。

## 五、损伤发生时间段

　　从损伤发生的整体时间先后顺序梳理，舞者损伤主要发生阶段有以下特点：舞蹈专业附中生的损伤主要发生在附中三、四、五年级；普高舞蹈特长生则主要发生在高三艺考"集训"期间（见图1-3）。

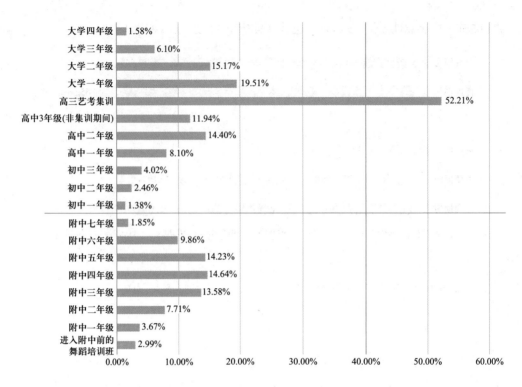

图1-3 所有受伤舞者损伤发生的时间段

（一）舞蹈专业附中三、四、五年级是损伤频发时期

进入专业舞蹈附中学习，舞者的损伤发生呈正态分布。从附中一年级到附中三年级，损伤发生率逐年增高（3.7%到13.6%）；三年级到五年级为损伤发生最多的阶段（13.6%、14.6%、14.2%），最后，损伤率从五年级到七年级逐年递减（14.23%到1.85%）。

（二）舞蹈特长生在高考前集训期间损伤率剧增

普高的舞蹈特长生损伤的发生，从"初中一年级"到"高中三年级"呈现逐年递增的趋势，但在高三艺考集训期间呈现井喷式增长。"高三艺考集训"是特殊的一个时间段，这个阶段舞蹈的训练量、训练强度和训练时长突然增加，以为大学考试做准备。66.5%的学生平均每周训练5~6天，平均每天训练4小时甚至更长时间。对于这些在业余时间进行训练的学生，突然间增加训练时长、训练量、训练强度以及软度训练，她（他）们的身体是难以承受的，损伤发生在所难免，必须高度重视。

# ● 第二节　舞蹈损伤原因及影响因素分析

一直以来，损伤原因和影响因素都是舞蹈损伤研究中的重点内容；舞者自身的生理素质、心理素质、自我保护意识和训练习惯与舞蹈损伤的发生与否密切相关。舞蹈专业人员需要了解并在今后的教学训练中建立预防损伤、自我保护的意识。

## 一、损伤原因分析

舞者损伤原因中最主要是身体过度疲劳（42.53%）和带伤训练（40.75%），其次是肢体柔韧性差（28.84%）、热身活动不充分/不正确（28.81%）和缺乏自我保护意识（27.8%）。损伤原因还有很多，详见图1-4。

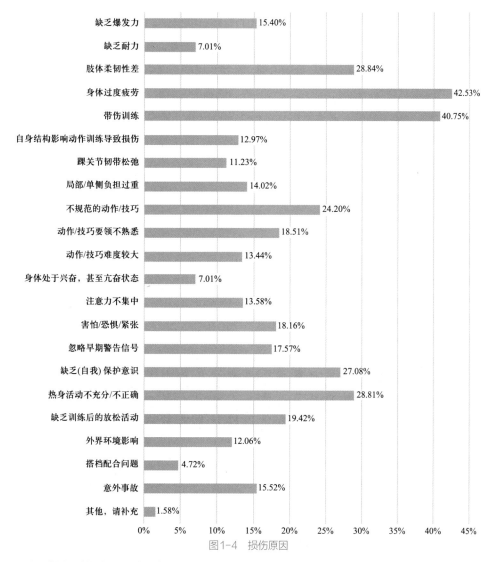

图1-4　损伤原因

注：外界环境影响包括空间/布景/道具/服饰/鞋/地板/温度；忽略早期信号表示忽略可能会发生损伤的信号。

普高生与专业附中生由于专业学习背景的差异，损伤原因有共性，但发生比率是有区别的（见表1-6）。

表1-6　普高生与专业附中生损伤原因比较

| 专业附中生 | 普高特长生 |
| --- | --- |
| 身体过度疲劳（51.7%） | 身体过度疲劳（36.5%） |
| 带伤训练（48.2%） | 带伤训练（35.9%） |
| 热身活动不充分/不正确（27.7%） | 肢体柔韧性差（32.9%） |
| 缺乏自我保护意识（26.0%） | 热身活动不充分/不正确（29.6%） |
| 缺乏训练后的放松活动（23.7%） | 不规范的动作/技巧（28.7%） |

舞蹈损伤有其专业特点，如运动量过大使得身体过度疲劳、因怕缺课而坚持带伤训练、课前的热身不充分或缺乏方法，以及课后的放松活动缺失等，都是舞蹈专业教师需要关注的，无论是专业舞蹈教学还是业余舞蹈培训，都要在这些方面引起警觉并重视课堂教学安排，了解学生身体现状，随时调整教学方案，在预防损伤的前提下保证教学良好进行。

普高舞蹈特长生除具有普遍舞蹈训练损伤的原因外，其损伤原因更多元化，有软度差、热身不充分或不正确、动作不规范、缺乏训练后的放松等（见图1-5）。由此可见，普

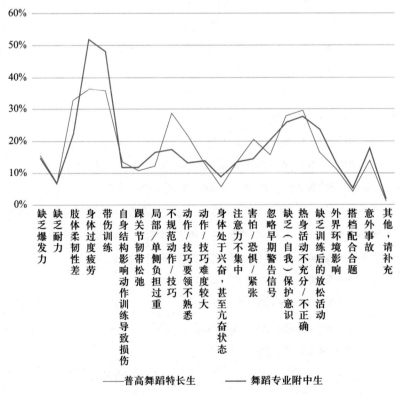

图1-5　普高舞蹈特长生与舞蹈专业附中生损伤原因

高舞蹈特长生的损伤既具有舞蹈损伤的普遍性，也有其群体的特性。因为是课余时间训练，可能会有身体素质得不到全面发展，在训练过程中有"拔苗助长"情况，因而教师需要遵循循序渐进的教学原则，防止损伤发生。

此外，两种舞蹈学习背景的舞者还有两个方面需要大家重视，一是普高舞蹈特长生损伤原因中，因"不规范的动作/技巧"以及"技术技巧时害怕/恐惧/紧张"受伤的人较多，因此特别需要相关舞蹈教师的重视。二是对于舞蹈专业附中生来说，"意外事故"也是她（他）们面临的重要风险。

## 二、损伤影响因素分析

对数据进行统计学分析，得出以下三个主要的损伤影响因素，并做出如下讨论。

### （一）舞蹈学习背景

舞蹈学习背景是舞蹈损伤的显著影响因素之一，具有舞蹈专业附中学习经历的舞者其损伤率是普高舞蹈特长生的1.5倍，她（他）们因从事的是职业舞蹈训练，需要通过不断地精进练习去挖掘她（他）们身体的素质和表现力，如果方法有误，就会有损伤发生。故而，舞蹈专业附中生本就比普高舞蹈特长生有更多发生舞蹈损伤的机会，因此，舞蹈专业院校的各位老师，在训练中一定要科学教学，切勿过度依赖经验教学。

### （二）热身活动不正确

调研发现，有95.8%的舞者有训练前热身的意识，他们确实也会去实践，时间通常在5～10分钟，说明舞者们有预防损伤的意识。可是，分析显示舞者训练前热身并未对降低损伤发生率有显著效果。就热身活动的内容而言，81%的舞者进入教室换好衣服就开始做软度拉伸，然而这样从软度拉伸开始的热身活动，违背热身活动的步骤和原则，分析结果也证实从"软度拉伸开始"的舞者受伤的可能性是"不从软度拉伸开始"舞者的1.4倍。因为热身活动的方式方法不当，故热身活动的正确性比是否热身更为重要。

### （三）舞者身体疲劳、睡眠少

数据显示，身体过度疲劳在所有损伤原因中排名第一，疲劳感是种主观感觉，包含有身体疲劳和心理疲劳，且与每天的睡眠有直接关系，与课业负担也相关。有疲劳感的舞者损伤的可能性是无疲劳感舞者的4.5倍。

# ● 第三节 常见损伤部位与动作的关系

关于舞蹈损伤的发生，本节以身体关节部位为切入点进行分析。实际上，一个关节部位出现问题，其原因可能是其本身确实有结构、功用方面的问题；还有一种原因是一个部位受损，其上下关节未能有效实施自己的功用，加重了相邻关节的负担，致使相邻关节也发生损伤。因此，建议大家在分析损伤时，不可忽略其整体性，应将身体看作一个整体去思考。

舞蹈损伤的发生，主要集中在腰、髋、膝、踝及足部其他关节。究竟哪方面的训练对这些损伤部位造成的影响更大？通过目前的数据统计分析，结合笔者常年对损伤的关注，本节针对主要损伤部位和与其相关的练习动作（见表1-7）进行重点剖析，建议舞者在以下几个方面要留心注意。

## 一、腰部损伤

统计结果显示腰部损伤在所有损伤部位中排首位，损伤率高达68.8%。这与腰部在身体中的位置与作用直接相关，腰部是人体的动作枢纽，力量、能量的上传下达都基于腰。舞蹈常有身体龙腾虎跃、翩翩起舞、轻盈优美的动作意境表达，古典舞训练要求"始于心，发于腰，行于梢"，所有动作的完成都需要腰部的力量与柔韧。舞蹈基本功训练的重点之一是先解决腰部的软度问题，这是男女生训练的难点。腰部训练首先要遵从其先天结构，其次训练时要正确用腰。从人体结构来看，腰部处在脊柱所有脊椎部分中既灵活又承重的位置，它需要贯通上下肢。比如腰部可将下肢及地面的反作用力运送到躯干和上肢，如果这个节点不顺畅，则会影响身体力量和能量的发挥。又比如舞者在做各类技巧和大舞姿动作时，腰部需要稳定，脊柱部分同样需要通畅。可是在腰部的软度训练中，由于舞者对腰部结构的不了解，可能将身体承受的所有压力挤到了腰部，这是其一；其二是腰部的软度训练量很大，如果一堂课里学生20分钟都在密集地练腰，身体是难以承受的。这种情况下，就需要注意训练方法和训练量两方面，课堂上教师需要及时和学生沟通，适时调整、掌握好训练节奏。

表1-7 损伤部位与相关动作表

| 部位 | 损伤 | 相关动作 |
| --- | --- | --- |
| 腰部（68.8%） | 腰肌劳损73.3% | ● 软度训练（85%） |
| | 腰部扭伤（36.4%） | ● 大幅度舞姿类动作（24.7%） |
| | 椎间盘突出（27.3%） | ● 翻腾类技巧（23.4%） |
| 髋关节（16.7%） | 韧带/肌肉拉伤（71.1%） | ● 软度训练（81.5%） |
| | 髋关节弹响（52.1%） | ● 跳类技巧（30.8%） |
| | 髋关节磨损（24.8%） | ● 翻腾类技巧（22%） |

| 部位 | 损伤 | 相关动作 |
|---|---|---|
| 膝关节（43.3%） | 滑膜炎、膝关节积水（37%） | • 跳类技巧（54%） |
| | 半月板损伤（36.8%） | • 跪转、跪地类动作（48.9%） |
| | 内侧韧带损伤（26.4%） | • 各类蹲训练（34.4%） |
| 踝关节（36.5%） | 踝关节扭伤（88.8%） | • 跳类技巧（70.7%） |
| | 跟腱损伤（20.7%） | • 翻腾类技巧（41.2%） |
| | | • 转类技巧（21%） |
| 足部（脚趾、脚掌、后跟）（33.2%） | 足趾戳伤（34.5%） | • 跳类技巧（62%） |
| | 足跟痛（34%） | • 翻腾类技巧（35.6%） |
| | 前脚掌内侧痛（26.35%） | • 软度训练（压脚背）（24.1%） |
| | 足背痛（21.2%） | |

　　大幅度舞姿类动作也是较容易发生腰部损伤的。例如后腿大舞姿，它并不只是下肢动作，踢后腿需要在腰部的共同参与下完成，可以想象一下，如果腰部不配合，我们是难以将腿踢到一定的高度的。因此，腰部处在人体核心，它不仅可以传递力量，也起到增大肢体运动幅度的作用。许多大幅度的舞姿都会用到腰，腰部在承受各方压力，处于超负荷工作状态。

　　翻腾类技巧是复合技巧，是需要全身协调之后呈现的技巧。例如前桥和空翻这两个技术技巧，往往是造成舞者腰部损伤的主要动作。如果某一个身体环节或者素质能力跟不上，腰部就带动不起来，甚至因为身体瞎使劲儿拖累了腰部，对其造成伤害。前桥和（前）空翻的相通之处在于它们都需要腰部力量和软度的配合，如果舞者自身腰部的力量和身体的软度达不到做动作时的流畅性，那么不论是在落地还是起身时，都会对腰部造成极大压力。训练中，如果学生的腰部力量和软度配合不好或不能协调，落地时常会出现"脚砸地"的现象，地面反弹的力量直接通过腿部传导至腰部，所有压力直接累积在腰部，长年累月对腰部造成的伤害可想而知。

　　如上分析，舞者和专业教师都应在了解身体结构的基础上正确用腰，这也是预防损伤的关键。

## 二、髋关节损伤

　　髋关节是一个典型的球窝关节，下肢可在此关节处向各个方向运动，对于舞者这是下肢动作语言的首要重点。下肢的语言表达最能体现舞者的基本功，从开始的踩胯、青蛙趴，升级到地面横竖叉，再加大难度到站立/空中的横叉竖叉动作技巧，从身体结构方面来讲这都是"反人类"动作。而我们的舞者为了能在舞台上自如地控制肢体表情达意，做超限度和超负荷训练已然是家常便饭。

髋关节韧带/肌肉拉伤具有71%的高发率，这与软度训练有最直接的关系。"开胯"之始的压胯就不可以硬压硬踩，首先应该放松，再强化胯根断开的意识；踩耗压的力度要在所能承受的程度上再稍加点儿力；也不能学生一喊疼，老师就不敢下手加压，这时候首先要消除学生的恐惧、怕痛的心理，科学有效地使用正确训练方法，解决胯部软度；此后必须紧接着去做踢腿练习，让身体感知到压胯的目的是更为灵活地运用双腿。如果没有正确认识身体而盲目训练，无度抻拉损害软组织纤维，则会人为造成许多不应该的伤害。

髋关节损伤还发生在跳跃及翻腾类技巧中，如摆腿跳、分腿跳、紫金冠跳、空翻、前桥等，这些都是大幅度和复合型动作组合的练习。髋关节俗称"胯根儿"，从内在运动规律分析，腰胯是人体运动的始发点，原则上腰与胯联合作战，缺一不可，如果不会发力，不能与其他肢体协同工作，反而会连累另一方，继而导致损伤。教学训练时要分析透动作的要点及次序，做练习前在脑海里先过一遍动作，强化正确的动力定型。

## 三、膝关节损伤

膝关节损伤在所有损伤部位中排在第二位。膝损伤类型比较复杂，因为膝关节本就是人体结构最为复杂的关节，辅助结构多，出现伤害的细节部位也多，位于前列的分别是膝关节积水、半月板损伤和内侧韧带拉伤（见表1-7）。

导致膝关节损伤最多的是跳跃训练，尤其是跳跃落地环节。舞者自身和教师都要从身体姿势、动作力线、起跳与落地缓冲等多个环节去琢磨，突破训练与教学的惯性思维，分析症结所在，方可以有效解决问题，同时也可有效提高技术水平。膝损伤不光是跳跃动作本身的问题，不可忽视的还有学生训练时的站立习惯和蹲起练习方式是否正确等问题，如果这些训练动作有误，即使跳跃训练量不大也会导致受伤。

膝关节损伤还要思考舞者的腰胯是否做出应有的努力，如若腰胯不给力，则属于核心力量不足，膝关节就会加倍负重，甚至承受各种冲击力。

## 四、踝关节损伤

踝关节扭伤与跟腱损伤在这次统计中归到踝关节损伤范畴，因多数跟腱问题都出现在靠近跟骨和踝关节的位置。本次调研中，我们发现踝关节扭伤最为常见，发生率高达88.8%，甚至多数舞者已形成习惯性踝关节扭伤，反复发生导致踝关节韧带松弛，舞者们普遍认为这都是小伤，甚至不值一提，其实这是十分错误的。

从结构上看，踝关节是足部最大关节，也是普通人容易受伤的关节，无论是训练还是生活中，都有可能导致踝关节扭伤。近70%的踝关节损伤发生在跳类技巧中，这些数据提示大家无论小跳还是大跳，任何舞姿跳跃练习中都不可以掉以轻心，小跳时容易大意疏忽，而难度高的跳跃性舞姿虽然舞者会高度重视，但很有可能会因个人身体素质、肌肉疲劳等原因致使跳跃练习力不从心，在最后的落地环节出问题。我们分析和了解与踝关节损伤的相关动作，目的是解决问题，避免无谓的损伤。

除去踝关节扭伤，最引人注意的就是跟腱损伤。跟腱是人体最粗最大的肌腱，承受力很强，但因舞蹈训练的特殊性，舞者的小腿肌肉长期承受过大压力、反复被牵拉，导致其丧失良好状态，不能为跳跃、翻腾、大舞姿动作贡献能力，反倒因为这些动作加重了跟腱的负担，引发损伤。舞蹈训练中，突然加速或者减速，尤其是跳跃、翻腾类技术技巧的落地动作，甚至会导致跟腱断裂，在训练中一定要量力而行。

跟腱的机能与动作相互影响，动作只是诱因，关键看跟腱等软组织是否能够承受这些高强度、大幅度的练习。因此，要求教师们切实了解学生状况，学生自己对身体也要有敏锐的觉察能力，一旦有不适要有自我防护意识，比如跟腱疼、跟腱酸胀等，当身体已经给你信号、提示你需要休息时，如果不听从身体的警告，受伤是必然的。

## 五、足部（脚趾、脚掌、足跟）损伤

足部损伤主要包含脚趾、脚掌以及脚后跟损伤，"手舞足蹈"中的足，在舞蹈中的作用有足够的分量，也是舞者训练的重要部分，它能够与手相媲美，不仅有运动上不可取代的支撑功能，还有似手一样灵敏、灵动的艺术表现力。跳跃与足部有最直接的关系，因跳跃导致的足部损伤占足部所有损伤的62%。翻腾类技巧同跳跃类似，都是身体离开地面再落至地面，只是翻腾类技巧在落地时足部关节复合受力，情况更为复杂；脚下不稳甚至落地前空中姿态还未协调控制好，猝然触地常会戳伤脚趾；前脚掌第一跖骨头（半脚尖支撑点）或脚后跟先着地时，地面反作用力量大、没有缓冲，这些都是伤及足部的具体动作。分析其中的原因则是与动作技术的掌握情况和身体素质能力相关，为避免发生足部损伤，更为紧要的是提升个人技术能力和体能素质；还要避免在疲劳状态下做有难度的技术技巧练习。

引起足部损伤的情况还有压脚背等。软度对于舞者身体语言的表现力极为重要，因而所有的舞蹈教学都会由此入手，先解决并开发身体各部位的灵活性。如果从业人员没有人体结构常识，想当然地认为身体是可以任意方向运动的，不了解关节活动方式、不懂得软组织的特性，上手就去掰压肢体，这种鲁莽的行为着实伤害到学生。压脚背其实效果并不大，适度练习可以灵活脚踝关节，使它更有表现力。但是如果过度并长期持久地压脚背，可能造成足部跖趾关节松动，舞者绷脚背时，脚背位置若出现凸起，就是压脚背的结果。这就是为什么足部会有软度训练导致损伤的原因。压脚背会破坏足部各个部位的联结，再加上训练强度的影响，足的问题就会逐渐显现出来。

**思考题**

1. 舞蹈专业学生的主要损伤部位和损伤性质特点是什么?

2. 舞蹈损伤的主要原因是什么? 不同舞蹈学习背景的学生损伤原因有何差异? 为什么会存在差异性?

3. 本章强调的损伤影响因素有哪些? 请结合自身的舞蹈训练经验具体分析。

4. 腰、髋、膝、踝和足部损伤性质分别以什么为主? 主要发生在哪些训练中?

5. 请结合自身训练中的具体的舞蹈动作分别分析主要损伤部位(腰、髋、膝、踝和足)的具体损伤原因以及训练中的注意事项。

6. 学习完本章节的内容, 谈谈你对舞蹈损伤新的认识和思考。

第二章
Chapter

**2**

舞者安全意识的
培养与建立

在舞蹈训练过程中最基本的要求是"安全"。因为舞蹈是靠身体去表现的，在神经系统的支配下，由人体骨骼、关节、肌肉与相关人体系统统一合作完成，每一个舞蹈技术技巧的完成都存在着风险，舞蹈技巧中的跳、转、翻，以及毯子功里的翻腾技巧发生损伤的可能性会更高，因此在教学训练中，要求教师在所有的舞蹈技术活动中去管理学生的安全，降低他们舞蹈损伤的风险。教师、学生都要理解安全在舞蹈教学中的重要性，从踏入舞蹈艺术的门槛就要建立安全、自我保护的意识观念，因此，为舞蹈教学训练提供一套"安全程序"是非常必要的。

## 一、安全意识

舞蹈损伤的种类繁多，原因多样，我们不得不把安全防范放在首位。我们都知道舞蹈训练已经超出了一般的活动幅度与范围，那么这项训练就存在着一定的风险性。无论是简单的基础动作，还是高难度的技术技巧，安全始终是舞者完成舞蹈动作的前提条件。为保证舞蹈教学的安全，使学生不受损伤困扰，我们时刻要有"安全意识"，教师要不断提示学生，在动作训练时安全和技术同等重要，要根据学生对技术掌握情况定期做身体能力的评估，清楚认识每个训练的安全程序执行情况。

## 二、安全程序

在舞蹈课堂里，教师必须要做一些安全监督的措施，一般由直接监督向间接监督转换，这个过程是根据教师的能力来设计的。教师在设计安全程序时应该注意以下几个方面，即学生基本的身体素质和安全认知能力、教学进度、教学的主客观环境等。

## 三、安全指南

（1）教师不断深化学习内容，安全意识才能深入执行。

（2）安全程序具体内容要根据学生身体素质的实际情况不断去调整。

（3）教师测评学生身体素质能力，确保其在能力范围之内参加技术进阶训练。

（4）舞蹈技术技巧训练的环境必须是可靠的，比如垫子平整、空间宽敞、温度湿度适宜、光线明亮等。

（5）依据动作技能形成规律有计划进行教学，避免大跃进式教学的不良后果。

（6）对于舞蹈翻腾技巧，教师要具备熟练的保护与帮助的能力。

（7）完整训练课的课堂结构不能少，如课前热身、课上教学、课后放松。

（8）确保课堂突发事件的应急处理措施安全有效。

（9）学生自我评估也是自我保护的最佳执行前提，例如心理因素评估、身体素质评估、女孩经期动作评估等。

（10）教师对学生做损伤史登记，重视损伤发生的大概率动作、训练时发生时机、损伤后的治疗情况等。

（11）充分做好学生动作技术诊断，根据学生身体形态、身体素质、身体机能、身体异常情况做出准确判断。

（12）教师利用步态分析，对学生在非训练课时进行观察分析，尽可能多地捕捉学生运动能力信息。

# ● 第一节　外部条件对舞者健康的影响

良好的教学环境是顺利完成教学的重要保障，对于舞者而言，教学课、排练课、舞台表演对环境的要求都不一样，这需要教室/剧场管理人员、任课教师等在上课与演出之前，必须进行前期风险排查，作为教学程序之一去完成。下面我们列举一些具体内容供大家参考。

## 一、教学环境安全程序

### 1. 舞蹈教室或者排练场是否有足够的空间

舞蹈训练，不是单一的动作雕塑，而是需要在一定空间内展开的大幅度流动的身体练习，那么就需要宽敞开阔的教室，场地内尽量避免出现障碍物，这样才能保证舞者在训练过程中能够尽所能地舒展身体，高标准完成动作。舞蹈训练课堂一般都会有剧烈的技巧练习，如串小翻、平转、串翻身、毽子小翻提、舞姿跳跃、空翻等技巧，需求地面水平距离的长度、空间高度等，这些都是完成舞蹈技术的空间保障。

### 2. 把杆是否稳固

把杆训练在舞蹈专业训练中起着承上启下的作用，无论是课堂内容训练还是课前热身活动，都离不开在把杆上的练习。把杆是否坚固直接关系到舞者的人身安全，如果出现把杆晃动、高低不一等会直接影响舞者的动作完成度，如若把杆安装不牢固甚至坍塌，会直接威胁到舞者的人身安全。专业院校的舞蹈教室一般是壁挂式把杆，舞者在靠近把杆完成动作时，如果不注意自身所站位置，在完成比如扶把的四位转、挥鞭转以及旁腿转等技巧时，动力腿极有可能会磕撞到壁挂式把杆的固定栏杆，造成肢体受伤。

### 3. 舞蹈教室地面的规格是否达标

舞蹈教室或者演出场地的地面是否平整、木质地板是否结实、地胶接口是否有空隙、地毯是否有漏洞、地面是否有积水湿滑或地胶是否摩擦力过大等问题，最容易导致学生身体重心偏离动作的运动轨迹，导致重心不稳，继而摔倒、崴脚、肌肉拉伤、挫伤等。

现今舞蹈教室的地面普遍铺设地胶，更准确地说是在实木地板上面平铺一层地胶，这是舞蹈专业训练的最佳配置，这样的地板具有一定的稳定性、牢固性、防滑性和弹性，这种弹性起缓冲作用，减缓舞者跳跃落地时与地板的冲撞。地胶的安装方式分为活动式安装和固定式安装，但到了一定年限之后，地胶的边角会出现上翘，造成地面不平整、不光滑，两块地胶间出现缝隙等问题，导致舞者在训练过程中或出入教室时容易绊倒、戳伤等，给舞者的训练带来安全隐患。因此，学校应及时对专业教室的地胶进行检查，如果上翘或有上翘的迹象应及时补救，若地胶老旧应及时更换。

舞蹈训练对地毯的要求也十分严格，地毯表面太滑或太涩，都不利于舞者技巧动作的发挥。地毯不用后要卷起来，卷完再展开后地毯的角会上翘，长时间无法压平，那么舞者在完成技术动作时就会受到影响，需要刻意避开上翘的地毯角。

### 4. 温度和湿度

学生在训练时，教室要保持适宜的温度和湿度。南北方环境差异最大的就是温度和湿度，南方气温高，湿度大；北方冬季温度低，湿度低，这些对学生呼吸系统和运动系统都有影响，教师教学过程中要有应对措施。

### 5. 必备急救材料与常识

做好突发意外损伤的急救措施，需要必备医疗包（冷喷、包扎带、贴膏、纱布酒精、碘附等）、急救技术（心肺复苏、骨折捆绑、关节复位等）、急救条件（果断判断急救具备的条件、时机、材料、环境等）。

## 二、教学方法对舞者健康的影响

在教学过程中，教师是主导，学生是主体。教师在教学过程中实施的手段与方法，对教学成果起着决定性的作用。

### 1. 因材施教原则对舞者健康的影响

一堂舞蹈训练课必须有训练目标、训练要求，教师依据教学大纲制定合理的教学方案，要把学生具体状况放在首位。犹如厨师做菜，首先要确定食材，根据食材的类别确定烹饪方法。舞蹈呈现的媒介是我们的身体，在训练过程中，我们也在开发身体的潜能，无论是基本形态的塑造，还是技术技巧的学习，任何训练课都要以遵循身体形态结构为前提。

从人体科学的角度分析，每个人都存在体质、结构上的差异性，即任何一个舞者，身体形态结构机能都不尽相同。在这种情况下，专业教师就要及时摸清学生的身体条件，包括柔韧性、力量、灵敏性、耐力、协调和心理特点等。从而根据学生的综合水平，制定出科学合理的教学计划与方案。舞蹈教学多数以大班授课为主，作为教师首先要找到班级学生的共性，包括年龄、性别、自身素质等；其次要摸清班级中学生的个性，例如软度较好的学生、能力较弱的学生、反应较慢的学生、心理脆弱或者大大咧咧的学生等，做如学情分析，避免"一锅端"的教学内容，在保证教学效果的同时，做到共性与个性的协调发展。

例如，在一堂课中，同样的组合学习，总会有个别学生完成不了，有的是因为记忆力弱一些，有的是因为身体素质的限制，教师就应该及时分析出问题的原因。对于单纯记不住动作的同学，应该加强注意力、记忆力的练习，而对于身体素质原因的学生，就要加强身体专项素质的训练。如果教师不能从学生的实际情况出发组织课堂语言，而是泛泛提要求，就会导致学生盲目追求学习效果，进而留下损伤隐患，造成身体损伤。

心理问题也是教师要关注的一个重点。有的学生活泼开朗，有的学生内向安静，教师在与学生课上课下交流时需要多观察，根据学生的特点，给予个性化的指导。在学生情绪不稳定的情况下，依然要求其做些高难度的技术技巧练习，是损伤发生的高频原因，而且就调研结果来看，因情绪、情感、心理问题出现的损伤多为急性损伤，比如骨折、韧带断裂等。


2. 循序渐进原则对舞者健康的影响

舞者必须经过一个长期、不间断的漫长训练过程，才能完成从入门到舞艺成熟的蜕变。在这个过程中，教师一步一个台阶的渐进式教学，才符合教学规律和人体运动规律，要避免"拔苗助长""急于求成"的教学心态。无论何种舞蹈训练课程，教师的教学计划都会阶段性地进行呈现，这种循序渐进的训练过程，体现在组合动作的分解式教学、训练量和训练强度上。例如单一技术技巧的组织教学，在教学逻辑上可以由浅入深、由简到繁的渐进进行；在训练逻辑上可以从动作本身的递增关系上入手，对动作技术构成进行拆解，逐渐加大难度，这种动作的设计，要以逐步提高学生能力为前提，让学生在不断地训练适应中，达到正确的动力定型，从而完成训练任务。那么，如果训练负荷把握不好，学生的身体不能适应当前的训练量及训练强度，势必对其身体健康造成影响。若以一个学期的训练区间来考量，自学期开始直至学期中期，教师安排的训练强度应该是一个递增的趋势，根据学生最新的训练适应情况，不断增加量与强度；而从学期中到学期末，教师应该考虑到学生的身体会有一定的过度疲劳、灵敏能力下降的可能，进而基于学生具体的身体表现及教学任务及时修改训练计划。教师一定要从学生身体健康的角度分析，重新安排适度的训练方案，巩固训练成果，提高训练效率。

### 3. 教师身心状态对舞者健康的影响

在整个教学过程中，教师、学生是两个相对独立的个体，要保证良好的教学效果，一方面是学生的学习能力，一方面是教师的教学水平。就教师本身而言，在教学过程中，除了良好的教学水平，教师自身良好的身体状态及心理素质也是保证教学顺利开展的前提条件。

（1）教师示范。

舞蹈训练是身体技艺的训练课程，"口传身授"是舞蹈教师优先选择的教学手段。舞蹈艺术的呈现一定是直观的，我们对动作的认知过程，首先来自视觉，动作示范是每个舞蹈教师应该具备的基本功，尤其是重点、难点动作需要教师进行示范性的讲解。教师的示范直接影响着学生学习动作的效果，给学生建立良好的动作记忆，通过示范帮助学生分析动作细节以及需注意的问题等。

（2）教师心态。

在整个教学过程中，教师应该保持全神贯注的状态，这会直接影响着学生的学习态度。教师过于严厉、课堂气氛紧张、教学用语不文明，这些都会潜移默化地给学生传递焦虑的情绪。学生在练习过程中，就会出现胆怯、恐慌、注意力不集中等状态，这样不仅会影响训练效果，还会对学生造成伤害。因此教师应提升对整个课堂的把控能力，营造良好的课堂氛围，使学生在愉悦中练习，进而收获良好的教学效果。

## 三、医务监督安全程序

### 1. 合理控制舞者的饮食习惯，注意舞者的营养搭配

舞者为达到舞台角色的要求或者保持纤细身材，往往被要求或者自觉控制个人的体重、饮食。他们为避免体重增加而选择不吃、少吃甚至物理催吐等不健康的方式，严重扰乱了身体机能的正常运转，能量得不到补充，导致舞者体力下降、虚弱、肌肉减退等异常生理状况。

有规律、有营养的饮食使得舞者具备必备的能量，让舞者对生活产生积极的态度，有助于舞者保持愉悦的心情。舞者每日长时间地训练表演，必须保证足够的蛋白质、碳水化合物、脂肪、维生素等营养摄入，养成良好的饮食习惯，避免因营养不足导致身体的伤害。

### 2. 定期进行全面的体质体格检查，及时了解舞者的身体状况

学校或者舞团应该定期对舞者进行体检，这些体格检查应该包含医学上的疾病筛查、姿势评估、运动素质和机能的测试，全面了解一个舞者的身体状况，及时纠正并修复身体的不良现状。

### 3. 做好自我监督，建立学生损伤档案

舞者的损伤风险时时刻刻都存在，一旦出现损伤，我们要建立一份损伤档案（见表2-1），这包括舞者损伤时的年龄、损伤部位、损伤类型、致损动作、具体原因等，以及经过医生诊断治疗和后期的康复训练，要遵循哪些医嘱等，都需要记录下来，这些宝贵的信息对于我们提升教学、损伤预防、伤后处理具有重要的价值。

表2-1　学生损伤登记卡

| 姓名 | 年龄 | 损伤部位 | 损伤类型 | 致损动作 | 损伤成因 | 医嘱 |
|------|------|----------|----------|----------|----------|------|
|      |      |          |          |          |          |      |

### 4. 定期组织舞者学习普及损伤医学常识

运动损伤知识的学习和普及应该贯穿于舞蹈训练和演出排练之中，这些医学知识是保护舞者健康安全、提升学习和生活质量、延长艺术生涯的重要财富。包括安全意识、心肺复苏、骨折应急处理、软组织损伤应急处理、关节稳固的包扎等医学常识。

## ● 第二节　舞者身体监督与训练安全指南

身体是舞蹈训练过程的主体，也是舞蹈表演的资本。舞者良好的身体条件是指其是否具备舞蹈训练所需的各项素质、体态和身体结构要求。舞者自身条件与训练之间是相互制约、相互成就的关系，好的身体条件是舞蹈表演的基础保障，不仅可以促进舞者身体健康的发展，还会重塑身体肌肉线条、体态与个人气质。相反，较为欠缺的身体条件会为舞者的身体带来训练负担，在身体没有相应能力的基础上，训练会带给身体超出其承受与掌控范围的负面影响，阻碍身体健康的发展，甚至出现身体损伤，长久影响舞者的心理健康。

先天条件是与生俱来的，有些舞者可能在接受训练之前就已经具备了某种专业特质或潜能，使其在舞蹈专业的学习过程中快速成长，展现出相对的条件优势以及训练优势。这对舞者的训练起到了一定的积极作用。

舞者的个人先天条件可分为身体素质、心理素质，以及认知能力（思维应变能力、观察力、感受力、记忆力等）。其中，身体素质包括在训练中是否具备力量、速度、耐力、柔韧性、灵敏度；心理素质包括抗压性、艺术领悟力、创造力等；认知能力则涉及舞者思考问题的方式，比如在学习新动作时的理解度与接受度，是否能快速地将头脑中的理解正确表现在肢体动作上，达到动作的要求。

# 一、身体素质

遗传同样为舞者的后期训练提供某种可能性，但不能将其视为后期发展的决定因素。身体素质中的遗传体现在如"天生软"的舞者，自身先天软度优越，但是爆发力较弱，在完成一些翻腾、跳跃等动作时力量较差；又如有些关节肌肉能力较强、爆发力较好的舞者，在完成一些力量练习中会凸显其优势，比如跳跃、翻腾及复合性技术技巧动作，但其柔韧度也许不够优越；再如有些舞者天生协调性较好，善于表达情感，则在民间舞课、剧目表演中占据优势。当然，天赋并不是绝对因素，通过后天的训练，同样可以实现同等的训练目标，但是个人天赋的存在，决定了舞者将会更加侧重展现哪一面的优势，以及在哪一方面的练习会较为吃力。

身体素质是舞者进行训练的基本素质，包含了力量、速度、耐力三种能力，一种能力会关乎到另一种能力的发挥，各项素质能力需要相辅相成。如果舞者欠缺其中的一项，则可能会涉及或限制其他能力的施展。

## （一）力量

舞蹈训练中所需的力量素质不同于体育领域的力量，而是在要求身体有劲儿的同时，更多强调肌肉的一种有韧性的爆发力。在完成动作时要适度、有控制地发力，不能因为某一个动作将身体的力量全部迸发，否则会影响接下来的动作完成。因为舞蹈是流动在空间中的灵动姿态，完成一个动作后还要衔接下一个动作，所以要合理掌控力量的分配，在完成当下动作的同时还要有控制、有余力地完成接下来的动作。比如在技术技巧组合中，经常会有一个吸撩腿衔接一个空翻，或是一个变身跳后衔接一个卧鱼儿，串翻身后衔接舞姿跳等。虽然需要在一瞬间发挥出最大力量，但要有收有回，有爆发有控制。如果力量掌握不好，则会影响舞蹈动作语言的肢体表达，很难完成连续的技术技巧或各种复杂舞姿连接。

## （二）速度

速度也是舞者必不可少的一项基本素质，它将影响到舞者完成动作的快慢。速度的快慢主要取决于肌肉力量的大小、发力动机的具备以及自身控制力。比如在完成前空翻技巧时，需要具备三个"合适"条件，分别是合适的蹬地起法儿时机、合适的空中摆腿速度以及合适的落地时机。具备这三个条件才能顺利地完成空中翻腾动作。如果其中产生了一个"不合适"，就会影响下一个条件的完成，产生动作技术失误，极有可能造成落地时的肢体损伤。空翻动作条件中的任何一个"合适"，都要在恰当的时间内快速完成，需要上身、中段、下身相互配合。速度素质不仅要求快速，也要同时具备可以掌控慢速的能力，快慢兼具，需要肌肉的控制能力与灵活能力共存。

（三）耐力

耐力是舞者必须具备和掌握的一项基本素质。从基础层面来说，能否坚持一堂课的训练或者一场演出，与舞者的耐力有直接关系。一堂专业课常规时间是90分钟，中间虽无硬性的休息时间，但是组合与组合之间并不是密切衔接的，把下还会涉及流线做、分组做，舞者在组合空隙可做适当休息和调整，虽然如此，但仍有学生在一堂课近结束的时候，无力高水准地完成课堂训练。

耐力不足会产生疲劳无力、头晕目眩以及低血糖的状况。有些学生先天有甲亢引起的低血糖，就要在训练中途及时补充能量维持体力。例如，在做平板支撑时，有人可以坚持到两分钟以上，有人连一分钟也无法坚持；也有学生在学期初做平板支撑与在学期末做平板支撑的效果和状态有明显差别，这是肌肉耐力通过长期持续的训练得到提升的表现。但是在极度疲惫的状态下，如若继续训练会严重威胁舞者身体健康，而这种表现既是肌肉能力的不足，也是心肺能力的欠缺。

## 二、舞蹈训练安全指南细则

教师在教学过程中，需要为学生建立自我保护、预防损伤的健康科学理念。

（一）舞蹈基本功训练指南

（1）教师应该掌握关节解剖结构以及关节的主、被动活动度。
（2）舞者软开度素质，教师在教学训练时要遵循拉伸原则和训练基本原则。
（3）舞者力量素质应该与动作技术训练相匹配，避免做无效的力量训练。
（4）舞者平衡与稳定性训练应该贯穿训练的所有环节，目的是更好地激发本体感觉。
（5）各项素质训练要遵循客观实际，做到因材施教。

（二）舞蹈技巧训练指南

1. 跳跃技巧训练
（1）做好髋、膝、踝三个关节屈伸力量与稳定训练；
（2）跳跃技术空中动作时相与腾空时相要协调统一；
（3）串跳跃技巧连接，前一个跳跃落地的离心力量与下一个起跳的向心力量，这是完成连接跳跃的关键所在。

2. 翻身技巧训练

（1）胸椎的灵活性；

（2）肩的联合关节活动度；

（3）以骨盆为核心的中段稳定能力。

3. 旋转技巧训练

（1）支撑腿力线的正确排列要符合要求；

（2）支撑腿的平衡与稳定能力；

（3）核心稳定能力；

（4）动力腿的关节灵活性能力；

（5）完成整体动作的协调性与节奏感。

4. 控制技巧训练

（1）关节活动度大小；

（2）多关节对控制技巧的影响；

（3）避免关节代偿。

（三）舞蹈技巧保护与帮助指南

（1）手翻和空翻类动作危险系数很高，教师必须给予重点关注。

（2）保护者保护与帮助站位要合适。

（3）保护者要充分掌握学生动作的运动轨迹，视线要紧随学生动作路线。

（4）保护者操保上手时机至关重要。

（5）对空翻类动作，舞蹈教师必须对保护头部、颈部和背部给予特别关注。

（6）保护者充分掌握手翻和空翻保护与帮助的托、举、顶、拨、挡手法。

（7）保护者操保力度要恰到好处，有效帮助同伴安全落地，保护者应具有一定的经验，而且保护者最少需要2名，以确保安全。

（8）场地选择要特别注意，尽量选择舒适平坦的垫子作为练习的场地。

# 第三节　舞者损伤风险评估

舞蹈美在肢体、动在肢体、用在肢体，身体是舞蹈的媒介，对舞者身体开发就是对舞者身体教育最重要的目标之一。损伤风险评估是对舞者整个肢体运动中可能遇到的功能障碍进行预判，才能科学有效地降低或者杜绝损伤的发生，这是对每一位舞者进行身体教育的重要保障。

## 一、舞者筋膜类型测试

对于舞者而言，关节的软开度是舞者极具代表性的能力，而过度的关节活动度和受限的关节活动度，都会制约舞者的身体开发和技术的发挥，严重者会出现疼痛，甚至舞蹈损伤。关节过度活动即一个或者多个关节所超越正常极限的关节状态，其原因可能来自遗传、关节结构或者功能改变等，下表是目前大家认可度较高的一种测试（见表2-2）。

表2-2　本宁顿（Beighton）测试

| 测试部位 | 小手指 | 大拇指 | 肘关节 | 膝关节 | 体前屈 |
|---|---|---|---|---|---|
| 测试描述 | 受试者坐姿，把手臂放在桌子上做旋前动作，做被动伸小指，超过90°范围是为阳性。 | 受试者坐位，手臂在肩部屈90°，肘关节伸展180°，手前旋放松，让其被动地移动拇指靠近前臂掌侧，如果达到贴上前臂则为阳性。 | 与受试者面对面站立，受试者肩外展90°，肘部放松，掌心朝上，肘关节过伸超过10°以上，是为阳性。 | 测试者直立位，侧向对着测试者，放松站立，膝关节超伸10°以上为阳性。 | 站立位，双脚自然分开，受试者体前屈将双手伸向地面，保持膝关节伸直，如果手尖很容易触碰到地面，测试者为阳性。 |
| 动作图片 | | | | | |

测试结果：

小指测试单侧呈阳性得1分，双侧得2分；

大拇指测试单侧呈阳性得1分，双侧得2分；

肘关节测试单侧呈阳性得1分，双侧得2分；

膝关节测试单侧呈阳性得1分，双侧得2分；

体前屈测试呈阳性得1分。

所有测试最高分为9分，测试者得分大于等于5分，为活动度过大者。

## 二、舞者髋关节损伤风险评估

　　舞蹈丰富多彩的跳跃技巧，像倒踢紫金冠、一字飞腿等；大幅度控制类的技巧，像探海、搬后腿等；快稳轻飘的旋转技巧，像搬后腿转、探海转等，其核心都离不开大腿在髋关节的后伸能力，一旦髋关节伸展能力受限，这些动作不仅不能够完成，还会影响到舞者的健康。所以我们应该定期做一项髋关节的伸展灵活度测试，即托马斯测试。这个测试不仅可以测出舞者髋关节伸展度，还可以进一步了解髂腰肌、股直肌和髂胫束的紧张程度。

　　具体测试如下：舞者坐在治疗床边，后背平躺，骨盆后倾在10°范围内，双腿折叠，双臂抱住叠加的大小腿，缓慢放松另一条腿，对测试结果进行评估：

　　（1）测试结果髋关节无法达到0°，说明髂腰肌紧张（见图2-1）。

　　（2）测试结果髋关节达到0°时，膝关节角度大于90°，说明股直肌紧张（见图2-2）。

　　（3）保持髋关节内收和外展为0°，让其大腿自然缓慢放下，测试结果出现膝关节角度大于90°，而且伴有髋关节外展，说明阔筋膜张肌以及髂胫束过紧，股直肌也有紧张（见图2-3）。

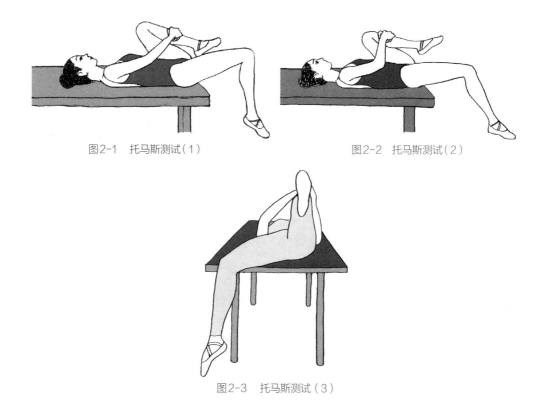

图2-1　托马斯测试（1）　　　　　　　图2-2　托马斯测试（2）

图2-3　托马斯测试（3）

　　如果髋关节的托马斯测试均呈阳性，我们在进行髋后伸训练就会出现运动障碍，制约大腿后伸的幅度，而舞蹈专业要求较大的髋伸展活动势必受到影响，此类舞者的常规训练大多数都是采用代偿式做法，即借助骨盆前倾方式代偿，这样增加腰椎的负荷，常常伴有腰疼以及骶髂关节错位。

## 三、舞者膝关节损伤风险评估

### 1. 抽屉实验（德劳韦尔试验）

膝关节是人体最为复杂的关节之一，跳跃技巧需要膝关节很好的屈伸能力，上文提到的本宁顿测试可检测膝关节的超伸，但是不能很好地评估膝关节稳固性，我们需要定期进行抽屉实验对舞者进行评估，来预估训练对膝关节影响。

具体操作如下：舞者仰卧位，膝关节屈曲90°，教师面对舞者并固定其脚踝；双手抓握膝下方小腿，做前拉后推，若出现小腿前后移动，即呈阳性，说明膝关节十字韧带松弛。

### 2. 膝过伸试验

舞者很多动作无论是主力腿还是动作腿，伸直膝关节是基本要求，有些舞者训练过度，往往会出现膝关节超伸，但是并没有临床症状，有些人随着训练的时间增长，强度和负荷增大，伴有膝疼痛，此时我们就要做膝超伸试验来评估膝关节是否有损伤。

具体操作如下：舞者仰卧位，教师一手抓握小腿，一手按压髌骨使膝关节过伸，如果出现疼痛症状，即为阳性，多伴有半月板前角损伤，也可见游离体卡压关节腔内。

### 3. 半蹲试验

很多舞蹈动作都是在髋外开的条件下完成的，但是舞者的髋外开能力受先天因素和后天训练因素的影响各不相同，有的舞者外开条件不好，常伴有膝外旋代偿动作，此时髌骨、胫骨、股骨关节面会出现磨损，有的可能会出现髌骨软骨症，本着早发现、早预防的原则，我们可以定期做半蹲试验来评估。

具体操作如下：舞者正步位站立，缓慢下蹲，若在此过程中，出现膝部疼痛及软膝特征，则呈阳性，本试验或许存在髌骨软骨症。

### 4. 跟骨内翻试验

舞者仰卧在治疗床末端，教师抓住舞者脚后跟，脚后跟向内翻，腿部不动，评估距下关节是否过度内翻。跟骨内翻角度是否达到45°、距骨的侧头是否非常突出？如果是，说明跟骨内翻呈阳性。此现状小腿与足部骨骼排列异常，易导致下肢损伤发生。

### 5. 舞者平衡评定

平衡稳定训练的实质是提高舞者在受到外界各种干扰后完成动作的能力。所有舞者都应该进行平衡与稳定能力的筛查，避免在舞蹈训练中容易发生的跌倒风险，我们有必要为每一位舞者都安排这一项测试。

设备：选择米字地毯1张（或者地面画米字线），半轴1个。

测试要求：

（1）测试姿势3种：双脚支撑、单脚支撑、前后脚直线支撑。

（2）测试支撑面2种：地面和半轴不稳定面。

（3）测试时闭眼站立。

（4）不同支撑面站立测试时间为15秒。

（5）测试动作共计6个：

① 硬支撑面闭眼双脚站立；

② 硬支撑面闭眼单脚站立；

③ 硬支撑面闭眼前后脚站立；

④ 半轴支撑面闭眼双脚站立；

⑤ 半轴支撑面闭眼单脚站立；

⑥ 半轴支撑面闭眼前后脚站立。

每个动作测试3次，共计18个动作，完成站立15秒得1分，共计18分，统计最后得分。

（6）测试结果：16～18分为优秀；13～15分为良好；10～12分为及格；10分以下为不及格。

### 6. 舞者步态分析

走路是双下肢交替使人体产生移动的周期性循环运动，步态体现的是行走的方式或模式。正常步态依赖中枢神经系统、周围神经系统以及运动系统的协调运作。步态分析是对一个人行走方式的检查，由于疾病状态可以改变肌肉、骨骼、关节乃至脑、脊髓、周围神经的正常生理功能以及相互间的协调与平衡，因此上述系统病变或损伤均可导致异常步态。步态风格的微小变化可以被用作生物标识符来识别个体的人，每一类动作行为都有其运动轨迹的规律，舞者同样存在，其中步态分析就是一个具有代表性特征的标识。

步态观察首先考虑身体不同部位运动的对称性、协调性和节奏性。对舞者的步频、步宽、跨步长、上肢摆动、躯干运动以及身体的起伏情况予以记录。然后分别观察舞者行走时动力链中的每一个部分的运动情况，包括头、肩、上肢、躯干骨盆、髋关节、膝关节、踝关节及足部。要注意观察头的位置，肩部是否下掣、上抬、前突或回缩；上肢摆动幅度是正常、增加还是减小；躯干是否前倾或后倾，或向左、向右侧弯；骨盆抬高、下降或固定；髋关节是否过度伸展、过度屈曲、旋转、外展并外旋（画圈），或呈现出内收或外展体位；膝关节在步行周期的不同时期的伸、屈度及其稳定性。踝关节有否跖屈、背屈以及内翻、外翻情况，足踝动作是否充分。如果行走时出现疼痛，则应注意观察疼痛出现的时间，即在步行周期中何时出现疼痛。为避免漏诊，最好依照步态观察表或分析表进行评定。

观察顺序由远端至近端，即从足、踝关节观察开始依次评价膝、髋关节、骨盆及躯干。在评定每一个部位时，应按步行周期中每一个环节的发生顺序进行仔细地观察，如从首次着地作为评价的起点。目测观察后，还要分别就舞者在负重、单腿支撑以及迈步几个环节中存在的主要问题进行归纳总结，以便进一步分析异常情况发生的原因。

# ● 第四节　舞者心理问题的预防

心理保健是舞者身心健康的重要部分，它可以直接或者间接地影响舞者的专业发展和人生规划，对舞者的个人生活和职业都有一定程度的影响。当下，对舞者身体层面的健康问题已经受到人们普遍的重视，但舞者心理的保健却依然被人们忽视。我们已经意识到疾病应"预防为主、治疗为辅"，同样如果做好心理问题产生的预防，将能够极大程度上为舞者的身心健康保驾护航。

## 一、舞者自身的预防措施

### （一）学会自我肯定

舞者通过在脑海中与自我进行积极的心理暗示和对话，可以提高自信，对舞者的表现产生积极的影响。积极的自我暗示对运动技能表现的影响大于认知表现，尤其是在面对比赛或者表演前的压力时。甚至可以用第二人称与自己对话，用名字或"你"来称呼自己比用"我"来陈述更有说服力。自我暗示应该关注于自己应该做什么，而不是不应该做什么。例如：这是"你"一次学习新知识的机会；"你"可以尝试着让这件事情可行；"你"是否能够与他人进行一次沟通；"你"再试一次，等等。这些与自我的对话实际上是一种自我的鼓励和支持，是帮助舞者建立自信的有效方式。

### （二）学会寻求帮助

在竞争激烈的舞蹈行业中生存，舞者难免会遇到各种各样的不顺心和挫折，这很正常。寻求心理健康方面的帮助，就如同身体有伤去做理疗，或想要控制体重去咨询营养师等，都是个人需要去解决的问题。如果一个朋友或教师担心你的精神状态，这是关心你而非对你性格的批评。

很多时候舞者对自己熟悉而又信任的朋友，会更容易倾诉内心的不愉快，舞者心理上的状况也最先被她（他）们亲近的朋友察觉。所以，如果舞者觉得与家长或者教师交流沟通比较难堪或者有隔阂，那么她（他）可以尝试与关系要好的朋友进行倾诉，朋友间的交流也许可以逾越这道障碍。友情是一剂良药，在必要的时候能够很好地发挥它的作用。朋友之间可以无话不谈，尤其是同龄人会设身处地地体谅和理解对方。

舞者也可以主动寻求专业心理咨询师的帮助。目前国内学校大多配备心理咨询教师，这是帮助舞者维护心理健康的好资源。他们能够用更加专业的心理开导方式，来帮助舞者解决心理上的障碍，为舞者提供更多有效的帮助。舞者需要帮助的时候就应该开口，连续两周以上都感到心情不愉悦是需要被及时关注的。积极主动寻求帮助是舞者对自身心理健康保护最正确的选择。

## 二、舞蹈教师的措施

良性的肯定和积极的引导是舞者保健的基础和动力。舞者训练过程是教师与学生二者组合的共同体。教师在教学训练的过程中起主导作用，是教师发挥心理因素主导作用的关键时刻。教师应该对学生充满爱心，启发引导学生正确认识训练的目的、要求，训练的方法步骤，注意训练过程的保健，预防发生身体损伤。研究发现：舞蹈课堂存在着两种主要的教学引导氛围，它们是以正面鼓励为引导的奖励氛围和以纠正错误为导向的责罚氛围。以正面鼓励为导向的氛围主要强调体现学生的自我提高，教师在课堂中会关注所有学生和鼓励学生互相合作，并且采取奖励措施来帮助学生进步。而以纠正错误为导向的氛围，则要求学生实现更多目标和参与竞争、争做最好。这种课堂氛围常常伴随着责罚、同学间的比较和教师的偏宠等。前者更能够培养出自信而又心理健康的舞者。[①]

### （一）教师应该鼓励学生的进步，避免过度责罚学生

在学生的训练学习过程中，教师应多从积极方面引导、鼓励、支持学生的进步，充分调动舞蹈学生在训练过程的主观能动性，从思想上（心理上）发掘学生的积极因素，鼓励学生的微小进步，要有耐心肯定学生的努力程度，支持学生的创新，培养他们的自信心。有了强大的自信，他们在今后遇到困难的时候将会有充分的心理素质来抵抗由逆境带来的心理不适，从而避免心理问题的产生。

有关"教学氛围的看法和感觉"的研究表明：舞者会因为教师总是关注他们的错误而

① Michelle Miulli, M. Sc., and Sanna M. Nordin-Bates, Ph. D., *Motivational Climates: What They Are, and Why They Matter, The IADMS Bulletin for Teachers*, vol. 3, no. 2, 2011, pp. 5-8.

更担心自己的表现，并且很难集中精力跳舞。他们认为，自己处在强调惩罚的学习环境之中。这种氛围的特点就是：不允许学生犯错！教师实际上是在助长学生对错误的恐惧、担心，致使他们注意力不集中。[①]尤其是在临近比赛或者考试的前期，教师更加容易营造出竞争和紧张的教学氛围，对错误的容忍度也会随之降低。这种专注于"挑刺儿"，责罚甚至体罚学生的教学制度，将会很大程度上影响学生的心理状况，增加了他们的压力，给他们带来更多的精神打击，非常不利于学生的心理健康发展。

## （二）教师应该关注课堂中的每一位学生

舞者的自信很大程度上来自于教师的关注。因此，教师应该积极的关注在课堂中的每一位学生，不要因为学生专业技术未熟练掌握而否定学生的努力，要全方位地关心他们的身体及心理的内在感受。舞蹈学生的专业技能及表演有优劣之别，学生在专业学习的过程中更多需要的是鼓励和帮助，而教师对学生的忽视则会让他们产生挫败感。例如，某学生的身体软度及动作表现并不出色，教师就让该学生站在最不起眼的位置，从而对该学生的努力练习忽略和无视，这会令学生感到不被重视，而放弃努力。教师应及时关注学生细微的进步，正面地反馈给学生，帮助他们获得更大的认同感。舞者在训练过程中出现失误或过失，需要教师从心理上引导、慰藉，切忌呵斥、讽刺。

教师可以做一些对舞者心理健康保健的研究，全面掌握舞者身心健康的发展趋势。向心理学家或心理咨询老师学习了解更多专业性的意见和建议，以便在与舞者交流的过程中形成科学、良性的指导，及时地察觉和发现舞者的心理状况，及早地进行干预。

## （三）积极鼓励学生正确地抒发情绪

教师应当鼓励学生分享他们的经历，并在学生需要帮助时给予充分的支持。教师需要及时引导学生抒发自己的情绪，能够让这些不健康的暗示和信号及时得到排解；也可以与学生进行多次或者定期的沟通，通过轻松的聊天模式来开导学生，同时伴有对学生消极情绪缓解的针对性和目的性。教师还可以借助其他专业的情绪排解方式来帮助舞者抒发情绪。例如，舞动/运动治疗是一种现在流行并且科学的干预和治疗方式。它可以通过游戏或者舞者即兴的方式，帮助舞者表达自己内心无法用语言所描述的心理层面的问题，适宜地帮助舞者排解消极情绪，保护舞者的身心健康。

---

① Harwood C, Spray M.C., Keegan R., *Achievement Goal Theories in Sport:Approaching Changes and Avoiding Plateaus*, in:Horn T.S. ed., *Advances in Sport Psychology3rd ed*, Champaign, IL:Human Kinetics, 2008, pp. 157-185.

# 三、舞者家人的帮助措施

## （一）家人对青少年舞者的心理支持

国内大多数的中专类舞蹈学校都是寄宿制，当自己的孩子在其中学习时，家长应该主动地告诉孩子，如果遇到不如意或者不顺心的事情，可以跟父母倾诉和谈心。舞者的青春期就是离开父母在学校度过的，而青春期则是一个人性格发展、走向成熟的最关键时期。青春期的情绪复杂且多变，会很大程度上影响舞者的心理健康。这个时期的他们是最需要周围人的关心与支持的。有些青春期的舞者会羞于表达自己的真实情绪，不愿与外人倾诉自己的心事，这时则需要家长的帮助和支持。家长的主动询问会让孩子得到心理上的支持，从而让他们在遇到挫折和困难的时候，能够有意愿和对象来倾诉自己的问题。家长可以帮助孩子建立合理的目标，尽量避免说出"我的孩子将成为首席舞者"等具有目的性的话语，这样会增加孩子的压力。家长们要记住：孩子的舞蹈专业评价只能来自他们的教师。家长和孩子谈心聊天，不仅仅是要了解其练功房里发生的事情，更应该多问问他们舞蹈学习、训练之外的事情，例如聊聊除去舞蹈，他们自己的其他兴趣爱好。

## （二）家人对成年职业舞者的心理支持

对于已经从专业院校毕业的职业舞者来说，家人的支持也是必不可少的。职业舞者有着更大的职业压力，尤其是来自社会的同行业的竞争。虽然，成人舞者相对于青少年舞者来说有更加成熟的技能和方法来处理遇到的不同问题，更多的经验积累使得他们对于心理问题的敏感性会更高，从而寻找解决的积极性也会更高。但是，职业舞者的心理健康也同样需要家人的关注，因为，当舞者无法独自解决内心的小矛盾时，外界的帮助、家人的支持就会显得尤其重要。从这点看来，家人与舞者的沟通能够舒缓舞者紧张的情绪，提供舞者更多的建议和意见，良性的互动能够让舞者的心理矛盾得到缓解，尤其是生活上的问题。同样，如果有家人的鼎力支持，舞者在面对困难的时候也会有更多的自信，这对于他们如何处理问题会有积极的作用，从而改善他们的心理状态，维护他们的心理健康。

## 思考题

1. 举例说明舞者"安全意识"培养的重要性。
2. 请根据教学训练需求制定舞蹈软开度训练的安全指南。
3. 舞者医务监督涵盖哪些内容？
4. 根据舞蹈技巧训练总的安全指南，设计一例舞蹈技巧动作训练的安全指南。

5. 阐释托马斯测试在舞蹈训练中的作用。

6. 简述舞者平衡测试的目的和意义。

7. 教师可以对于舞者心理健康危害的预防提供哪些帮助?

8. 家人可以对于舞者心理健康危害的预防提供哪些帮助?

9. 舞者怎样保护自己的心理健康?

第三章
Chapter

# 3

舞者的营养
供给

身体是舞者传情达意的工具，在舞蹈训练中承载着重要的表现使命。日常生活中，舞者除了使用身体，还要注意保养身体。舞者需要从外界摄取营养为身体提供能量，完成训练。但由于舞蹈对舞者体型、体态的特殊要求，其营养的补充需要严格遵循科学合理的膳食原则，保证良好的身体状态。舞者只有了解食物中的营养成分，才能合理搭配饮食，科学控制体重，培养良好的饮食习惯。

# ● 第一节　健康的身体与营养

舞蹈是身体的艺术，只有在身体健康的前提下，才能达到舞蹈训练的基本要求，最大限度挖掘人体舞蹈表演潜能，提升舞蹈专业能力。那么，怎样才能拥有健康且有能力的身体呢？从人体科学的角度分析，无论是普通人群还是舞者，合理的营养是维持健康的基本能源，健康的身体又是提高舞蹈能力的前提条件。因此，合理的营养，对于舞者有着重要的意义。

明代医药学家李时珍在《本草纲目》中提到，"饮食者，人之命脉也"。饮食对于人体保持健康极为重要，食物是人体维持生命的源泉，饮食营养是否充足，营养搭配是否合理，都影响人的身体健康。对于舞者这个特殊群体而言，高强度、高负荷的运动量，远远超出常人身体的承受能力范围，那么在日常饮食营养上更要注意。众所周知，舞者对于身体的把控极为重要，不仅要求良好的身体形态条件，还需要达标的身体基本素质。这两项指标，不仅受先天因素影响，还可以通过后天训练而改变。那么，对于众多舞者来说，身体形态的把控已经成为她（他）们从事舞蹈事业的先决条件。身体形态一方面受自然条件的制约，例如舞蹈选材的"三长一小"；另一方面靠后天塑造，比如身体形态匀称，杜绝过度肥胖等，这一点极为重要，也是伴随每位舞者舞蹈生涯始终的话题。针对"塑形"这个问题，不少舞者走入了误区。"减肥塑形"确实是舞者生活中的常态，而这里所说的误区，就是舞者采取了不恰当的方法进行减脂，例如过度节食、挑食，还有"断水断粮"等，这些残酷的减肥方法，不仅不会达到良好的效果，还会极大地影响身体健康。以损害健康为代价的减肥是得不偿失的。更何况，舞者的日常运动量往往大于常人，那么她（他）们身体所消耗的能量也会超过常人，在饮食上更需要进行科学膳食、合理营养。所以我们在本书营养部分，给各位舞者普及营养有关的概念，就舞者所需的营养素进行分类讲解，对主要营养素的构成，在饮食中的提取方法进行深入分析，同时也会针对舞者各项基本素质进行营养学上的阐释。如何吃？吃什么？是我们这一章的主要内容，从科学膳食的角度，帮助舞者建立既科学又有利于保持良好身体形态、维持良好身体素质的科学膳食方法。

## 一、营养的概念

营养（nutrition）是指人体摄入、消化、吸收、转运和利用食物中的营养物质以满足机体生理需要并排除废物的生物学过程。另外，营养也被用来表示食物中营养含量的多少和质量的好坏，因此，现代"营养"一词具有双重含义。[1]人体从胎儿时期，就要吸收来自母体的营养供给生长，到婴幼儿时期开始就要逐步从外界饮食中摄入营养供给生长发育，直至成年到老年，仍然需要不同的营养供给身体以保持其正常运转。由此可见，无论是生长还是发育，人体的健康都少不了营养，营养既是决定生长发育潜在水平的重要因素，也是维持正常健康身体的"物质材料"。

营养学（nutrition）是研究膳食、营养与人体健康关系的学科。广义的营养学，还包括社会、经济、文化、生活习惯和膳食心理等多个领域和学科。运动营养学（sport nutrition）又是营养学的一个分支，是运动医学的重要组成部分，是运用现代营养学理论和生物化学手段，来研究运动人体内在的代谢、营养状况，并为人体恢复、健康水平及运动能力的提高提供合理营养补充措施的一门应用性学科。[2]

本书从营养学相关概念出发，研究舞者营养与舞蹈训练的内在关系，也是通过营养学领域的相关知识，分析舞者从营养供给到营养吸收的身体需求，以及舞者特殊的营养方法及控制体重的关键所在。

## 二、研究舞者营养的意义

舞者营养的摄入是维持舞蹈正常训练的前提条件。首先，舞蹈训练需要以正常健康的人体为基础，舞蹈的运动量比普通人体运动量要大，甚至一些高难度技术技巧训练都超出了正常人体承受的负荷，在这种大强度的训练中，营养的摄入尤为重要。研究舞者的营养需要，应以营养学为理论基础，运动营养学为导向，基于舞蹈训练的特点及内容，分析舞者训练与营养摄入的相互关系。对于舞者来说，合理的营养是构成健康身体素质和提高运动能力的重要条件，也是维持舞蹈训练和体力恢复的显著因素。若营养不足，不仅会影响身体健康，还会削弱舞蹈训练的效率，不但降低了舞者的专业能力，还会影响训练后体力的恢复及健康的身体状态。因此，合理的营养与舞者训练的意义体现在以下几方面。

### （一）合理的营养对舞者保持良好的身体形态、控制体重起着重要的作用

对于专业舞者来说，提起营养总会联想到自己的"体重"。控制体重一直是舞者关

---

[1] 曹建民，《体能与营养恢复》，北京体育大学出版社2010年版，第2页。
[2] 曹建民，《体能与营养恢复》，北京体育大学出版社2010年版，第9页。

心的重要话题。对于"营养"与"体重"来说，这两者之间的关系也是我们权衡营养的关键所在。在日常训练中，通过学习营养学的知识，我们要明白，营养与控制体重并不矛盾，合理的营养不仅可以为舞者提供充足的能量，同时能够维持身体正常的生理代谢，保持形态匀称。在人体正常运动中，每天都需要丰富营养素的补充，营养素在身体内的储存，为身体机能及肢体活动提供充足的能量。这里之所以说"合理"的营养，是因为舞者所需的营养素既要满足舞蹈训练中身体的消耗量，又不能摄入过量，造成过多体脂堆积在身体内，所以营养的合理补充，对于舞者有效控制体重有着重要的意义。

## （二）合理的营养可以减少身体损伤

在舞蹈训练中，机体活动消耗必然大于正常的生理活动，在这种训练强度下，为了保证身体的正常运转，体内的营养供给自然要储备充分。在舞蹈训练中营养不断转化能量供给消耗，那就需要我们在训练的同时，增加对营养的补充。若一味注重训练，强度加大，那么，长时间的训练自然会导致身体处于"亏空"状态，在这种状态下，身体不足以支撑训练量，而且会增加身体损伤的发生率。例如，在肌纤维中糖原耗尽时，机体会发出疲劳的信号，此时，肌肉控制身体的能力下降，注意力容易分散，反应迟钝，损伤发生的概率也大为提高。舞者中最常见的是为了控制体重不吃早餐，从早上开始直接投入到紧张的排练或基训课中，此时，身体沉睡了一整晚，已经消耗了不少身体储存的能量，如果瞬间投入到高强度的训练中，最容易出现的问题就是"低血糖"。这样的情况，对于舞者来说是非常危险的，轻者头晕、心慌、眼花，重者直接毫无意识地晕倒，后果将不堪设想。所以说，训练前后的合理营养，对保证正常舞蹈训练、避免损伤起着重要作用。

## （三）合理的营养可以延缓运动型疲劳的发生，促进身体恢复

在舞蹈训练前、训练中、训练后，合理的营养补给有利于舞者及时缓解疲劳，保持良好的身体状态。舞者训练前后蛋白质的补充，有利于改善肌肉力量，减轻肌肉的疲劳程度。训练结束后，舞者可以选择蛋白质含量较高的食物进行补充，例如，香蕉就是蛋白质含量较高的水果，训练过后食用香蕉，不仅可以增加饱腹感，还能改善肌肉状态，又不用担心身体摄入营养产生多余脂肪。舞蹈训练属于长时间的运动过程，机体恢复需要合理的摄入营养，应保证丰富的蛋白质和维生素，足够的碳水化合物、低脂肪的平衡膳食等。

# 第二节　舞者的基础营养

"谷肉果菜，食养尽之。"这是古代合理健康饮食较早的记载。食物中对机体有生理功效的成分称为营养素（nutrient）。人体所需的营养素包括蛋白质、脂肪、糖、矿物质、维生素、食物纤维和水。人类维持正常的生理活动必须从食物中摄取各种营养素，营养素是维持人类生命活动和健康的最基本的物质。[①]身体中的营养素就像一个团队一样，各种营养素协同工作，以维持机体正常的生理活动。作为一名舞者，良好的专业能力是衡量舞蹈专业素养的重要标志，而在过硬的专业背后，健康灵活的身体又是舞蹈训练的基本保证。舞蹈不同于日常的人体活动，同样，舞者对于营养素的需求也有所不同。接下来，我们就逐一列举与舞者密不可分的营养素。

## 一、糖营养与舞蹈训练

糖类也称碳水化合物，它是人体最重要的能量来源，它由碳、氢、氧三种元素构成，其中氢和氧的比例跟水一样，所以称之为碳水化合物，根据其分子结构不同，碳水化合物又分为单糖、双糖和多糖。糖类是最理想的营养素，它能满足人体的能量消耗，适合消化系统运作，为神经系统提供能量。糖在体内的贮备量直接影响到运动时的耐力。成年人平日的膳食指南中主食不得少于200克。在进行耐力性项目训练时，例如连续3小时以上的排练之前就应该补糖，以不超过每公斤体重1克为宜。多糖类吸收较慢，在胃内停留时间较长，对于日常生活中的长期供能来说是比较好的糖类供给来源。现在很多饮料中含有的低聚糖就是这类多糖，对血糖波动的影响小于其他糖类。

糖类食物的来源，包括粮食类、豆类、薯类、蔗糖、麦芽糖、蔬菜和水果等（表3-1）。在糖类食物的摄取中，尽量少食蔗糖，以粮食、薯类、蔬果为主，这三类食物中还有一定的纤维素和蛋白质，有利于其他营养素的吸收。

表3-1　每100克蔬菜成分含量表[②]

| 名称 | 糖（g） | 脂肪（g） | 蛋白质（g） |
| --- | --- | --- | --- |
| 韭黄 | 2 | 0.2 | 1.8 |
| 青椒 | 4.5 | 0.1 | 0.8 |
| 蘑菇 | 2.4 | 0.2 | 2.8 |
| 草菇 | 24 | 1.4 | 32 |
| 金针菇 | 3.7 | 0.4 | 2.1 |
| 西蓝花 | 3.2 | 0.2 | 2.4 |

---

① 曹建民，《体能与营养恢复》，北京体育大学出版社2010年版，第5页。
② 王光亚，《中国食物成分表》，北京大学医学出版社2009年版，第92～93页。

| 名称 | 糖（g） | 脂肪（g） | 蛋白质（g） |
|------|--------|----------|------------|
| 青豆 | 13.9 | 7.0 | 15.1 |
| 荷兰豆 | 7.0 | 0.4 | 3.5 |
| 豆苗 | 3.0 | 0.8 | 4.6 |
| 蚕豆 | 13.8 | 0.5 | 8.8 |
| 草头 | 9.6 | 0.1 | 5.9 |
| 紫菜 | 36.8 | 1.2 | 14.0 |
| 白萝卜 | 3.2 | 0.1 | 0.8 |
| 豆芽 | 1.8 | 0.2 | 2.0 |
| 胡萝卜 | 3.8 | 0.2 | 0.9 |
| 鸡毛菜 | 2.5 | 0.4 | 1.7 |
| 雪菜 | 4.1 | 0.4 | 1.5 |
| 芹菜 | 3.1 | 0.4 | 0.5 |
| 黄豆 | 20.8 | 18.8 | 32.4 |
| 卷心菜 | 3.6 | 0.2 | 1.2 |

舞蹈训练属于长时间的耐力运动，舞者完成一堂训练课要消耗大量的肝糖原与肌糖原。在训练前后补充一定的糖是有益的，可以防止运动性低血糖的发生；同时，血糖维持在较高的水平上，能够推迟疲劳的产生，保持良好的身体状态。一般认为，在时间不长的训练、比赛、演出等运动前是不必补充糖分的，体内储存的糖分足够这些活动的能量消耗，同时，人体在运动时胃吸收葡萄糖的能力有限，若大量的葡萄糖滞留在胃里，有一定的吸水作用，影响胃的排空，容易引起胃疼，影响运动能力。另外，糖原在肌肉中增加时，它与水和钾离子结合，增加了肌肉的水分和重量，会使肌肉变硬，弹性下降，影响爆发力。超过两个小时以上的运动，或是短时间、高强度的间歇性运动，可以适当补充糖分，延迟疲劳发生的时间。例如，在训练前两小时补充糖分最佳，这样可使运动期间的血糖维持在较高水平上。运动前补充糖对提高运动时的抗疲劳能力，维持血糖稳定有明显的效果。

## 二、蛋白质营养与舞蹈训练

蛋白质是生命的物质基础，也是人体组织的基本成分。正常人体内16%-19%是蛋白质，人体内蛋白质始终处于不断的分解、合成的动态平衡中，总体来说，人体内每天约有3%的蛋白质更新。蛋白质由碳、氢、氧、氮四种元素构成，这些元素按一定结构组成氨基酸，氨基酸是蛋白质的组成单位。食物中蛋白质按照营养价值可以分为：完全蛋白质、半完全蛋白质、不完全蛋白质。

蛋白质的食物来源，包括植物性食物和动物性食物，例如：肉、鱼、蛋、奶、谷物、豆类等。日常饮食中应该注重食物多样化，做到动物蛋白、植物蛋白和谷类蛋白合理摄入，提高蛋白质的利用率。

蛋白质与人体的运动能力有密切的关系，运动时体内蛋白质代谢加强。较长时间的舞蹈训练中，排汗量大，蛋白质的需要量也会增大。特别是进行系统力量训练时，人体肌肉蛋白质的代谢率会加速，需要从食物中摄入蛋白质来合成自己的肌肉，因此，许多肌肉很发达的举重运动员、健美运动员对蛋白质需要量比普通人几乎多一倍（需要2克蛋白质/公斤体重）。舞者的肌肉力量当然不需要像体育运动员这么强大，但是舞蹈训练需要力量素质保证蛋白质的补充也极为重要。目前的研究表明，大豆所含的蛋白质最接近完全蛋白，平时应把植物蛋白和动物蛋白搭配来吃，例如豆制品与鸡蛋搭配，就是不错的选择。一定量的红肉中的动物蛋白以及肌红蛋白都是我们人体需要的，不能绝对素食主义，以免发生缺铁性贫血。

若舞者在训练中蛋白质摄入不足，不仅影响训练效果，而且会促使运动型贫血的发生，使机体生理机能下降，抵抗力降低，消化功能发生障碍，伤口愈合缓慢等；若蛋白质摄入过量，则对人体也有害处，既增加了肝脏、肾脏的负担，也对正常代谢有不良影响，蛋白质的代谢产物呈酸性，蛋白质过多会使体内的酸度增加，人体容易产生疲劳。因而蛋白质的摄入量需要保持平衡，既能够满足训练消耗量，又不能在体内储存过多，影响训练效率。在高强度的舞蹈训练中，例如基本功训练课、技术技巧课等，人体热能需要量增高，热能供给不足，蛋白质将氧化产生热能供机体消耗，运动前后补给蛋白质，对改善肌肉力量有良好的效果。同样，在舞蹈演出或比赛中，由于舞者精神高度集中，生活节律也有改变，人体的蛋白质需要量也会增加6%-12%不等，所以此时更要注重膳食中蛋白质的补充。现列举以下蛋白质含量较高的食物供舞者饮食参考（见表3-2）。

表3-2　蛋白质含量对照表[①]（以每100g食物中可食用蛋白质含量为准）

| 食物分类 | 蛋白质含量（g） | 食物列举 |
| --- | --- | --- |
| 豆类 | 19.3-35.1 | 大豆、黄豆、豆浆、豆腐等 |
| 肉类 | 15.5-20.5 | 牛肉、猪瘦肉、鸡肉等 |
| 鱼虾类 | 15.3-18.8 | 黄花鱼、鲈鱼、虾等 |
| 谷物类 | 7.7-15 | 五谷杂粮、燕麦、全麦面包等 |
| 蛋奶类 | 2.5-12.8 | 鸡蛋、鹌鹑蛋、牛奶、酸奶等 |

---

[①] 王光亚，《中国食物成分表》，北京大学医学出版社2009年版，第87页、121页、129页、133页、141页、145页。

# 三、脂肪营养与舞蹈训练

说起"脂肪",人们总觉得它是影响身体形态的"克星",殊不知,脂肪在身体内有很大的积极作用,脂肪是高热能物质,它提供日常生活和运动时的能量,同时有保护、固定人体脏器的作用;皮下脂肪还有保温的作用。摄入一定量的脂肪,是人体生理必需的,但摄入过多则会影响身体健康。对于舞者而言,脂肪的控制极为关键。体型中的"胖",自然与脂肪息息相关,专业舞者对体型的要求极高,"四肢纤细,体型匀称"是从事舞蹈专业的基本身体条件,体型偏胖不仅给人的印象大打折扣,同时还会影响运动能力并阻碍一些动作、技术技巧的完成。大强度的训练必然需要消耗能量,但过多的脂肪摄入也会导致身体运动能力的下降,所以说,如何把握日常膳食中脂肪的摄入量,一直是舞者饮食最关注的问题。

舞者日常三餐要控制脂肪的摄入,但并不是饮食中不摄入脂肪就能控制身体不发胖,如若糖摄入过多,体内多余的糖分也会转化为脂肪。无论植物性还是动物性的食物,都含有脂肪(见表3-3)。谷类植物脂肪含量较少,约0.3%-3.2%,但玉米和小米可达4%;常食用的蔬菜类脂肪含量更少,大部分都在1%以下。动物性食物中含脂肪最多的是肥肉和骨髓,脂肪含量高达90%,动物内脏的脂肪含量并不高,大部分都在10%以下。一些油料植物种子及黄豆脂肪含量丰富,因此,人们常利用其作为烹调用油,如花生油、芝麻油等。舞者日常饮食,如果需要减少脂肪的摄入量,可以多吃蔬菜,适当食用瘦肉,饭菜清淡少油。

表3-3  每100g食物可食部分脂肪含量一览表[①]

| 食物名称 | 脂肪含量(g) | 食物名称 | 脂肪含量(g) |
|---|---|---|---|
| 薯片 | 25.8 | 夹心饼干 | 22.5 |
| 炸薯条 | 15.5 | 核桃 | 58.8 |
| 法式牛角包 | 14.3 | 栗子 | 1.5 |
| 燕麦片 | 6.7 | 松子 | 58.5 |
| 曲奇饼干 | 31.6 | 腰果 | 50.3 |
| 奶油蛋糕 | 13.9 | 花生仁 | 44.4 |
| 蛋黄酥 | 3.9 | 葵花籽 | 52.8 |
| 江米条 | 11.7 | 油饼 | 22.9 |
| 冰激凌 | 5.3 | 花卷 | 1 |
| 花生牛轧糖 | 12.3 | 蒸米饭 | 0.3 |
| 巧克力 | 40.1 | 烙饼 | 2.3 |
| 巧克力派 | 17.7 | 芝士威化 | 20 |
| 炸蚕豆 | 20 | 全面面包 | 1 |
| 小米锅巴 | 36.9 | 牛奶饼干 | 26 |
| 苏打饼干 | 7.7 | 膨化薯卷 | 28 |

---

① 王光亚,《中国食物成分表》,北京大学医学出版社2009年版,第163页、197页。

脂肪摄入一直是广大舞者最关注的话题，就此我们从营养学的角度，结合舞蹈训练的特点，给出以下建议：

### 1. 灵活饮食

用低脂肪含量的食物代替高脂肪含量的食物。猪牛羊等畜肉类的脂肪含量平均为15%，其中，猪肉最高，羊肉次之，牛肉最低；鸡鸭鹅等禽肉的脂肪含量在9%-14%；鱼虾等水产的脂肪含量最低，平均在1%-10%。从这个比例来看，日常舞者饮食可以多摄取去皮的禽肉、鱼肉、虾肉及豆类来代替畜禽类肉。新鲜水果代替糕饼点心，多吃绿色蔬菜，少吃可见的脂肪和额外的油脂，包括肥肉、油炸食品等（见表3-4）。

### 2. 比例平均

每一餐食物种类按比例划分。例如，主食占1/4（包括米饭、五谷杂粮等），鱼肉蛋类占1/4（包括猪肉、鱼虾、鸡蛋等），蔬菜水果占1/4（包括菠菜、芹菜、苹果等），其他类别包括菌菇类占1/4（香菇、海带、木耳等）。

### 3. 合理烹调

对于舞者来说，饮食中应该尽量少油、少盐，确保控制体重。在烹调中应该多蒸煮、少油炸、选好油（橄榄油、红花籽油等），食材选择新鲜、去皮、去肥肉、汤汁去油，肉类切成细丝、丁状或片状。

表3-4　食物中脂肪含量比较对应表[①]

| 食物分类 | 高脂肪含量食物 | 低脂肪含量食物 | 相差脂肪含量（g） |
|---|---|---|---|
| 肉类（100g） | 牛腩 | 牛腱 | 25.7 |
| | 猪五花肉 | 猪后腿瘦肉 | 33.9 |
| | 猪里脊肉 | 鸡胸肉 | 9.3 |
| 鱼类（100g） | 鲑鱼 | 鳕鱼 | 7.3 |
| | 草鱼 | 沙丁鱼 | 4.1 |
| 蛋类 | 鸡蛋（一颗） | 鸡蛋白（1/2颗） | 4.5 |
| 奶类 | 全脂鲜奶（杯） | 低脂鲜奶（杯） | 4.3 |
| | 全脂鲜奶（杯） | 脱脂鲜奶（杯） | 5.8 |
| | 全脂鲜奶（杯） | 酸奶（杯） | 3.7 |
| 面食 | 菠萝面包（个） | 馒头（个） | 11 |
| | 方便面（包） | 鸡蛋面（包） | 10 |
| | 猪肉水饺（15个） | 素食水饺（15个） | 11.3 |
| 酱料类 | 沙茶酱（匙） | 牛排酱（匙） | 10.8 |
| | 意大利肉酱（匙） | 西红柿酱（匙） | 2.4 |

---

① 王光亚，《中国食物成分表》，北京大学医学出版社2009年版，第121页、133页、141页。

舞者控制体重的关键，一方面是饮食，一方面是增加运动量。日常的舞蹈训练，已经使舞者具备了一定的运动量，但通常情况下，舞者为了保持良好体型，在舞蹈训练过后，还会选择跑步、体能训练等作为减肥的手段，但是如何才能消耗身体内的脂肪，关键还要了解体内供能系统的工作原理。脂肪是长时间运动的主要能源，只有在强度较低、氧供应充足的情况下脂肪才能够被大量利用。在氧充足的情况下运动，即有氧运动，心率在130次/分左右运动，脂肪才能氧化供能。从舞蹈训练中来看，以一节基本功训练课为例，从课程开始的把上组合，到中间练习，时间控制在30分钟以上的训练，强度低且赋有韵律性，都属于有氧运动，这种有氧运动的身体感觉表现为微微发汗，心率较正常人稍快，达到130~150次/分；在氧供应不充足时，即大强度训练的无氧运动，心率在180次/分以上的运动，脂肪会因代谢不完全，不能被充分利用，而且代谢的中间产物——酮体增加，会使体内酸性增高，易使人疲劳。例如，舞蹈训练中技术技巧的训练，包括大幅度连续的跳跃及翻腾的动作；还有比赛演出中的跳、转、翻技巧组合等。这种无氧运动的身体感觉主要体现在心率瞬间加快，呼吸急促等。综上所述，对于体内脂肪的消耗，正常的舞蹈训练课是可以起到消耗脂肪的作用。但是舞者长时间接受专业训练，身体有了一定的适应性，每天虽然有一定大强度的常规基础训练课，但要保持并控制好自身体重，就需要舞者结合科学的饮食营养和运动，达成自己的体重控制目标。

## 四、矿物质营养与舞蹈训练

无机盐即无机化合物中的盐类，也称矿物质，是人体中必不可少的部分。矿物质根据其在体内的含量，又可分为常量元素和微量元素。在体内含量超过0.01%，即超过万分之一的元素被我们称为"常量元素"；在体内含量不足0.01%，即不足万分之一的元素称为"微量元素"。这里划分的"常量"与"微量"只是从身体含有量进行划分，虽然含量极微，但其对于人体正常的生理功能不可或缺。这里我们谈到的矿物质与前面陈述的糖、脂肪、蛋白质有所不同，身体中的矿物质种类多样，"各司其职"，接下来我们就从营养学的角度，逐一分析与舞蹈训练息息相关的矿物质。

### 1. 钠营养与舞蹈训练

钠（Na），属于人体中重要的常量元素，体内含量为77~100g，人体骨骼中钠的含量较高，食物中的食盐是人体获得钠元素的主要来源，留心观察可以发现家用食用盐上会有"氯化钠"的标注。由于人们日常饮食中含有一定量的盐摄入，所以健康的身体一般不易缺乏钠元素。

钠在神经传导兴奋中起着重要作用，它可以维持神经肌肉正常的兴奋性。正常的舞蹈训练中，舞者身体中储存的钠足够身体消耗。但是长时间、高强度的舞蹈训练中，舞者会大量出汗，此时，身体中的钠会随汗液排出体外。舞者在高强度舞蹈训练中，若过度出汗可能会导致头晕、恶心、呕吐、肌肉软弱无力、肌肉痉挛等症状发生。

训练中身体出汗是正常的生理现象，但是由于舞蹈训练量大、负荷增加，人体的出汗量也会随之大大增加，在这种情况下，我们的舞蹈训练场地应该避免高温密闭的环境，而是尽量选择通风良好的舞蹈场地。若进行长时间、高强度的练习，则建议舞者在训练间隙适当补充淡盐水，以避免身体由于大量流失钠而造成运动损伤。

### 2. 钙营养与舞蹈训练

钙（Ca），属于人体中重要的常量元素，体内含量为1000～1200g，其中99.3%集中于骨骼与牙齿。钙具有维持神经肌肉的正常兴奋性的作用，也是良好的镇痛剂，可减少疲劳、加速体力恢复，故钙营养素对舞蹈训练很重要。

舞者训练时，钙会随着汗液的排出而消耗，缺钙容易导致肌肉痉挛，也就是我们说的抽筋。俗话说，"要想补钙，多晒太阳"，这是为什么呢？人体皮肤中的胆固醇在阳光的照射下可以转化为维生素D，而维生素D有利于身体对钙元素的吸收。这么看来，晒太阳并不能直接补钙，而是有利于身体对钙元素的吸收。对于舞者来说，舞蹈训练大多在剧场、排练厅中进行，场所密闭，缺乏阳光的直接照射，加上舞蹈训练运动量大，身体不断流失钙元素，所以不利于身体中钙元素的吸收转化。这就导致舞者在训练中、训练后会出现肌肉痉挛问题。由此舞者需要在训练之余，饮食中注意钙元素的摄取。我们每天至少要补充800～1200毫克的钙，牛奶、肉类等食物中，不但含钙量丰富，而且吸收率高。

植物、动物的含钙量见表3-5、表3-6。

表3-5　植物含钙量（每100克）[①]

| 种类 | 钙（mg） | 种类 | 钙（mg） | 种类 | 钙（mg） | 种类 | 钙（mg） |
|---|---|---|---|---|---|---|---|
| 黄豆 | 367 | 扁豆 | 116 | 红果 | 68 | 海带 | 1177 |
| 豌豆 | 84 | 胡萝卜 | 32 | 柑橘 | 56 | 紫菜 | 343 |
| 绿豆 | 80 | 黄豆芽 | 68 | 桃子 | 8 | 西瓜子 | 237 |
| 红豆 | 76 | 黄瓜 | 19 | 梨 | 5 | 南瓜子 | 235 |
| 油菜 | 140 | 土豆 | 11 | 香蕉 | 9 | 松子 | 78 |
| 芹菜 | 160 | 西红柿 | 8 | 蘑菇 | 131 | 榛子 | 316 |
| 韭菜 | 48 | 苹果 | 11 | 木耳 | 357 | 核桃 | 108 |

---

① 王光亚，《中国食物成分表》，北京大学医学出版社2009年版，第91页、109页、115页。

表3-6  动物含钙量（每100克）[1]

| 种类 | 钙（mg） | 种类 | 钙（mg） | 种类 | 钙（mg） | 种类 | 钙（mg） |
|---|---|---|---|---|---|---|---|
| 牛肉 | 7 | 黄鱼 | 43 | 牡蛎 | 118 | 牛乳 | 120 |
| 羊肉 | 11 | 带鱼 | 24 | 海蜇 | 384 | 乳酪 | 590 |
| 猪肉 | 6 | 鲤鱼 | 25 | 河蟹 | 129 | 鸡蛋 | 55 |
| 猪肝 | 11 | 鲫鱼 | 54 | 青虾 | 99 | 鸡肉 | 11 |

### 3. 铁营养与舞蹈训练

铁（Fe），属于人体中重要的微量元素，体内含量约为$4 \sim 5g$，是构成血红蛋白的主要原料，也是运输氧气的主要物质。血红蛋白含铁量占总铁量的$60\% \sim 75\%$。如若缺铁，即会出现乏力、疲倦、头晕等症状，生长期的青少年严重缺铁会造成缺铁性贫血。

在舞蹈训练中，超强的运动量会导致舞者体内铁流失加剧，而且使铁的消化吸收率降低。缺铁分为三个阶段：第一阶段，也是最常见的阶段，铁质储备量不足，在这一阶段一般没有症状；第二阶段，会出现疲倦和力不从心，此时体内已没有足够的铁形成血红蛋白分子，无法将氧气输送到运动的肌肉，因而舞者会感到头晕、肌肉无力、注意力不集中等；第三阶段，人常常感到虚弱、疲乏无力、喘不过气，如若在这种情况下继续进行训练，那么舞蹈损伤的概率将会增大。所以说，铁元素作为身体中的微量元素，舞者要认识到其重要作用。评价身体中含铁量的指标，可以通过验血检查，建议专业舞者日常饮食中有意识补充铁元素，含铁量较高的食物包括动物肝脏、蛋黄、瘦肉、豆类、绿色蔬菜等。膳食中必须要保证足够量铁的补给，才能避免由于缺铁导致的运动损伤。

食物的含铁量见表3-7。

表3-7  食物含铁量（每100克）[2]

| 种类 | 铁（mg） | 种类 | 铁（mg） | 种类 | 铁（mg） | 种类 | 铁（mg） |
|---|---|---|---|---|---|---|---|
| 干木耳 | 97.4 | 黑芝麻 | 22.7 | 豆腐皮 | 13.9 | 猪血 | 8.7 |
| 干紫菜 | 54.9 | 猪肝 | 22.6 | 海参 | 13.2 | 赤小豆 | 7.4 |
| 芝麻酱 | 50.3 | 口蘑 | 19.4 | 虾米 | 11 | 山核桃 | 6.8 |
| 鸭血 | 30.5 | 扁豆 | 19.2 | 干香菇 | 10.5 | 鸡蛋黄 | 6.5 |

---

[1] 王光亚，《中国食物成分表》，北京大学医学出版社2009年版，第121页、129页、133页、141页、145页。

[2] 王光亚，《中国食物成分表》，北京大学医学出版社2009年版，第87页、91页、109页、115页、121页、129页。

#### 4. 锌营养与舞蹈训练

锌（Zn），属于人体中重要的微量元素，体内含量仅占0.003%，但对人体多种生理功能起着重要的作用。它对蛋白质的合成与机体生长发育有重要的影响。儿童少年缺锌，则生长发育迟缓、智力发育受到影响、机体免疫功能减弱。

锌可以影响骨骼肌蛋白质和DNA的合成，影响骨骼肌的生长和重量，影响能量代谢及酸碱平衡，从而对舞蹈训练产生直接影响。尤其是处在生长发育期的青少年舞者，日常大强度的舞蹈训练，需要良好的肌肉力量，若肌肉重量及力量不足，会直接影响身体的爆发力与耐力，此阶段及时补充锌营养，不仅能保证良好的肌肉状态，还有利于身体的生长发育。锌含量较高的食物有：牡蛎、动物肝脏、蛋黄、瘦肉、鱼、芝麻等。

食物含锌量见表3-8。

表3-8　食物含锌量（每100克）[1]

| 种类 | 锌（mg） | 种类 | 锌（mg） | 种类 | 锌（mg） | 种类 | 锌（mg） |
|------|---------|------|---------|------|---------|------|---------|
| 牡蛎 | 100 | 花生油 | 8.48 | 奶酪 | 4.13 | 牛奶 | 3.36 |
| 鱿鱼 | 14.98 | 芝麻 | 6.24 | 银耳 | 4.11 | 黄豆 | 3.04 |
| 口蘑 | 9.04 | 羊肉 | 6.06 | 河蟹 | 3.68 | 鲈鱼 | 2.83 |
| 香菇 | 8.57 | 葵花籽 | 6.03 | 杏仁 | 3.64 | 莲子 | 2.78 |

## 五、水与舞蹈训练

水是人体的重要组成部分，人体构成中60%～75%是水。水在体内不仅构成身体成分，还具有调节生理功能的作用。身体中水的含量可以因性别、年龄、体型胖瘦存在个体差异。新生儿体内含水量为体重的80%，婴幼儿占70%，随着年龄增长，体内含水量逐渐降低，10～16岁以后，体内含水量与成人持平。成年男子体内含水量为体重的60%，成年女子为50%～55%。机体脂肪含量越多，机体含水量越少。因为脂肪组织含水量在10%～30%之间，肌肉组织含水量较多，在75%～80%之间。

一般而言，成年人每天进水量约1500～2000毫升，人体的需水量取决于排水量，每日摄入的水量应与机体通过各种途径排出的水量保持动态平衡。体内水的来源包括饮水、食物中的水以及内生水三部分。通常每人每日饮水约1200ml，食物中含水约1000ml，内生水300ml，这里所说的内生水来源于蛋白质、脂肪、碳水化合物代谢时产生的水。

舞者平时运动量大、出汗量多，体内物质代谢较快，这就决定了舞者较常人需补充

---

① 王光亚，《中国食物成分表》，北京大学医学出版社2009年版，第87页、91页、109页、115页、121页、129页。

的水分更多。人体在进行舞蹈训练时，由于机体不断运转产热增多，出汗蒸发是运动中主要的散热方式。舞蹈训练中常见的运动性脱水，是指运动中大量出汗，身体极度缺乏水分导致的脱水。通常是由于在高温环境中进行大负荷运动，包括夏季的室外排练演出、高强度的室内训练等，致使人体大量出汗而未及时补充水分造成的。还有一些舞者为了控制体重、快速减肥，高强度重复训练，不进食、不喝水，穿不透气的减肥衣，甚至夏天穿厚棉衣跑步，造成身体脱水现象。运动性脱水可分为三类，轻度脱水、中度脱水和重度脱水（见表3-9）。

表3-9　运动性脱水分类

| 脱水分类 | 失水量（占体重量） | 身体表现 |
| --- | --- | --- |
| 轻度脱水 | 2% | 口渴、尿少、工作效率低等 |
| 中度脱水 | 4% | 皮肤干燥、口舌干裂、声音嘶哑、四肢无力等 |
| 重度脱水 | ≥6% | 高热、烦躁、精神恍惚等 |

　　脱水不仅影响舞者的运动能力，还威胁到舞者的健康。舞者作为特殊的运动群体，到底应该怎样补充水分呢？科学的补水方法为少量多次、积极主动补水。首先，是舞蹈训练前的水分补充。舞蹈训练课前2个小时摄入400～500ml水，对维持体温恒定、延缓脱水有益，课前15～20分钟补水400～700ml，可分次饮用。口渴的发生往往晚于机体的实际需要，所以不能在口渴时再补充水分。其次，是在舞蹈训练中水分的补充。舞蹈训练中补水是为了防止脱水及过热引起的运动能力下降。训练中可根据训练强度安排补水次数，一般在15～30分钟补充100～300ml水，切忌不要暴饮，否则会使机体负担过重，引起运动能力下降。最后，是舞蹈训练后水分的补充。舞蹈训练中补水量往往小于水分丢失量。所以训练后补水极为重要，要让机体尽早恢复到水分平衡。但依然要坚持少量多次的饮水原则，切忌为了缓解口渴感而大量喝水，这样会加重体内电解质的丢失，影响身体健康。

　　目前市场上饮料种类多样，其主要成分通常是水和糖。由于人体大量出汗丢失的就是水，能源物质的补充和血糖水平的维持则需要一定量的糖，而糖的浓度会影响饮料通过胃的速度，从而影响水进入血液的速度。糖的浓度越高，通过胃的时间越慢，同样，机体等待的时间就越长，糖浓度小于5%的饮料，通过胃的时间较快，因此，在训练大量出汗的情况下，所用饮料的糖浓度以2.5%以内为宜，从经验来看，90分钟以内的运动，补充一般白开水即可，而在长时间的训练中，应补充含糖饮料。

　　如今形形色色的运动型饮料，备受运动爱好者的青睐。接下来，我们从营养素的角度分析一下运动型饮料的特点。运动饮料是根据运动时生理消耗的特点而配制的，可以有针对性地补充运动时丢失的营养，起到保持、提高运动能力，加速运动后疲劳消除的作用，由此它应具备以下基本特点：首先是一定的糖含量，身体运动伴随体内能量的消耗，这里包括身体代谢对糖原的消耗，长时间的运动还会导致体内血糖的下降，若不能及时补充，工作肌肉会因此而乏力。同时大脑90%以上的供能来自血糖，血糖的下降将会使大脑对运动的调节能力减弱，并产生疲劳感。其次是适量的电解质，运动伴随出汗量大大增加，导致体内钾、钠等电解质大量丢失，从而引起身体乏力，甚至抽筋，导致运动能力下降。运动型饮料中的钠、钾不仅用于补充汗液中丢失的钠、钾，还有助于水在血管中的停留，使机体得到更充足的水分。此外，运动型饮料，口感相对温和，不含有碳酸、咖啡及酒精，肠胃能够较快适应。若运动后饮用碳酸饮料，则会引起胃部胀气、绞痛等症状，咖啡及酒精类饮品，还会对中枢神经有刺激性作用，影响运动效果。

运动型饮料虽然适合于运动中的水分补充，但是也要根据运动强度酌情选择，对于舞蹈训练来说，正常的训练课，可以靠饮水来补充水分，若进行长时间的排练、比赛、演出等强度大、时间长的活动，可以选择运动型饮料来补充身体消耗的能量，保证训练的正常进行。

## 六、维生素营养与舞蹈训练

维生素是维持人体正常活动所需的物质，维生素在体内含量很少，但不可或缺，对人体正常发育和调节生理功能至关重要。大多数维生素不能在体内合成，必须从食物中摄取，一旦缺乏会引发相应的维生素缺乏病症。所以说均衡饮食、食物多元化是非常重要的。市面上常见的维生素C、维生素D等维生素补充剂不能代替水果和蔬菜，因为这些食物中的维生素比例是天然成分，维生素补充剂大多为人工合成，水果蔬菜是维生素的集合体，含有维生素、纤维素、碳水化合物等，营养更加全面。因此，用维生素补剂代替水果和蔬菜是不合理的。在日常饮食中，多摄入蔬菜和水果还可以预防多种疾病，是十分必需的。

维生素可以促使身体中的酶开始工作，使身体进入到工作状态，如果维生素缺乏会导致相应的疾病。而维生素又是一个庞大的家族，根据溶解性，维生素可分为脂溶性维生素和水溶性维生素两大类（见表3-10）。脂溶性维生素包括维生素A、D、E、K，它们不溶于水、易溶于脂肪。水溶性维生素包括维生素B族和维生素C等，他们易溶于水，易被人体吸收。脂溶性维生素比水溶性维生素能更长久地储存在体内，且多存于人体的肝脏和脂肪组织中，而水溶性维生素容易随汗液、尿液流失，而且在烹调、水洗时易溶解于水中导致流失。

表3-10　维生素分类表

| 脂溶性维生素 | VA、VD、VE、VK，均不溶于水，易溶于脂肪 |
|---|---|
| 水溶性维生素 | B族维生素、VC，易溶于水、易被人体吸收 |

维生素在体内虽然含量很低，但是"各司其职"，下面就列举与舞蹈训练有关的维生素。

维生素A是脂溶性维生素，也称视黄醇，对视觉非常重要，能够提高人体的免疫功能，防止夜盲症，增加机体的抗感染的能力，还能维持人体内脏表面细胞促进骨骼再生。维生素A缺乏，会导致干眼症、眼袋下垂、皮肤干燥、身体瘙痒、脱发、牙齿松动等病症，维生素A缺乏还会导致伤口的自愈能力较差，尤其对于未成年人来说，缺乏维生素A会影响骨骼发育，记忆力减退，它的需要量与机体运动强度及视力紧张程度有关。

维生素D属于脂溶性维生素，在维生素D中，维生素D1、维生素D2尤为重要，维生素D1来源于植物，维生素D2来源于动物。维生素D与运动的关系表现在骨骼的发育、神经肌肉兴奋性以及肌肉收缩能力等多方面。维生素D的主要功能是调节钙和骨的代谢，可以影响骨骼发育及骨骼的健康状况，预防骨质疏松，防止钙的流失，同样可以抑制一些癌症的发生，以及预防感冒，增强免疫力。健康的骨骼状况是保证舞蹈训练的基础，尤其是与骨骼有关的运动损伤，包括骨折、骨裂等，恢复过程中一定要注重维生素D的补充，它能够促进骨骼的修复和再生。缺乏维生素D，会出现骨骼变形，肌肉萎缩，髋骨、腕骨容易骨折，生活在污染严重地区的人群，或工作、生活方式不能充分得到阳光的人群，以及生活在北方地区的人群，是需要补充维生素D的。多晒太阳有利于维生素D的补充。维生素D摄入过量会导致便秘、肌肉软组织钙化、肌肉酸疼、钙质在身体内沉淀过多等症状。

维生素E属于脂溶性维生素，具有抗氧化作用，能延缓细胞的衰老。其在人体运动中的作用是多方面的：它可以促进蛋白质的合成，改善肌肉的血液供应和营养，可以提高肌肉质量，对肌肉有抗疲劳作用，在一定程度上可以提高舞者完成高难度技术技巧的能力，还可以有效提高肌肉中氧的利用率，增强耐力。也就是说，维生素E在舞蹈训练中起着举足轻重的作用。不过长期过量补充维生素E，会导致头晕、恶心、胃痉挛，改变身体内分泌及代谢，降低免疫力。

维生素B1是水溶性维生素，参与糖、脂肪、水的代谢，可以改善机体的消化能力，维持心脏、消化系统的机能，改善记忆力，消除疲劳，还可减轻晕车的症状，减轻手术对身体带来的疼痛。体内缺少维生素B1会导致血红蛋白生成量减少，使舞者肌肉耐力降低，还会发生胃肠功能紊乱，肚胀、反酸、厌食等症状。特别是长时间的舞蹈训练，需要较多的维生素B1。

维生素B2是属于水溶性维生素，参与机体中所有代谢机制，有促进机体发育细胞再生的作用，能维护皮肤的健康，消除口腔内的炎症，例如口腔溃疡、发炎等，增进视力，减轻眼部疲劳、预防动脉硬化，同样，对于舞蹈有氧运动也很重要。

维生素C属于水溶性维生素，是体内化学反应效力很大的抗氧化剂，维生素C能促进机体胶原蛋白的合成，增加人体对铁元素的吸收，促进伤口的愈合，降低人体血液中的胆固醇，减少氧债，对运动能力产生多方面的影响。目前现代人群普遍缺乏维生素C，容易发生关节疼痛、贫血、感冒、发育缓慢等症状。

在日常生活中，坚持均衡、多种类摄取食物中维生素的原则。若需要额外补充维生素，可以选择复合型维生素，这样可以避免维生素之间的配比不平衡，减少过多或过少的维生素补充给身体带来的负担。

## 七、膳食纤维营养与舞蹈训练

膳食纤维是碳水化合物中一类非淀粉多糖，与人体健康有着密切关系，营养界把膳食纤维称为"第七大营养素"，包括纤维素、半纤维素、果胶和非多糖成分的木质素等，也就是我们通常认为的"粗纤维"，它的作用主要就是保证消化系统的通畅。膳食纤维的主要来源是粗加工的谷物、全谷粒和麦麸等，而精加工的谷类食品膳食纤维较少；由于蔬菜和水果中的水分含量较高，因此所含纤维量较少。

膳食纤维并不是参与人体运动的供能物质，但是它对舞者日常生活及保持体形有着积极的作用。首先，膳食纤维有着吸水膨胀的功能，可以产生饱腹感从而控制食欲；同时膳食纤维还可以促进肠道蠕动，促进排便，保证身体健康。对于减肥来说，我们不能为了减轻体重而一味节食、禁食，这样即便是体重减轻，也会一定程度上伤害身体。健康的减肥方式，应该是在坚持舞蹈训练的同时，增加蛋白质与膳食纤维的摄入，减少饥饿感，进而在健康合理的情况下达到控制体重的目的。

任何一种营养素都具有两面性，含量适宜则能更好发挥各种生理功能，但过量则会产生副作用。营养补充一定要适量，并且要结合舞蹈训练的强度。不同运动阶段营养需求是有区别的：空腹或刚进食完就开始紧张的训练，对人体健康是非常不利的，至少要在开始训练之前半小时结束饮食，这样不仅可以避免因为体力活动而导致的消化功能紊乱，同时还可以提高运动效果。出早功的舞者，早餐一定要避免食用难以消化的食物，比如多汁的菜、油炸食品等，最好食用奶制品、谷类、水果。运动中，肌肉运动会导致身体大量流汗，因此及时补充水分是非常必要的，原则是少量多次，切忌口渴大量饮水。如果舞蹈训练持续两到三个小时的话，依据运动量大小可以及时给身体补充糖分，以免出现低血糖，因此需选择市面上含糖量较低的运动型饮料。运动中一定要避免喝冰水，因为肠胃喜暖，在剧烈运动时喝冰水会引起消化系统方面的问题。运动后，保证蛋白质的充足供给，进食要科学搭配，以满足人体组织细胞修复的需求，这样才能够保证身体具备足够营养的同时健康而苗条，从而达到舞者健康舞蹈的真正目的。

## ● 第三节　舞者膳食营养的补充

在了解了基础营养素之后，舞者很有必要学会日常饮食合理搭配，既满足平日的训练供能，还可以及时解除疲劳，提升身体的自我修复功能。

# 一、舞者身体能量消耗与膳食营养

## （一）舞者能量消耗特点

舞蹈中的"体能"指的是人体各器官、系统的机能在舞蹈活动中表现出来的能力，包括力量素质、柔韧素质、灵敏能力、协调能力、耐久力等身体基本素质与舞蹈活动能力（包括跳跃、旋转、翻腾等）两部分。良好的体能是舞蹈训练的基础，也是提升舞蹈专业能力的必要条件。

能量是人类生存的基础，任何生理活动都离不开能量的消耗。对于舞者来说，从简单的"擦地"到复杂的"跳跃"，从优美的舞姿到华丽的技巧，没有能量，任何动作都无法完成；没有能量，生命也会随之停止。能量到底从何而来呢？从营养学的角度分析，能量是用摄入人体的食物经过生物氧化而产生的化学能转变而来。也就是说，能量的多少，是通过我们合理膳食控制的。能量的计量单位，目前国际通用焦或焦耳（joule, J），营养学上惯用卡（calorie, cal）和千卡（kilocalorie, kcal）。

舞者的运动量远远高于常人，大强度的舞蹈训练必然会过度消耗身体内的能量，所以说，舞者能量代谢也比常人快一些。舞者短时间内保持摄入低热量食物，不会对身体造成太大影响，因为体内有囤积的脂肪可以分解消耗，但是如果长时间控制热量摄入，身体能量消耗过度，不仅会影响身体健康，还会出现身体虚弱、浑身酸软的症状，从而直接影响训练效果。

人体能量消耗包括以下几个部分：基础代谢能量消耗、体力活动消耗、食物特殊动力作用的消耗和机体生长发育所需要的能量消耗。对于舞者日常训练来说，其中，能量的作用主要体现在体力活动消耗上，舞者能量消耗的大小，与舞蹈训练强度、训练时间、动作技巧熟练程度等息息相关。训练强度越大、持续时间越长、动作技巧越不熟练，能量的消耗就越多。舞者训练与普通人健身不同之处在于，她（他）会一天至少4个小时都在动态训练中，更有甚者会长达6小时以上，因而能量消耗类似耐久力运动员，经常会持续排练但会有短暂的无氧运动组合练习。了解其训练特点，才能选择合适的饮食方式，及时补充所需能量，维护身体健康。

通常情况下，舞者为了保持身体的良好形态，在承载长时间训练的同时，还要减少能量摄入，减少体脂含量，控制体重，可见舞者营养的合理补充，对舞蹈训练起着科学有效的作用。

## （二）舞者膳食营养特点

### 1. 提高舞者耐力的营养需要特点
对于专业舞者来说，舞蹈训练的最小单位应该就是一堂舞蹈训练课了。就调研结果来看，舞蹈专业课程一般为90分钟，舞蹈专业学生每天专业课程数量不等，时间一般高于3个小时。若有密集的排练与演出任务，训练时间则会更长，甚至高达日常训练时间的两倍之多。舞者在一整天的训练过程中，将消耗大量的能量和营养素，在训练后期，可能还会导致血糖下降、代谢平衡状态被破坏等，进而引起运动性疲劳。针对舞者训练的特点，结合营养学知识，增强舞者耐力的营养补充有如下几方面。

摄取充足的碳水化合物。舞者在日常饮食中，要保证摄取含有碳水化合物较高的食物，包括米饭、馒头、饼干等。一般来说，人类餐食中，主食碳水化合物含量较高，但多数舞者由于控制体重，对主食常年是"拒绝"的态度，而恰恰这些食物是维持良好耐力的能源物质。由于舞者对身体形态要求较高，在一日三餐中，对于主食我们给出的合理建议是"少吃而不是不吃"，主食的摄入有利于人体对蛋白质的吸收，其他身体所需的碳水化合物，可以通过部分水果来补充，这样在保持良好身体形态的基础上，满足身体对营养素的要求与供给。

适当增加糖原储备。长时间舞蹈训练（≥3小时）可以适当补充糖分。一般认为，在长时间运动中适当补充糖分有利于提高运动能力。对于舞者来说，正常的舞蹈课堂训练大约90分钟，是不必要补充糖分的；若在大型演出及舞剧、舞段的连续排练中，可适当补充糖分。糖分的补充还可以促进疲劳的消除。但是这里请注意，我们强调的是"适当"补充，具体补充量要视训练强度、时长、身体情况而定。

适当的液体补充。舞蹈训练持续时间较长在大强度的舞蹈训练中，舞者出汗量很大，容易出现脱水的现象。这就需要在舞蹈训练前、中、后补充液体。例如假期后的体能恢复课上，动作难度较低，多以单一训练、重复多次为主，对于学生的耐力有很大的挑战性。在这种情况下，务必要注意液体的补充。

训练课前后，以"白开水"补液最佳，注意少量多次原则，切不可暴饮，这样既能够满足身体对水分的需求，又有利于身体健康。大于一个小时且持续不停地训练，补充含糖量较低的饮料（≤6%的糖）有利于提高运动能力。同时，大量出汗还会导致体内电解质的流失，流失的电解质可以在运动前后通过运动饮料补充，而不是在运动中补充。这里需要注意的是，夏天或高温环境中训练时，舞者出汗量很大，在饮用水及食物中可以适当增加盐分的摄入。舞蹈训练前、中、后水液的补充，能维持身体良好的水平衡，有利于预防脱水、延缓运动性疲劳及加快运动后的恢复。

### 2. 提高舞者力量素质的营养需要特点

说起舞蹈，一招一式都离不开身体的运动。舞蹈作为一项特殊的身体运动，良好的力量素质是舞者必备的基础条件。从手指间的延伸到腾空而起的跳跃，各个动作、技巧的完成都离不开身体力量的传导。例如，舞蹈中所有的跳跃动作，腾空前是蓄力、离开地面是爆发力，肌肉的力量素质对跳跃动作的完成水平起到决定性作用。蛋白质是人体肌肉的物质基础，体育项目中，足球、短跑等都需要运动员肌肉有较强的爆发力，这类项目的运动员在接受日常训练的同时，还需要及时补充蛋白质，增加肌肉量。充足的蛋白质可以促进肌肉、血液等蛋白质的合成与修复，还有助于神经系统的兴奋性，加强神经反射活动，增加肌肉的爆发力。在舞蹈训练中，尤其对于男性舞者来说，舞蹈技术技巧难度较大，大幅度的翻腾、跳跃都离不开身体良好的爆发力，长时间大量反复练习舞蹈技巧，强度大，甚至出现无氧供能的特点，所以，男性舞者在饮食中更要注重蛋白质的补充。

### 3. 提高舞者灵敏、协调能力的营养需要特点

舞蹈表现离不开身体各个环节的参与，身体的骨骼、关节、肌肉协调配合完成了纷繁多样的舞蹈动作。舞蹈对舞者的肢体协调性与灵敏性有很高的要求：舞蹈动作复杂多变，一些技术技巧的完成不仅需要良好的协调、灵敏、应变能力，还需要舞者在高度紧张的状态下完成，对舞者心理素质也是极高的考验。舞蹈训练神经活动及视力活动较多，需要超于常人的稳定性与表情表现，这些都与灵敏与协调能力息息相关。所以，舞者在训练中需要高于常人的灵敏与协调能力，身体在膳食安排中，就需要增加有利于灵敏、协调能力的营养素，其中，最为常见的就是维生素与矿物质。含有矿物质的食物种类非常多，包括蔬菜、水果或者谷物类。同样，新鲜的蔬菜水果中也含有较多种类的维生素。根据舞者需要控制体重的特点，我们可以选择摄入一些脂肪含量较低的蔬菜、水果，例如，生菜、芹菜、油菜、苹果、桃子等。

### （三）控制体重的膳食营养原则

舞者对自身体重的把控一直贯穿舞蹈生涯的始终。从接受专业舞蹈训练的第一天起，良好的身体形态就是从事舞蹈专业的基础条件。对于舞者而言，长期控制体重已经是她（他）们的生活常态。一些舞者为了快速减肥，常常以节食、剧烈运动为手段，坚持数天体重确实有所减轻，却使身体处于极度缺乏营养及脱水的状态，在这种状态下过度训练，对于身体健康是极为不利的。若舞者在生长发育时期长期减控体重，摄入营养素不合理，容易导致多种营养素的缺乏而影响舞者的身体机能，其后果更是直接影响舞者的训练效果。例如，有些舞者常年不吃早餐，挑食，从来不食用含糖的食物，控制饮水量等，这些错误的饮食习惯，都会导致身体发出报警信号，头晕、乏力、低血糖、贫血、女性月经不调等症状都会出现。从营养学的角度分析，如何在保持良好形体形态的基础上，保证身体摄入足够的营养呢？接下来我们就针对舞者的特殊需要，制订如下科学控制体重的膳食营养原则。

### 1. 舞者饮食中控制热量的摄入

热量是人体运动消耗的主要能源物质，若在饮食中摄入过多，则多余的热量会转化成脂肪贮存在体内。对于舞者来说，"减肥"的关键就是控制饮食中的热量摄入。需要坚

持的原则就是热量负平衡，简单来说，就是人体每天摄入的热量低于身体中每天消耗的热量，这样当人体中热量不足以被消耗时，就会消耗身体内多余的脂肪，从而达到"减肥"的效果。但是对于舞者来说，这种"负平衡"并不是越大越好，大幅度的减少热量摄入，会造成其他营养素大幅度减少而严重影响身体健康。科学健康的"减肥"热量摄入原则应该是，每天膳食总热量占正常摄入的85%，保证正常的舞蹈训练任务，每周减轻体重0.5～1公斤，每月下降体重3～4公斤，这样在不影响正常训练的基础上控制体重，基本减少的是体内的脂肪。需要注意的是，人体正常的生理活动也需要一定的热量摄入，即便是舞者为了控制体重，也要视身体情况而定，制定合理的减肥周期，可以是半个月，也可以是一个月、三个月，当体重达到预想结果后，也要逐步恢复正常热量的摄入量。维持良好体重，还可以通过增加运动量来实现。

### 2. 舞者饮食中控制油脂类食物的摄入

油脂类食物一直是舞蹈演员最"惧怕"的食物，这类食物中脂肪含量较高，同时不易消化，不利于舞者对体重的把控，所以舞者在减控体重的过程中，要严格控制油脂类食物的摄入，如奶油蛋糕、炸鸡、炸薯条等。

### 3. 舞者要摄入充足的蛋白质、维生素、矿物质

在舞者控制体重的过程中，热量摄入往往低于正常的量，那么蛋白质、维生素和矿物质的摄入不能因为总热量的减少而减少，这三类营养素对于维持身体健康起着重要的作用。减肥期间的舞者，每天可以通过摄入含有动物性脂肪较少的瘦肉、牛肉来代替五花肉、肥肉等，用豆浆、豆制品代替饮料等。

### 4. 舞者要注意补充充足的水分

长期减控体重的舞者一定要注意多饮水，冬季多饮用热水，夏季多饮用"凉白开"、矿物质饮用水，避免饮用纯净水、蒸馏水。舞者日常训练出汗量很大，加上饮食中摄入的热量较少，所以说，训练前后补充水分极为重要，切忌不能让身体处于"饥渴"的状态，这样即便是体重减轻了，也是由于体内水分减少造成的"假象"。身体长期缺乏水分，还会出现一些并发症，例如会导致慢性疲劳的出现。我们都知道水中含有大量的氧分子，氧是人体维持正常生活运动不可或缺的元素，那么缺水会阻止氧气进入身体细胞，在极度缺水的情况下会影响正常的生理活动。部分人群会饮用饮料来补充水分，然而含糖量较高的饮料不仅不会及时补充水分，还会加重肝脏的负荷，长期下来反而症状更加严重。身体长期处于缺水状态，还会出现头痛的症状，这也是体液分泌不平衡的结果。水对保持适当血液流动很重要，并能平衡身体的炎症反应，当因为脱水而头痛时，身体运动则会加重头痛的程度，从而进一步影响舞蹈训练的进行。

### 5. 舞者饮食中注意保持一定的食物体积

舞者在监控体重期间，在膳食中增加食物体积可以在一定程度上增加饱腹感，例如，多食用燕麦、粗粮、红薯、根茎类蔬菜（芹菜、白菜等），以及瓜类蔬菜（冬瓜、西葫芦、丝瓜）等，这些食物中膳食纤维含量较高，体积大，饱腹感强，不仅可以供给身体足够的营养，还会大大降低饥饿感，降低食物的能量密度。

### 6. 保持良好的饮食习惯

良好饮食习惯的养成是舞者减肥过程中最容易做到的环节。在整个减肥期间，不节食、不挑食、营养均衡是最重要的原则。一些年龄较小的舞者，由于缺乏认知，常常不吃饭，以零食、甜品、西式快餐代替正餐，这样看似食物简单，但是既不营养也不利于控制体重。一般舞者的饮食，建议少油、少盐，餐食多样化，各种蔬菜应该搭配食用，多食用鱼肉、牛肉、蛋类等脂肪含量较低的肉类，在保证一日三餐的前提下，少吃零食，多吃水果，饮品上可以以粥、豆浆、牛奶代替含糖量较高的饮料。

控制体重是舞者日常需要注意的问题，切忌盲目追求减肥，过度减轻体重。即便是"减肥"，也要在身体健康的情况下，进行合理科学的把控。减控体重与科学膳食是相辅相成的，一定要坚持合理科学的原则，根据自己身体的实际情况量力而行。人与人的身体素质不同，身体能量消耗与营养吸收能力也各不相同，所以，我们建议，每个人视自己的情况制订减肥计划，包括减肥期间的饮食、运动量及营养摄入。同时，若在接受舞蹈训练期间进行"减肥"，一定要告知任课教师，听取教师意见，做到训练、"减肥"两不误，绝不能因为过度"减肥"而引起身体疾病。若在减肥期间，有任何身体不适，应该立即停止"减肥"计划，进行一定的休整。

## 二、不同舞者人群的营养补充

随着大众生活水平的提高，越来越多的人开始注重审美意识的培养，在众多艺术门类中，舞蹈已经成为最广泛被人们接受的艺术门类之一。从人人皆知的广场健身舞，到课堂中的舞蹈素质课，从小至老，训练对象基本涵盖了所有人群，受众群体多样化也是当前舞蹈的特征所在。但是就专业舞蹈而言，我们以走进舞蹈课堂接受专业舞蹈训练来界定，包括专业院校的舞蹈中专、大专、本科生，到毕业后艺术团体中的舞蹈演员，在众多训练对象中，从人体结构机能分析，我们把从事舞蹈专业训练的人群划分为少年儿童、成年女性及成年男性三类。在舞蹈训练中，由于这些群体身体机能的特殊性，在营养补充方面要区别对待。以下我们将具体分析不同舞者人群中的营养补充特点。

在此需要说明一点，由于舞蹈群体的广泛性，这一部分，我们着重分析接受专业舞蹈训练的舞者，从他们的身体机能结构出发，分析这三类舞者的身体营养补充特点，大众业余舞者可做参考。

## （一）青少年舞者的营养补充与舞蹈训练

青少年舞者正处于身体发育的关键阶段，合理的营养不仅有利于学生身高的增长，还有利于保持良好的身体形态。

### 1. 中专舞者的营养需求特点

我国最高人民法院、最高人民检察院、公安部颁布的相关文件中，对于婴儿、幼儿、儿童年龄的划分，界定为：婴儿：＜1岁；幼儿：1～6岁；儿童：6～14岁；青少年：14～18岁。从这个划分界限来看，这一部分我们把研究对象确定为6岁以上18岁以下的少年儿童。

目前，随着舞蹈的广泛普及，舞蹈专业中专发展迅速，学生众多。从舞蹈中专的教学计划来看，教学对象为10～18岁（根据附中不同专业要求，学生入学年龄会出现±2岁的差异）具有良好身体条件的学生。要分析这个年龄段学生的营养特点，首先要了解这个年龄段学生的身体结构机能特征。

中专教学分为三个阶段，1～2年级为低班基础阶段、3～4年级为中班巩固阶段、5～7年级为高班提高阶段。中专时期的舞蹈专业学生最大的特点就是处在生长发育期，再加上舞蹈训练带来的身体负荷，这个阶段的学生及时补充营养是极为重要的。体内的物质代谢，一方面要保证身体内细胞组织蛋白质的自我更新，也就是说给身体生长发育提供充足的养料；另一方面则是保证中专学生在接受舞蹈专业训练中需要的额外养分，如高蛋白、高热量、低脂肪以及丰富的维生素和矿物质，是供给中专学生生长发育及舞蹈训练的物质基础。

中专低班阶段，学生刚入学，生理年龄在10～14岁。这个年龄段的学生身体软组织水分多，弹性好，可塑性强，对于训练来说身体柔韧性较好，相对而言身体稳定性差。处在这个阶段的学生进入生长发育初期，身高增长迅速，所以在营养补充方面，应该注重各类营养素的补充，包括微量元素及维生素的补充。

随着年龄的增长，学生进入中班阶段，生理年龄为14～16岁，这个年龄段是少年儿童生长发育的高峰期，处在这个年龄的学生身体生长发育速度很快，尤其力量素质增长较快，13岁以后，男女之间差距越来越明显。这个阶段学生身体外形也会发生变化，主要表现为身体围度增加，尤其是女生，到了中班身体开始发胖。所以说在这个阶段的营养补充，应该注重蛋白质的摄入量，蛋白质摄入直接影响着肌肉力量的发展。对于女生来说，应该尽量摄入低脂肪、低糖分的食物，这样有利于控制体重。

到了高班阶段，学生生理年龄在16～18岁，这个阶段处于生长发育的后期。身体机能代谢速度逐步降低，营养素的需求量较发育高峰期减少。但是高班训练强度大，身体消耗所需要的能量多。在这个阶段，各种营养素的补充还是必不可少的，在保证能量充足的情况下，增加营养摄入的多样化。

根据中专学生的身体机能特点，具体营养补充建议如下：

第一，在日常饮食中要供给充足的蛋白质。蛋白质是儿童生长发育的最佳"建筑材料"，成人每天约需要蛋白质80克，儿童相对需要更多些，对于从事舞蹈专业训练的少年儿童来说，"控制体重"一直是他们饮食中隐藏的"杀手"，由于舞蹈对身体形态的高度要求，他们在饮食中不仅要保证蛋白质的数量，还要讲究质量。基于学生身体特点与保持身材的前提下，需要注意饮食的科学搭配，动物性食品，如鱼、肉、蛋、奶类含人体必需的氨基酸、营养价值高，应保证供给和需要；大豆的蛋白质也很优良，也应给儿童多吃豆腐和豆类制品。

第二，在日常饮食中供给适当的糖分。糖类是人体三大能源物质中最容易氧化、耗氧最少的优质能源。儿童少年由于处在生长发育期，对糖类的要求接近每天500克，加上接受舞蹈专业训练，身体运动量的增加，糖类摄入应适当增加到1.5倍。糖分补充一般来源于米、面、水果等。需要强调的是，糖分的补充要科学合理，不能单一依靠零食等含糖量较高的食物，这样不仅不利于减肥，而且影响身体健康，阻碍舞蹈训练。

第三，在日常饮食中供给充足的维生素及矿物质。中专学生的维生素、矿物质的摄取量应达到成年人的水平，重点补充维生素A、维生素D、维生素C等。在矿物质中增加钙、铁、锌、碘的摄入，有利于儿童少年身体、智力以及视力的发育。多食用新鲜水果及绿色蔬菜，有利于身体维生素的补充。

### 2. 少年儿童舞者的平衡膳食

平衡膳食，是指摄入食物的品种、数量和质量与少年儿童身体需要相平衡，具体食物分类包括粮食类、高蛋白质类、蔬菜水果类、烹调油类。其中，中国自古就有"谷物之气"的理论，在我国膳食中粮食占主导地位，粮食也是热能和蛋白质的主要来源。蔬菜水果是维生素与矿物质的主要来源，每日应保证500g左右的摄入量，其中绿色蔬菜应占50%。在烹调油上，由于舞者需要控制体重，所以说食物中应该尽量少油，可以选取蒸、煮等烹调方式。

在平衡膳食的基础上，对于少年儿童舞者来说，养成良好的饮食习惯非常重要。舞蹈训练是一个长期不间断过程，舞蹈专业学生每天运动量很大。通常情况下从舞蹈专业中专开始，每天都需要保证4小时以上的训练时间，其中包括各个舞种的基训课、民族民间舞蹈课、排练课程等，身体需要承受并且适应远远超过于普通人每天的运动负荷。在这种情况下，身体需要的能量及营养也远远高于普通人群。从人体科学的角度分析，儿童少年时期正是生长发育的高峰期，身体骨骼与肌肉生长都会影响到自身的体重。对于专业舞者来说，有关体重的控制，更多的则是需要减少身体内脂肪的含量。在饮食方面，需合理训练与足量营养，以顺利完成生长发育过程。

针对此年龄阶段舞蹈专业学生特点，我们给出以下饮食建议：首先，进餐定时定量，不能暴饮暴食，用餐过程细嚼慢咽，多饮常温水；其次，一日三餐不可少，做到不挑食，不偏食，不节食；最后，能够合理控制自己的饮食，不要吃过多含糖量高的零食，多吃维生素含量较高的食物，训练前后及时补充蛋白质含量较高的食物。

### （二）女性舞者的营养补充与舞蹈训练

"荆台呈妙舞，云雨半罗衣。袅袅腰疑折，褰褰袖欲飞。"自古以来，诗词歌赋中对女性舞者身材与舞姿的赞美就层出不穷。"翩跹舞姿，阴柔之美"也是对女性舞者极高的赞誉。舞蹈艺术从业者，女性舞者比例偏大，在舞蹈专业训练中，女性舞者也是一个特殊的群体，其生理结构与功能决定了女性的营养需要特殊关照。

#### 1. 女性舞者的营养需求特点

从人体科学的角度分析，人体的运动能力，如有氧能力、无氧能力、力量、速度、柔韧等方面存在明显的性别差异。女性的肌肉仅占体重的21%～35%，仅是男性肌肉重量的80%～89%，肌肉力量明显弱于男性。女性运输氧的能力较男性差，胸廓较小，呼吸肌力量较弱，呼吸功能也低于男性，从而制约女性在舞蹈训练中氧的供应能力。基于以上分析，对女性舞者在营养补充方面给出以下建议。

（1）科学摄入能量。

目前研究显示，一些女性舞者通过长期食用低能量的食物来作为控制体重的主要途径，但是长期能量摄入不足，不仅影响训练效果，还会增加受伤、生理功能障碍等患病的危险。科学摄入能量的方法是按照身体需求，在饮食中保证蛋白质摄入，通过蔬菜水果保证维生素摄入，每餐确保足够膳食纤维，帮助身体排毒等。将一日三餐搭配合理，在满足"口福"的基础上，既不会增加体重，又会给身体提供足够能量，有利于维持身体健康。女性舞者还应避免生冷食物及饮料，尤其在生理期，更是要趋温避寒，保护好肠胃才能使气血能量周流全身，提供身体各组织细胞必需营养。

（2）脂肪、糖类摄入适当。

舞蹈训练对女性身体形态要求极高，良好的身体线条是评价优秀舞者的必要条件。众多女性舞者，无论年龄大小，从开始接受舞蹈专业训练的那一刻起，"控制体重"就是她们心中的一盏警示灯。医学上对女性身体的脂肪含量有相关定义，正常健康的女性脂肪含量为体重的15%～25%；超重的女性脂肪含量为体重的25%～30%；肥胖的女性脂肪含量为体重的30%以上。所以说，女性舞者的脂肪含量，需要达到正常值的下限为好，若是低于15%则会引起人体生理功能的紊乱和营养缺乏症等。脂肪与月经息息相关，少女脂肪至少要占体重的17%方可发生初次月经，体内脂肪至少达到22%才能维持正常的月经周期。如果女性盲目节食，抵制脂肪类食品，体内大量蛋白质和脂肪被耗用，随之雌激素缺乏，便不可避免地使月经初潮推迟或月经失调，严重者可发生闭经。可以避免食用脂肪含量较高的食物，例如巧克力、冰激凌等，多选取低脂肪高热量的食物，但一定不要完全杜绝含有脂肪的食物。

糖类在体内的作用与运动息息相关。糖营养不足，不仅影响机体运动系统的正常功能，还影响中枢神经系统的能量供应。一般的舞蹈训练课程，安排在90分钟左右，属于有氧耐力运动，资料表明，耐力运动能量消耗的60%～70%来源于糖，若舞者一味排斥补充糖分，则身体机能也会影响正常的舞蹈训练水平。所以说，舞者在长时间的舞蹈训练前后，适当补充糖分也是必不可少的。

（3）增加维生素与矿物质的补充。

通过对专业院校舞者饮食的调研结果显示，女性舞者存在饮食单一、饮食不规律的严重问题。主要是专业课程紧张，舞蹈演出时间不固定等因素造成的。最常见的案例就是，舞者演出排练时间较长，他们为了不耽误训练只能在训练间歇吃一些面包、饼干等食物充饥。饥饿的身体支撑一天的训练结束后，疲劳往往让舞者倒头大睡而顾不上吃饭。长期下来，身体内维生素、矿物质达不到正常的水平供机体运转，导致身体不适或疾病出现。

维生素不仅可以维持神经系统功能，还能够参与蛋白代谢，在糖原分解中发挥着巨大作用。日常生活中，女性舞者应该注意多食用时令新鲜的蔬菜、水果，补充身体内必要的维生素。而且蔬菜水果脂肪含量相对较低，有利于体重的控制。

矿物质对女性影响较大的是铁元素。有研究表明，女性舞者的铁储备状况较男性舞者更不乐观，一般认为，女性是运动性贫血的高发人群，女性铁摄入不足，铁吸收量少，月经中铁流失、汗液中铁流失是导致铁缺乏的主要原因。尤其处于青春期的女性舞者，加上生长发育对铁的需求，更容易导致铁的缺乏。缺铁会直接导致舞者头晕、乏力、造成舞蹈损伤。故而女性舞者应该多补充含铁量多的食物，包括动物肝脏、豆类、瘦肉等。

### 2. 女性舞者生理期的平衡膳食

月经是女性的正常生理现象，经期适当的舞蹈训练对身体有利无害。适当的舞蹈训练可以提高和调节神经系统的活动，有利于改善人体的情绪，由此可以改善经期心情烦躁等负面情绪。舞蹈训练中，肢体各环节的运动可以改善人体机能状态，促进血液循环。但是，由于身体处在特殊时期，舞蹈训练要适度，避免速度较快以及增大腹压的动作练习，以免引起内分泌失调。

女性舞者生理期间，应注意补充一些有利于"经水之行"的食品，如红枣、红糖、羊肉、牛奶等；为保持营养平衡，应同时食用新鲜蔬菜和水果。生理期间，饮食忌生冷，宜温热；忌辛辣，宜清淡。冬季可食温补作用的食物，如枸杞、大枣、桂圆等。烹调方式宜蒸煮，保留食物原有营养成分。最后则是保证饮食荤素搭配，防止缺铁，多食用瘦肉、大豆、菠菜等食物。

（三）男性舞者的营养补充与舞蹈训练

从调研结果来看，在从事舞蹈专业的人群中，男性舞者数量远远小于女性。在舞蹈表演中，男性舞者动作特点显著，质感铿锵有力，技术上的难度往往高于女性，对于跳、转、翻等技巧的完成，都需要男性舞者具备高于常人的身体素质。在各项基本身体素质中，力量是基础，力量素质的提高有助于其他素质的增强。要培养出高水平的舞者，必须要注重少年时期的身体素质训练，尤其是力量素质的训练。

1. 男性舞者的营养需求特点

运动的种类与强度很大程度上决定糖类、脂类和蛋白质这三种营养素的需求水平。首先，我们先列举男性舞者的营养需求特点：

（1）能量需求水平高。

男性舞者需要足够的卡路里来维持能量，与之相关的疲劳水平上升的现象很普遍，故而需要及时补充能量。

（2）男性肌糖原利用效率低于女性。

男性的碳水化合物储量损耗较大，应增加碳水化合物的摄入量，以改善训练后的恢复情况，避免持续疲劳的状态。

（3）蛋白质需求量随肌肉率增加。

在摄入充足碳水化合物的同时，男性舞者也不能忘记每天需摄入足够的蛋白质。具体来说，男性的蛋白质需求通常比女性高，这也是因为其肌肉质量的百分比较高。从运动种类来说，耐力性运动每天每公斤体重需要摄入的蛋白质在 1.2 g～1.4 g，力量训练的这一范围增至 1.2 g～1.7 g，最高可达 2 g。舞蹈与体育同属于人体运动，但男性运动员与男性舞者在身体形态上还是有差别的。从舞蹈的审美角度出发，男性舞者不仅应具备良好的身体素质，还需要肢体的协调与外形美，故不能盲目增加肌肉力量，而忽视了身体形态。对于体育来说，每个运动员都有自己的专项，比如说游泳运动员肩膀宽厚，体操运动员大腿粗而有型等，这些具有代表性的身体形态都与运动员从事的专业有很大关系。对于男性舞者来说，不仅需要力量素质，还要有柔韧素质，灵敏素质等。那么，在男性舞者的日常营养补充中，就一定要考虑全面，不能为了增长某方面的素质而忽略了其他素质，所以说平衡膳食对男性舞者的日常训练有着重要的意义。

2. 男性舞者的平衡膳食

（1）三大营养素的平衡。

营养学家所说的食物平衡与健美界所说的食物平衡有所不同。男性舞者最理想的食物平衡是吃精蛋白质，含淀粉和纤维素的碳水化合物，少许脂肪，比例要因人而异，大致是：50%碳水化合物，35%蛋白质，15%脂肪。男性舞者在舞蹈表现中需要良好的肌肉力量，那么在平衡膳食中，就一定要注重蛋白质的补充。蛋白质是肌肉增长最重要的营养源。蛋白质与脂肪通常是共存在食物中的，肉、禽、奶酪等主要蛋白质食物都含有大量脂肪。男性舞者的蛋白质的摄入应以非脂或低脂食品为主，如脱脂牛奶、蛋清、鱼、去皮家禽、牛排等。这些食品能提供充足的纯蛋白质。每天每磅体重应摄入1～1.5克蛋白质，可将食物分成4～8份，有间隔地进食。

（2）过多的热量摄入会造成脂肪堆积。

过量的饮食是首要的错误营养方式。要想减少脂肪，保持肌肉健壮，除进行舞蹈训练之外，就要讲求合理的饮食结构，要吃一定量的蛋白质、碳水化合物和脂肪，并学习一些营养知识。为了增加肌肉，需要蛋白质；为了保持精力和运动能力，需要碳水化合物；为了减掉脂肪，获得身体外形的改观，就需要足量的营养，但不可超量，应了解足量和超量的区别。

（3）及时补充水分。

众所周知，男班舞蹈训练强度较大，一些高难度的技术技巧对体力提出了很大的挑战，在这种高负荷的训练中，人体水分也会大量流失。所以说，在日常训练中，男性舞者要及时做好水分的补充。人体含有60%～75%的水，水分子参与全身的新陈代谢。多饮水还可使微血管保持清洁、畅通，可使肌肉细胞得到再生。研究表明，男性舞者每天喝2300毫升左右水为好，饮水原则是少量多次，不可渴后暴饮。

## 三、舞者膳食营养部分列举

《黄帝内经·素问》："五谷为养、五果为助，五畜为益，五菜为充，气味合而服之，以补精益气"，"安生之本，比资于食，不知食宜，不足以存生也"。

《素问·上古天真论篇》中提到食饮应有"节"，此处的"节"可理解为"节制"。《素问·痹论篇》也提到"饮食自倍，肠胃乃伤"，这说明饮食应当定时定量，否则就会伤脾伤胃，使得气血失调，损伤人体健康。日常舞蹈专业训练会消耗舞者大量的体力与能量，在适应这种运动量的同时，要保证充足的营养供给，对于专业舞者来说，到底吃什么？怎么吃？下面，我们列举部分食物供舞者参考。

### 1. 玉米

玉米是人们餐桌上常见的主食之一，具有很高的营养价值，每100 g玉米中约含脂肪4.6 g、蛋白质8.2 g、碳水化合物70.6 g、粗纤维1.3 g、钙17 mg、铁2.0 mg、磷21 mg。玉米中的维生素含量非常高，是稻米、小麦的5～10倍，玉米是营养价值和保健作用较高的主食之一。舞者食用玉米，饱腹感比较强，可补充足够的碳水化合物及各种营养素，既能够保证正常的营养摄入，又可以控制体重、保持身材。

食用建议：煮玉米、玉米粥，都是不错的选择。还可以偶尔用玉米当主食，早餐也可以搭配水煮玉米，外加一杯豆浆，也可以选择凉拌玉米粒。

### 2. 红薯

红薯是一种营养丰富的天然滋补食品，富含蛋白质、脂肪、多糖、磷、钙、钾、胡萝卜素、维生素A、维生素C、维生素E、维生素B1、维生素B2和8种氨基酸。每100 g鲜薯块可食部分约含碳水化合物29.5 g、脂肪0.2 g、磷20 g、钙18 g、铁0.4 g。研究表明，其蛋白质的含量超过大米的7倍，胡萝卜素的含量是胡萝卜的3.5倍，维生素A的含量是马铃薯的100倍；糖、钙和维生素B1、维生素B2的含量皆高出大米和面粉。从数据上看，不难发现红薯的脂肪含量很低，是优选的减肥食物之一。舞者以红薯作为主食不仅可以"吃饱"，还会补充丰富的纤维素，同时，它既能阻止脂肪和胆固醇在肠内的吸取，又能分解体内的胆固醇，促进脂质的新陈代谢，可以有效地预防舞者营养过剩，从而帮助舞者达到控制体重的目的。

食用建议：蒸红薯、煮红薯都是较佳的食用方式。同时红薯还可以搭配其他食材入菜，对于舞者来说，红薯每天的摄入量以一个拳头大小即可，一天吃一次为宜。

### 3. 山药

人类自古食用山药，它是人类食用最早的植物之一。"充肠多薯蓣"指的就是山药。山药中平均含粗蛋白质14.48%、粗纤维3.48%、淀粉43.7%、糖1.14%、钾2.62%、磷0.2%、钙0.2%、镁0.14%，人类所需的18种氨基酸中，山药中含有16种。山药的碳水化合物含量较高，可以代替主食，同时亦可以入菜。山药属于低卡路里的食物，很适合舞者控制体重。经常食用山药，不仅能够增加维生素和矿物质的供应，还有助于消化吸收。

食用建议：蒸山药、山药煮粥均可以代替主食。山药可以与其他食材搭配入菜，炒山药、凉拌山药、紫菜山药汤等。

### 4. 芹菜

芹菜是一种高营养价值的蔬菜，含有丰富的水分、纤维素、蛋白质、碳水化合物、膳食纤维、维生素、钙、磷、铁、钠等20多种营养元素。每100克芹菜含碳水化合物 3.9 g，蛋白质 0.8 g，膳食纤维 1.4 g，脂肪 0.1 g。研究表明，芹菜中蛋白质和磷的含量比瓜类高1倍，铁的含量比番茄多20倍。芹菜分西芹和唐芹两种，西芹形态粗大，唐芹就是我们通常说的小芹菜、笨芹菜。对于舞者来说，唐芹更有利于减肥，而且芹菜能够缓解女性痛经。

食用建议：芹菜一般搭配其他食材入菜，建议菜品少油。凉拌芹菜木耳、清炒芹菜百合、芹菜叶炖汤等。

### 5. 豌豆、绿豆、赤豆

豆类食物一直是人们推崇的健康食材。对于舞者来说，豆类食物不仅富含丰富的营养素，还对减肥有良好的作用。赤豆主要含蛋白质、糖类等营养成分，每100 g赤豆中约含蛋白质21.7 g、脂肪0.8 g、糖类60.7 g、粗纤维4.9 g、钙76 mg、磷386 mg、铁45 mg等。

在绿豆的营养分析中，每100 g绿豆约含蛋白质21.6 g、脂肪0.8 g、碳水化合物62 g、膳食纤维6.4 g。绿豆中含有的蛋白质是小麦面粉的2.3倍、小米的2.7倍、大米的3.2倍，在绿豆蛋白质中人体所必需的8种氨基酸的含量是禾谷类的2~5倍。绿豆中纤维素含量较高，一般在3~4%，脂肪含量较低，一般在1%以下，绿豆含有丰富的B族维生素、矿物质等营养成分，其中维生素B1是鸡肉的17.5倍，维生素B2是禾谷类的2~4倍且高于猪肉、牛奶、鸡肉、鱼，钙是禾谷类的4倍、鸡肉的7倍，铁是鸡肉的4倍。

食用建议：豆类食物烹调种类多样，煮粥、煮饭、制豆沙、豆浆都是常见的食用方式，还可以利用不同的豆类入菜，例如绿豆南瓜汤、红豆冬瓜汤等。豆类还可以搭配胡萝卜、玉米进行蒸煮、炒菜。每天建议豆类摄入量为一小碗即可。除此之外，豆芽也是不错的减肥食材，豆芽中水分充足，脂肪和热量含量很低，营养充分，经常食用豆芽不仅可以有助于减肥，还对健康极为有利。

### 6. 萝卜

萝卜在中国民间素有"小人参"的美称，一到冬天，便成了家家户户饭桌上的常客。现代营养学研究表明，萝卜营养丰富，含有丰富的碳水化合物和多种维生素。白萝卜富含维生素C，其含量比梨高8~10倍。维生素C为抗氧化剂，阻止脂肪氧化，防止脂肪沉积。萝卜还是人体的"清道夫"，食用萝卜后，肠管紧张度增高，肠蠕动增强，进而缩短食物在肠道的留存时间，有利于食物消化及废物的排出，最终达到减肥效果。

食用建议：萝卜可炒、可炖、可凉拌。清炒萝卜丝、凉拌萝卜片、萝卜炖汤都是常见的健康减肥餐。

### 7. 冬瓜

冬瓜与其他瓜果不同的是它不含脂肪，并且含钠量极低，有利尿排湿的功效，冬瓜减肥法可以使人快速瘦下来。冬瓜含有丰富的蛋白质、碳水化合物、维生素以及矿物质元素等营养成分。每100 g鲜冬瓜中约含有蛋白质0.3 g，碳水化合物 1.8 g，膳食纤维 0.9 g，钾65 mg，钠0.2 mg，磷14 mg，镁5 mg，铁0.1 mg，维生素C 27 mg等，此外，因含有丙醇二酸，所以对防止人体发胖、增进健美具有重要作用。

食用建议：冬瓜可炖、可炒，与其他食材入菜，如冬瓜口蘑汤、冬瓜藕节汤、冬瓜虾仁等。

### 8. 燕麦

燕麦含有丰富的B族维生素，其中维生素B1、B2较大米含量高，维生素E的含量也高于面粉和大米。燕麦的矿物质含量也很丰富，包括钙、铁、磷、镁、锌、铜、硒等。燕麦兼具可溶性和不溶性两种膳食纤维，因而又被誉为天然膳食纤维家族中的"贵族"。燕麦总纤维素含量为17%～21%。燕麦纤维能吸收相当自身重量几倍的水，易于产生饱腹感。同时，燕麦能提供持续长久的能量，饱腹的感觉持续较长时间，从而减少用餐的次数及总量，使人不易发胖。

食用建议：燕麦煮粥是常见的吃法，如：牛奶燕麦粥、蔬菜燕麦粥、水果燕麦粥等，以及酸奶燕麦、燕麦饭、燕麦饼干、燕麦面包等。

### 9. 莲藕

每100 g莲藕中，约含有水分77.9 g、蛋白质1.0 g、脂肪0.1 g、碳水化合物19.8 g、粗纤维0.5 g等。粗纤维能推动肠道蠕动、促进食物消化，同时，莲藕中碳水化合物含量较高，可以增加饱腹感，莲藕一定程度上可以辅助减肥。

食用建议：藕可生食、烹食、捣汁饮，或晒干磨粉煮粥。

### 10. 苹果

苹果是低热量食物，苹果富含果胶，可以帮助肠胃蠕动、促进体内毒素的排泄，再加上苹果富含钾，热量不高，还可以防止腿部水肿，也是减肥食物的首选。

食用建议：可生食，可熟食。

## 四、舞者膳食营养食谱列举

舞者正常的饮食，要坚持的原则是不仅要维持身体健康、保持良好的身材，还要满足身体能量的消耗、维持正常训练的展开。因此，舞者的一日三餐，首先要保证优质蛋白质的摄入，鱼、虾、蛋、奶、瘦肉、豆制品都是优质蛋白质的良好来源；其次主食（碳水化合物）类食材，可以适量减量，但不要减得过多或不吃，主食每天不得少于150 g谷类（生重），同时注意主食的粗细搭配；适当减少脂肪的供能比，控制好量，我们平常烹调的油含大量脂肪，所以建议烹调油每天控制在25g以内，以菜籽油、橄榄油为宜；三餐的比例也是尤为重要的，可根据舞者身体形态特点及训练负荷摄入。

熟睡了一晚的机体，在睡眠过程中会消耗身体能量。那么，丰富的早餐不仅能够及时补给身体所需的营养素，还会为新一天的能量消耗储存丰富的营养素。早餐安排要有主食、优质蛋白食材（肉蛋鱼虾等）、牛奶、蔬菜或水果，以蔬菜为宜。

午餐一定要供应充足的能量，摄入优质蛋白，包括鱼、虾、贝壳类、鸡胸肉、牛肉、猪里脊、豆制品等；或补铁食材，包括动物肝脏、动物血等，加上杂粮、蔬菜均衡搭配。午餐的原则是尽可能地控制用油，如果是油脂大的食材建议过水，午餐建议吃7、8分饱。

晚餐控制好很重要。很多减肥的人群都不吃晚餐，这是不建议的。正常的机体即便不运动，维持健康的状态也是需要能量的，长期间不进食对消化系统会有损伤，所以晚餐不仅要吃，还要有优质蛋白，包括鱼、虾、贝类、鸡胸肉、牛肉、豆制品等，加上杂粮主食或薯类及蔬菜。减脂期晚餐建议吃5、6分饱。

由于身体形态结构、体质及需求不同，表3-11所列菜谱仅供参考。

表3-11　舞者营养菜谱

| | 早餐 | 中餐 | 晚餐 |
|---|---|---|---|
| 星期一 | 脱脂牛奶、山药、玉米 | 杂粮饭（黑豆、薏米、黑米）<br>白灼虾、豆角、木耳、黄瓜 | 红薯<br>鱼肉、豌豆尖 |
| 星期二 | 五谷豆浆、青菜、杂粮饼干 | 杂粮饭（黑豆、薏米、黑米）<br>煎鳕鱼、香菇、蔬菜、西红柿 | 玉米<br>菠菜烩海米、素炒西葫芦 |
| 星期三 | 燕麦粥、全麦面包、苹果 | 馒头<br>鸡胸肉、洋葱、白萝卜 | 金枪鱼蔬菜沙拉<br>冬瓜汤 |
| 星期四 | 花生玉米糊、鸡蛋、菜花、胡萝卜 | 杂粮饭（黑豆、薏米、黑米）<br>鲈鱼、海带、蘑菇、青菜 | 芹菜拌鸡丝<br>番茄豆腐汤 |
| 星期五 | 牛奶麦片、肉末蒸蛋 | 杂粮饭（黑豆、薏米、黑米）<br>牛肉茄子、韭菜鸭血 | 紫薯<br>青椒、胡萝卜、木耳 |
| 星期六 | 燕麦饼干、脱脂牛奶、秋葵炒鸡蛋 | 杂粮饭（黑豆、薏米、黑米）<br>山药炖排骨、香菇菜心 | 红薯<br>河虾、凉拌紫包菜 |
| 星期日 | 黑米红豆粥、鸡蛋、苹果 | 榨菜肉丝面<br>拌三丝（海带、胡萝卜、青笋） | 玉米饼<br>清炒芥蓝、煎小黄鱼 |

# ● 第四节　舞者体质与营养

舞者的体质区别于普通人群，他们除了正常的生活以外，还需要完成大强度的舞蹈训练。分析舞者体质特点，在保持良好的身体状态的同时，有针对性地提出营养补充建议，才能保证舞蹈训练的正常进行。

## 一、中医体质与分型

中医体质学中指出，"体质"是个体在遗传的基础上，受到内外各种环境的影响，在生长发育过程中经历较长时期形成的一种相对稳定的生理心理特质。[1]从概念上来看，我

---

[1] 王济，郑燕飞：《中医体质营养学》，中国中医药出版社2020年版，第18页。

们能够发现，"体质"包括生理与心理两个层面，从身体层面来看，体质包括了我们所说的身体形态机能，以及人们的身体健康状况等；从心理层面来看，体质还包括了人们的性格、情绪和精神状况等。所以说，体质是衡量一个人身心健康水平的重要标志。

体质秉承于先天，得养于后天，受到先天因素和后天因素的共同影响。先天禀赋是体质的基础，也是体质强弱的前提条件。正所谓"南柑北枳"，由于土壤、温度、湿度的不同，生长出来的果实也大不一样，孕育果实的土壤，可以直接影响果实品质的高低。影响体质的先天条件包括了种族与家庭的遗传、婚育等因素。生命从孕育开始就已经为身体注入了固有的"能量"，也就是说一个人从呱呱坠地，他就有一定的体质特点了，这种体质是母体里面带来的，有的人先天体质强，有的人先天体质弱，有的人天生怕冷，有的人天生怕热，有的人爱出汗，有的人容易生病等，这些现象跟人的体质都有着密切的关系。

虽然说"体质"受先天因素的影响，但是也不是说体质无法改变。生活中，我们经常遇到一些人感叹"年龄大了，体质不如从前了"，这些话题也从实际中反映了体质是有一定可变性的特点。影响体质的后天因素包括了膳食营养、生活起居、劳动能力、精神状态、环境、疾病、药物等。[1]

根据中华中医药学会 2009 年公布的《中医体质分类与判定》[2]标准来看，人体体质可分为平和体质、气虚体质、阳虚体质、阴虚体质、痰湿体质、湿热体质、血瘀体质、气郁体质、特禀体质 9 个类型。

平和体质：体态适中，面色红润，精力充沛，脏腑功能强健壮实，耐受寒热，睡眠安好，性格开朗。

气虚体质：气息低弱，脏腑功能状态低下，肢体易疲乏，易出汗，抵抗力差，性格内向。

阳虚体质：阳气不足，经常出现形寒肢冷虚寒现象，手脚寒凉，怕冷，喜欢温热食物，睡眠偏多，性格内向。

阴虚体质：体内津液精血等阴液亏少，以阴虚内热等表现为主。体型瘦长，手足心热，喜欢寒凉食物，睡眠差，性情急躁。

痰湿体质：由于水液内停而痰湿凝聚，体型肥胖，腹部松软，面部油脂多，痰多，性格温和。

湿热体质：湿热内蕴，形体偏胖，面垢油光，易生痤疮粉刺，急躁易怒。

血瘀体质：体内血液运行不畅，淤血内阻，形体瘦弱，易患疼痛，容易出现瘀斑，女性多见痛经，闭经，性格内郁。

气郁体质：情志不畅，气机郁滞，敏感多疑，性格内向不稳定，形体偏瘦，睡眠差，食欲减退，嗳气呃逆。

特禀体质：有先天性、遗传性的生理缺陷与疾病，过敏反应等。[3]

---

① 王济，郑燕飞：《中医体质营养学》，中国中医药出版社2020年版，第23页。
② 中华中医药学会：《中医体质分类与判定北京》，中国中医药出版社2009年版，第85页。
③ 王济，郑燕飞，《中医体质营养学》，中国中医药出版社2020年版，第27～33页。

舞者作为一个特殊群体，由于长期接受舞蹈训练，那么身体形态结构机能也与常人有一定的区别。从身体形态来看，舞者体型匀称，四肢修长，身体比例良好，身体成分中脂肪含量较低，体型偏瘦。从身体机能来看，舞者训练的目的就是挖掘人体舞蹈运动潜能，提升舞蹈动作表现力，提升舞者身体协调灵活性，所以舞者的体能训练必不可少。舞者长期接受舞蹈训练，身体已经适应了这种运动及生活状态，包括作息时间、运动负荷、生活习惯等，这与体质的养成密切相关，那么其体质养成也呈现出一定的特点。

## 二、舞者常见体质特征分析

### （一）舞者的"作息特点"

"日出而作，日落而息"描绘了中国古代人民朴素的生活状态，早上起来开始劳作，晚上天黑睡觉，作息规律有节制。当今社会，随着现代生活节奏的加快、工作方式的改变，人们的生活方式也不再是单一的"日出而作，日落而息"了，虽然人们的生活水平提高了，补充营养的途径也丰富了，而人们的亚健康状况也成为不可忽视的话题。大环境的改变也提示舞者，养成合理科学的生活及训练方式、保证身体的健康状态、保持良好的体质才是从事舞蹈训练的前提条件。

舞者由于排练演出的工作任务重、节奏快，最容易出现的就是作息不规律的情况，这也是现代年轻人经常面对的现状。对于舞者的日常作息，我们给出以下建议：在晚上十一点左右进入睡眠，早晨五到七点起床练早功，中午十一点到一点，作为一天中的中间时段，舞者可以睡半个小时到一个小时，利用午休缓解身体疲劳，让身体得到一个缓冲，为接下来的训练积累能量。所以对于舞者来说，我们要遵循科学合理的作息时间，维持良好的身体健康状态。

### （二）女性舞者多表现为"气血不足"

在舞者这个特殊群体中，"女性"舞者占的比重很大，由于特殊的身体结构特征，在训练中我们更应该从自己的体质出发，进行科学训练。女性体质特征以血为本，女人精血旺盛才会健康。女性天生畏寒，尤其是脐下三寸部位。健康保养应从补充气血、防寒保暖、调养情绪等方面着手。女性舞者最怕的就是"寒凉"，"寒凉"可以分为表寒和里寒。手凉脚凉、怕风怕冷，这都是表寒的症状；里寒的症状：怕吃凉的食物、小腹寒、痛经、大便不成形、小便清长等。"寒凉"实则是体内阳气虚弱导致。

那"气血不足"究竟有哪些表现呢？我们在生活中如何辨别自己是否气血不足呢？首先，气血不足可以通过观察自己的身体来判断（表3-12）。

表3-12 气血是否充足的身体表现

| | 气血充足 | 气血不足 |
|---|---|---|
| 眼睛 | 清澈明亮，炯炯有神 | 眼睛干涩，眼皮沉重，眼袋大，眼白发黄，浑浊，有红血丝 |
| 头发 | | 头发干枯，发黄，脱发严重，生长速度慢 |
| 手 | 手掌宽大有力，指腹饱满，有弹性 | 手指指腹扁平，薄弱，不饱满，手掌薄而无力 |
| 皮肤 | 皮肤细腻有光泽，有弹性无斑点 | 皮肤暗沉，有斑点，发黄，发青，发红，苍白 |
| 睡眠 | 睡眠质量高，睡眠沉，容易入睡，呼吸均匀 | 睡眠浅，失眠多梦，易醒，呼吸沉重 |

具有以上表现中的2个以上的，可以判断为气血不足。轻微的气血不足可以通过饮食，运动来改善。严重的气血不足，也称气血衰竭。

　　手、脚是身体四肢的末梢部位，在舞蹈训练中都是舞蹈传情达意的重要工具，一个优秀的舞者其末梢表现是极其出色的。从芭蕾舞优雅的足尖到古典舞精致的手形，手脚的灵动，给舞蹈注入了鲜活的生命力。我们都知道手是上肢的末端，脚是下肢的末端，人体内有血管经脉，这些管道为我们身体组织细胞输送气血能量，中医认为"手凉脚凉"问题的原因很多，其一为气机郁滞，导致气血运行不到手部；其二为淤血阻碍了气血运行到手部；其三为体内痰湿、水饮含量很高，阻碍了气血运行；其四是我们常说的"阳虚"，也就是阳气不足，气血的源头就缺少了，导致气血不足以运输到末梢部位。所以，针对这样的状态，我们首先要熟悉自己体内气血寒热虚实的状态，才能找到适当的修正身体的调理方法。

　　中医讲，"寒从足下起"，寒气可以通过脚侵入身体，那么我们自然要重视脚的保暖。在温度低的环境中，我们应该尽量避免穿拖鞋、凉鞋，更不可赤脚。在寒冷的季节，我们建议舞者训练前后要注意穿着保暖鞋袜避免着凉。日常生活中，尽量避免生冷食物的摄入，而应该多食用一些温热的食物，包括大枣、生姜、黑豆、红糖等，身体也会随之"暖和"起来。同时，要保证良好的作息时间和睡眠质量。在睡眠中，我们的身体是一个"充电"的过程，不仅能够缓解身体疲劳，还可以完成身体机能的修复与重建。

（三）舞者多"脾胃虚弱"

　　舞蹈动作是对人体动作的提炼、加工与升华，在舞蹈训练中，舞者的动作幅度、训练强度往往超过普通人生活中的正常范围。劳累的身体、疲惫的状态也成为专业舞者训练过后的一种常态，她（他）们训练、排练、演出任务繁重，加班加点也成为"家常便饭"，常常出现饮食不规律、睡眠不足等现象，为舞者的体质养成理下了隐患，造成了舞者体质上的"脾胃虚弱"。

如何判断自己"脾胃虚弱"呢？首先，观察五官，有黑眼圈、嘴唇干燥、脱皮、无血色。其次，有睡眠不好、流口水、易惊醒、多梦等睡眠问题。最后，面色发黄，精神不佳，心慌，健忘等。以上这些症状，都是脾胃虚弱的表现。

## 三、食物的营养价值及性味功效

食物是人体后天摄取营养、维持身体正常生理活动必不可少的物质，不同的食物含有各自的营养成分。

中医理论认为，食物均有"四气"，即"寒、热、温、凉"。其中"凉"次于"寒"，"温"次于"热"。还有一种食物凉热的感应并不明显，称为"平性"。

中医认为寒凉食物大多具有清热、泻火、解毒、滋阴、生津之功效，适于体质偏热者或暑天食用。对于温热、寒凉的界定是依据其被人服用后引起的反应而定，但有些时候，也可以通过人的味觉及感觉系统分辨出来。例如辣椒、大蒜、生姜、白酒等，这些食物通过对味蕾的刺激就能够让人感受到温暖与烧灼，而这些食物绝大多数属于热性；与之相反，入口清凉、爽口的食物，例如黄瓜、西瓜、薄荷、冬瓜等一系列的瓜果等，多数属于凉性的食物。而有些食物并不能仅仅通过味觉辨别出来"四性"。例如，羊肉、荔枝等食物，都属于温热性，因而冬天适合吃羊肉来御寒；相反，夏天却不能贪食荔枝，由于夏天气温高，过多食用荔枝，最容易出现的症状就是上火、口舌生疮。平性食物，寒热性质不明显，比较平和，例如玉米、土豆、山药、苹果、蜂蜜等。平性食物刺激性较弱，易被人们接受，对于不同体质的人群来说，都可进食平性食物作为补充营养素的来源。

食物的"五味"。"味"指的是味道，通常指食物的滋味，是通过人们的味觉尝出来对于食物的分类。中医理论中，食物的"五味"指的是辛、甘、酸、咸、苦这五种味道，通常可以通过味蕾辨别出来，同样，不同味的食物具有不同的作用。

"辛"味是指辣味及其他一些刺激性味道。正如我们生活中常说的"辛辣"，就是中医"五味"中的"辛"，常见食物辛味之首就是辣椒了。提起辣椒，大家会不由自主地想起吃辣椒时的感受，身体由内而外发热，尤其在寒冷的冬天，食用辣椒会冒汗发热，常有御寒、保暖的功效，所以辛味食物多属于热性。辛味的食物还有葱、姜、韭菜、蒜、胡椒、洋葱等。辛味具有发散风邪、升阳健胃作用，因此感受风寒或风热，胃中清冷作痛、口味不佳等，多吃点辛味食物是有好处的。[1]食用过多辛味食物，容易引起上火。胡椒、红糖

---

① 周仲瑛，周同：《怎样吃的更健康——漫谈食物的性味》，《精品健康》2007第二期，第2页。

姜汤，还有散寒作用。辛味多用于感冒、湿滞等病证，在我国湖南、四川等地，由于气候潮湿，人们为了御寒除湿，餐桌上总是少不了红彤彤的辣椒，食用辣椒也成为当地人日常的饮食习惯。

"甘"味就是我们所说的"甜味"。甘味食物更是数不胜数，备受人们喜爱。一般来说含糖量较高的食物，都属于甘味食物，包括玉米、小麦、大枣、甘蔗等。这一类的食物，具有补虚和中、健脾养胃、滋阴润燥、缓急止痛之效，多用于防治脾胃虚弱、气血不足、阴液亏耗等病症，但食用过多也会导致胃胀、反酸、身体肥胖等，对于舞者来说，由于对身体形态要求极高，在满足身体营养供给的同时，还要控制甘味的食物摄取，以免造成身体脂肪含量过高的情况出现。

"酸"通常与"涩"归为一类，也就是我们词语中经常出现的"酸涩"。"望梅止渴"这个典故，充分体现了"酸"味带给人的感受。酸味生津可以止渴润咽，津液充盈也可滋养胃阴。因此，人们常常食用一些酸味的蜜饯、水果来作为餐前开胃的小菜，起到增加食欲的功效。尤其在炎热的夏天，舞蹈训练过后，舞者大多会出现食欲不振的情况，所以，建议舞者夏季训练过后，可以食用"酸梅汤"等饮品，一方面可以补充身体流失的水分，还可以起到开胃、养胃的功效。

"咸"，我们首先想到的就是食盐，是我们一日三餐离不开的调味品。生活当中，身体对于盐的摄入大多来自烹饪，包括食用盐、酱油等调料。而对于舞者来说，训练中常伴有大量"出汗"的情况，我们都知道人体汗液是咸的，也就是说，大量钠元素会伴随汗液排出体外，所以在长时间、大量出汗的运动中，我们可以适当补充一些淡盐水，目的是及时补充钠元素，保证体内营养素的供给平衡。

"苦"，苦味是入心的，心火过旺，以苦味来消。最常见的苦味食物就是苦瓜了，苦瓜入口苦涩，但它却是瓜类中清热的佳品，可以清心明目、止渴除烦、消暑除湿。夏季以苦瓜佐餐，对出汗过多、胃口不佳的人来说，是很好的选择。苦味食物还有茶叶、佛手、桃仁、白果等，苦味的食物大多寒性，因此可以作为降火的食材，同时，体质属阳虚，平素怕冷、少气乏力者，应尽量少食用。一些女性舞者生性怕冷，常年手脚冰凉、痛经、月经不调，在饮食方面应根据自己体质的特点，减少或避免这些苦味食物的摄入，选择适合自己体质的食材，合理搭配，增强身体素质，避免因为膳食加重上述症状的出现。

## 四、饮食补益原则

日常饮食是决定体质形成的主要后天因素之一，我们究竟需要补什么？如何补更有益于人体健康？

首先，要确定自己的体质特点，这样在营养的补充上，才能够行之有效。例如女性舞者体质多易寒凉，气血不足的情况较多，那么我们在膳食上，就应该注意多食用温热性的食物,避免或少食寒凉食物;若体质生性湿热,阴虚,则我们在膳食中应该增加凉性食物的摄入，这样平衡食材与个人体质的实际需求,益于舞者补充和均衡营养。

其次，顺应季节调补饮食。《黄帝内经》提到"顺四时则生，逆四时而亡"，在营养的补给方面，中医认为首先要遵循的原则就是顺应四时。"四时"即我们所说的四季，春生、夏长、秋收、冬藏，这样的气候变化，对于人们的生产生活都起到了重要作用。

春天，随着气温的升高，人们要顺应春天的节令变化，调整自己的生活起居。在营养补充方面，春天应该适应阳气生发的特点，多食用温热的食物来宣透阳气，由于春天是阳气"轻生发"的时节，所以不宜过多食用辛辣性味的食材，应该多食用新鲜蔬菜，如香椿、绿豆芽、菠菜、春笋、芹菜等清爽、温和之品。春天也是养肝的季节，春天我们更需要保持心情愉悦，避免心绪郁结导致肝火内盛，影响身体健康。

夏天，气候炎热，万物继续生长，其性如火，自然界阳气继续上升，身体气血特别充盈。营养方面，夏季湿热，容易影响脾胃，所以清热化湿，宜清补，应选用清热解暑、清淡爽口的菜品，不可食用热性食物。可多食用一些新鲜水果，包括西瓜、蜜瓜、番茄、菠萝等；一些清凉爽口的食材包括苦瓜、菊花、金银花、黄瓜、生菜等也可以入菜，进行祛暑降温。对于舞者来说，在炎热的夏天进行训练时，身体大量出汗，更要注意身体水分及能量的补充。结合身体阳气上升的特点，可以饮用绿豆汤、凉茶等解暑降温、祛湿降火。例如，选取金银花、菊花、枸杞、山楂加蜂蜜煮开，可以起到清肝明目、助消化通血管、润肠通便的作用。

秋天，气候干燥，身体内部气血增加，阳气收敛，阴气增长。秋天我们可以进补，营养进入体内可以充分运化，有利于气血的补充。营养补充方面，易食用平和温性食物，忌大寒大热之品。另外由于气候干燥，营养补充还要坚持润肺润补的原则。俗话说"贴秋膘"，就是说，秋天可以进补，但是这个度一定要把握好，尤其对于舞者来说，"平补"的原则非常重要。秋天营养的补充，要"润物细无声"。在食物的选择上，可以食用马蹄、葡萄、柑橘等，瘦猪肉、牛肉、鸭肉、蜂蜜、牛奶、山药、黑芝麻等银耳汤、雪梨百合粥也是秋季进补的两种膳食，有清热养阴、润肺安神的作用。

冬天，天寒地冻，阳气深藏，天地都是闭藏的，身体内气血饱满，进行储备，为了来年春天的生发。在舞者营养补充方面，冬季易温补，选用温热助阳之品，如羊肉、牛肉、胡椒等食材，可以补充阳气，还要食用一些富有维生素的应季蔬菜，包括大白菜、萝卜等。羊肉偏热，而白菜、萝卜可以清热，这样食材搭配得当，亦可以保证身体温热平衡、保持身体阳气充足。

顺应四时的规律，就有利于身体保持一个健康状态，若违背了四时的规律，身体健康就可能受到损害。

## 五、舞者体质与膳食营养

根据舞者身体形态结构特点，结合舞蹈训练的规律，下面我们以舞者中常见的体质特征为参考，制定合理健康的饮食营养方案。平和体质适宜食物见表3-13。

表3-13　平和体质适宜食物表

| 类别 | 食物 |
|------|------|
| 粮食类 | 粳米、小米、玉米、燕麦、黑米、薏米等 |
| 蔬菜类 | 白菜、油菜、胡萝卜、菠菜、莴笋、芹菜、冬瓜、西红柿等 |
| 水果类 | 苹果、梨、葡萄、橘子、菠萝、木瓜、西瓜等 |
| 肉类 | 瘦猪肉、牛肉、鸭肉、兔肉等 |
| 水产类 | 虾、黄鱼、鲈鱼、海参等 |
| 豆类 | 黄豆、绿豆、红豆、豌豆等 |
| 其他 | 牛奶、鸡蛋、蜂蜜、红茶、绿茶等 |

### （一）舞者平和体质的食养原则

平和体质是舞者最健康的身体状态，这种体质的舞者身体特点是阴阳平衡、血脉畅达、身体健康。在饮食调养上应该坚持食物的多样化，保证膳食平衡，避免由于个人喜好，而打破食物平衡，例如，一些女性舞者喜食甜味食物，依据中医五行生克规律，过多食用甜食会伤肾，还会造成体内糖分摄入过多，造成脂肪堆积，影响身体形态。结合舞者体质特点，及舞蹈训练规律，平和体质舞者的食谱推荐如表3-14所示。

表3-14　平和体质食谱列举

| 早餐 | 中餐 | 晚餐 |
|------|------|------|
| 白米粥一碗、鸡蛋一个、爽口黄瓜 | 米饭一碗、炒时蔬、清蒸鲈鱼 | 玉米一根、鱼头豆腐汤一碗 |
| 牛奶一杯、鸡蛋一个、全麦面包一片 | 蔬菜馒头一个、白灼菜心、水煮牛肉 | 紫薯一个、燕麦粥一碗 |

### （二）舞者气虚体质的食养原则

气虚体质的舞者，身体表现为在舞蹈训练中易疲劳生病，肌肉力量差，易出汗，精神不振，通常在训练后伴有头晕目眩的症状。这样体质的舞者在饮食方面应该注意调养，坚持"益气健脾"的膳食原则,多食用性平、味甘的食物,以及富有营养易消化的食物,尽少食用寒湿、油腻的食物。同时,气虚体质的舞者,在膳食中应该注意补气,气虚者脾胃运化能力较弱,所以食补应注意量的把握,缓慢进行,避免造成肠胃积食,同时避免进食刺激性较大的食物(如辛辣、寒凉之物),以防伤及脾胃。结合舞者体质特点及舞蹈训练规律,气虚体质舞者的食物推荐和食谱列举如表3-15、表3-16所示。

表3-15  气虚体质适宜食物表

| 类别 | 食物 |
| --- | --- |
| 粮食类 | 粳米、小米、薏米、糯米等 |
| 蔬菜类 | 山药、南瓜、豇豆、卷心菜、土豆等 |
| 水果类 | 苹果、葡萄干、桂圆、大枣等 |
| 肉类 | 牛肉、鸡肉等 |
| 水产类 | 鲈鱼、鲫鱼、鲑鱼等 |
| 豆类 | 豌豆、白扁豆、豆浆等 |
| 其他 | 牛奶、红糖、栗子等 |

表3-16  气虚体质舞者的食谱列举

| 早餐 | 中餐 | 晚餐 |
| --- | --- | --- |
| 牛奶一杯、鸡蛋一个、红枣米糕一块 | 米饭一碗、山药排骨汤、肉片杏鲍菇 | 蒸南瓜一块、八宝粥一碗、清蒸鲈鱼 |
| 山药粥一碗、鸡蛋一个、凉拌海带丝 | 米饭一碗、土豆炖牛肉、炒胡萝卜丝 | 芝麻小米粥一碗、西红柿炒豇豆、时蔬花卷一个 |

### (三)舞者阳虚体质的食养原则

阳虚体质的舞者,身体表现为一年四季手脚冰凉、怕冷,往往对于女性舞者来说,痛经、月经不调,常常在舞蹈训练中体力不支,大强度的训练过后身体易出汗,但仍然四肢不温,面色苍白,喜热饮食。这样体质的女性舞者较为常见,女性生性阳气不足,加上专业舞蹈训练中消耗大,大多数女性舞者都存在阳虚体质的症状。针对这样的情况,在日常饮食中,我们也要增加温热性食物的进补,来补充体内的阳气。这类舞者应该避免寒凉食物的摄入,包括冷饮、雪糕等,尤其在训练过后,舞者身体处于散热的状态,此时应多饮用常温的白开水进行补给,而不能为了追求一时的凉爽,而大量饮用冷饮,这样让本来发热的身体,瞬间注入寒凉之物,身体肠胃一时难以适应,长此以往,身体将埋下疾病隐患。阳虚体质的舞者，在饮食方面注意阴阳平衡。结合舞者体质特点及舞蹈训练规律，阳虚体质舞者的食物推荐和食谱列举如表3-17、表3-18所示。

表3-17 阳虚体质适宜食物表

| 类别 | 食物 |
| --- | --- |
| 粮食类 | 黑米、紫米等 |
| 蔬菜类 | 韭菜、辣椒、山药、胡萝卜、南瓜、豇豆等 |
| 水果类 | 荔枝、桂圆、樱桃、红枣等 |
| 肉类 | 牛肉、鸡肉、羊肉等 |
| 水产类 | 鳝鱼、海虾等 |
| 豆类 | 黄豆、豆腐等 |
| 其他 | 牛奶、红糖、板栗、核桃、腰果等 |

表3-18 阳虚体质舞者的食谱列举

| 早餐 | 中餐 | 晚餐 |
| --- | --- | --- |
| 核桃豆浆一杯、鸡蛋一个、韭菜蒸饺 | 米饭一碗、番茄牛肉、白灼大虾 | 蒸南瓜一块、上汤娃娃菜、韭菜炒虾仁 |
| 山药黑米粥一碗、鸡蛋一个、凉拌土豆丝 | 米饭一碗、耗油生菜、米粉蒸肉 | 萝卜炖羊肉、紫米粥 |

（四）舞者阴虚体质的食养原则

阴虚体质的舞者，身体表现为身材纤瘦、手足心热、经常上火、口舌生疮、平时怕热。在舞蹈训练中性情急躁，经常口渴，睡眠差，训练后面色潮红。这样体质的舞者，男性居多，男性生性阳气十足，加上训练活动量大，往往训练过后，身体烘热感强烈，唇红微干。训练过后，好多男性舞者由于身体发热需要降温，直接脱掉上衣，在空调、电扇下直吹，或是饮用大量冷饮，这些都是极其有损身体健康的行为。训练过后，应该及时更换衣物、饮用温开水，来让身体适应训练过后的状态。为了保证身体健康，在日常饮食中，我们应该注意滋阴与清热兼顾，宜多食新鲜水产类食物和富含维生素、纤维素的新鲜蔬果，忌辛辣食物，少食油炸、爆炒及性热上火的食物。结合舞者体质特点及舞蹈训练规律，阴虚体质舞者的食物推荐和食谱列举如表3-19、3-20所示。

表3-19　阴虚体质适宜食物表

| 类别 | 食物 |
|---|---|
| 粮食类 | 粳米、糯米、小麦、大麦等 |
| 蔬菜类 | 莲藕、黄瓜、苦瓜、菠菜、茄子、西红柿等 |
| 水果类 | 西瓜、梨、桑葚、香蕉、葡萄等 |
| 肉类 | 猪肉、鸭肉、兔肉等 |
| 水产类 | 牡蛎、海参、墨鱼等 |
| 豆类 | 绿豆、黑豆、大豆、豆腐等 |
| 其他 | 牛奶、鸡蛋、银耳、蜂蜜等 |

表3-20　阴虚体质舞者的食谱列举

| 早餐 | 中餐 | 晚餐 |
|---|---|---|
| 桑葚粥一碗、鸡蛋一个、姜汁藕片 | 米饭一碗、清炒西葫芦、泡菜鸭片 | 秋梨白藕汁、凉拌黄瓜，白灼牡蛎 |
| 黑芝麻豆浆一杯、鸡蛋一个、爽口萝卜丁 | 米饭一碗、蒜蓉菠菜，莲藕烩猪肉 | 墨鱼瘦肉汤、烧茄子，蔬菜馒头一个 |

## （五）舞者湿热体质的食养原则

湿热体质的舞者，身体表现为形体肿胖、面垢油光、易生痤疮粉刺、口苦口干。在舞蹈训练中心烦懈怠、提不起精神，总觉得身体沉重、疲倦不堪。在舞蹈训练中，尤其是夏天，训练过后舞者大量出汗，衣服从里到外完全被汗水浸湿，此时，不要觉得天气热没关系，让衣服在身体上自然晾干，其实不然，训练过后，身体体温升高，关节都已经活动开，汗水浸湿的衣服会让湿气进入体内，增加体内的湿气，长期不注意，会使一些关节的病症埋下隐患，例如风湿病、关节炎等。训练过后，汗湿的衣服要及时更换，让身体始终处于一个干燥的状态，这样是有利于保护身体健康的。根据湿热体质的特点，我们在饮食中宜食用寒凉、味苦、清热、利湿的食物，忌辛辣、温热大补的食材，同时，作为舞者来说，还要控制饮食，保证饮食规律，避免暴饮暴食，减少油腻、甜味、油炸食物的摄入，保持良好的消化功能。日常饮食还可以多食用一些气味香醇、可以除温的食物，例如香菜、香椿等。结合舞者体质特点及舞蹈训练规律，阴虚体质舞者的食物推荐和食谱列举如表3-21、3-22所示。

表3-21　湿热体质适宜食物表

| 类别 | 食物 |
|---|---|
| 粮食类 | 小米、薏米、小麦、大麦等 |
| 蔬菜类 | 冬瓜、黄瓜、苦瓜、丝瓜、白菜、空心菜等 |
| 水果类 | 西瓜、香蕉、哈密瓜等 |
| 肉类 | 猪肉、鸭肉等 |
| 水产类 | 海带、海蜇、鲫鱼等 |
| 豆类 | 绿豆、红豆、蚕豆、黄豆等 |
| 其他 | 绿茶、莲子等 |

表3-22　湿热体质舞者的食谱列举

| 早餐 | 中餐 | 晚餐 |
|---|---|---|
| 杂粮粥一碗、鸡蛋一个、凉拌卷心菜 | 米饭一碗、冬瓜肉末、芹菜藕片 | 丝瓜鲫鱼汤，凉拌海带丝，南瓜馒头一个 |
| 南瓜绿豆粥一碗、鸡蛋一个、凉拌黄瓜 | 米饭一碗、酱香苦瓜、香菇烧鸭肉 | 红豆薏米汤、素烧冬瓜，花卷一个 |

## （六）舞者血瘀体质的食养原则

血瘀体质的舞者，身体表现为体型偏瘦、面色暗沉、眼眶暗黑。女性多表现为痛经、闭经、经血黑紫、有血块。在舞蹈训练中，这类体质的人群易患疼痛，训练中，身体经常出现瘀斑，性格急躁健忘。这类体质的人在日常生活中可多食用活血化瘀的食物，包括柠檬、柚子、生姜、韭菜、大蒜等，适当食用醋，可以起到保护软化血管，降低血脂、血液黏稠度，改善血液循环的作用，忌食用过多的盐、味精，避免血液黏稠度增高，增加血瘀的程度。作为舞者来说，不宜食用肥肉、奶油、蛋黄、巧克力、甜品、油炸食品等食物，防止血脂增高、阻塞血管，影响气血运行。结合舞者体质特点及舞蹈训练规律，阴虚体质舞者的食物推荐和食谱列举如表3-23、3-24所示。

表3-23　血瘀体质适宜食物表

| 类别 | 食物 |
|---|---|
| 粮食类 | 粳米、小米、玉米等 |
| 蔬菜类 | 芹菜、油菜、胡萝卜、洋葱等 |
| 水果类 | 山楂、柑橘、柠檬、柚子、桃等 |

| 类别 | 食物 |
|------|------|
| 肉类 | 乌鸡等 |
| 水产类 | 海带、海参等 |
| 豆类 | 黑豆、刀豆等 |
| 其他 | 玫瑰花茶、茉莉花茶等 |

表3-24　血瘀体质舞者的食谱列举

| 早餐 | 中餐 | 晚餐 |
|------|------|------|
| 红枣小米粥一碗、鸡蛋一个、紫薯一块 | 米饭一碗、田七炖乌鸡、香菇油菜 | 虾仁鸡蛋羹、蒜蓉西蓝花、玫瑰花茶 |
| 五谷豆浆一杯、鸡蛋一个、花卷一个、凉拌青笋 | 米饭一碗、山楂焖排骨、玉米蔬菜丁 | 洋葱炒肉片、凉拌海带丝、玉米粥一碗 |

## 思考题

1. 研究舞者营养的意义是什么?

2. 舞者在舞蹈训练中,应该怎样补充水分?

3. 舞者控制体重的膳食营养原则是什么?

4. 结合舞蹈训练的特点,处在生长发育期的少年儿童,在营养补充上应该注意哪些问题?

5. 阳虚体质的舞者人群,应该如何安排自己的饮食?

6. 气虚体质的舞者人群,应该如何安排自己的饮食?

第四章
Chapter

# 4

舞者的姿势
评估

身体姿势的变换，无疑是舞蹈艺术的表达形式。然而，在日复一日的舞蹈训练过程中，人们是否忽视了每个人的先天身体结构都存在着一定程度的差异？同时是否也忽略了对每一位舞者而言，在舞蹈训练中所呈现出的姿态与动作表现，也只是她（他）每一天活动的一部分？如果从小开始舞蹈专业训练，舞蹈中姿态的要求会影响到其生活中的姿势吗？而日常生活的身体习惯姿势和活动方式，也会影响其对于舞蹈的学习吗？

如果以上问题的答案都是肯定的，那么在舞蹈训练的开始以及各个环节中，了解舞者日常身体姿势状态，无论其成因是先天抑或是后天因素所致，都应该作为提升舞蹈训练成效与安全性的参考基础。

但是究竟如何才能有效了解舞者先天身体结构上存在的一定程度的差异，以及了解舞者现当下的日常身体姿势状态对舞蹈训练有何影响？这是个颇为复杂且牵涉层面极广的问题，但无论如何，我们总得需要有个开始的起点，而日常自然姿势的评估会是一个很好的选择。

## ● 第一节　姿势评估概述

关于姿势评估大家可能会有许多疑问：

什么是姿势？

哪些因素会影响姿势？

"完美姿势"真的存在吗？

究竟可以在姿势评估中获得什么？

哪些舞者需要接受姿势评估？

要回答以上疑问，我们首先需要建立有关姿势评估的相关基本概念。

### 一、什么是姿势？

"姿势"，描述的是身体整体位置，是我们有意无意间，为了稳定自己身体和协调肢体位置，自然呈现的身体方式。从物理治疗的观点讲，这个词汇着重在身体各部位之间的关联性上，例如这些部位是如何自动排列的，或者说是如何理想抑或是不良地结合在一起。而若是从舞蹈艺术的角度来说，"姿势"则经常被理解为，为了某种艺术性的表达所刻意塑造出来的身体造型。然而，准确地说，刻意塑造出来的身体造型，应该是属于"姿态"，而非本文在这里所称谓的"姿势"。

## 二、哪些因素会影响姿势?

至于"哪些因素会影响姿势"这个问题，则包含了许多不同层面的因素。我们可以参考简·约翰逊（Jane Johnson），在其所著的《姿势评估：治疗师操作指南》（*Postural Assessment:Hands-On Guide for Therapists*）[1]中所汇总整理出的影响因素，以及各影响因素的例子来进一步了解（见表4-1）。

表4-1　影响姿势的因素与举例

| 影响因素 | 举例 |
|---|---|
| 结构性与解剖学 | • 脊柱侧弯（部分或全部脊椎）<br>• 上肢或下肢的长骨长度差异<br>• 增生的肋骨<br>• 增生的椎体<br>• 组织弹性增加（韧带刚性减弱） |
| 年龄 | 姿势随年龄改变是显而易见的，儿童姿势与其他年龄层的姿势有显著的不同 |
| 生理性 | • 在我们清醒、活力充沛时或呆滞、疲倦时，姿势会有暂时性的微小改变。<br>• 当疼痛、不舒服时，我们会采取某些姿势来缓解不适，这可能是暂时的，但也可能因长时间维持相同姿势而变成习惯性的长久姿势。<br>• 怀孕的生理变化是暂时性的（例如下背痛），但有时会引起永久性的代偿姿势改变 |
| 病理学 | • 疾病会改变我们的姿势，尤其是牵涉到骨骼与关节的疾病。例如，软骨病可能会有膝内翻（"O"型腿）情况，观察关节和肢体时常会发现关节炎的症状。<br>• 疼痛时，身体会采取防卫姿势以缓解不适。例如，"挥鞭样损伤"[2]的病人可能会保护性耸肩；腹痛的病人可能会弯腰。<br>• 骨折愈合时骨骼若排列不良，可能会导致骨骼轮廓改变。<br>• 某些情况下会使肌肉张力改变，例如，中风的病人可能受某些肢体张力上升、某些肢体张力下降所苦。<br>• 年长者可能会因为骨质疏松症影响身高，而形成弯着身体的姿势；绝经后的妇女可能会有驼背的现象 |
| 职业 | 体力工作者、办公室工作者之间以及高活动者、久坐者之间的姿势差异 |
| 娱乐 | 喜欢激烈运动以及自行车爱好者之间的姿势差异 |
| 环境 | 人们感觉寒冷与感觉温暖时会呈现不同的姿势 |
| 社会与文化 | 从小习惯交叉腿坐或蹲坐的人，姿势会与从小习惯端坐在椅子上的人不同 |
| 情绪 | • 通常潜意识下，因某些情绪而采取某些姿势是暂时性的，但也有可能因为这种情绪时常发生而变成习惯性姿势。一个悲伤者和一个发怒者的肌肉张力是有区别的。<br>• 害怕疼痛的人可能会采取相应防卫的姿势 |

---

[1] Jane Johnson, *Postural Assessment:Hands-On Guide for Therapists*, Champaign:Human Kinetics, 2011, p. 7.

[2] 挥鞭样损伤：是一种特殊的颈椎损伤，指由于身体的剧烈加速或减速运动，而头部的运动不同步，导致颈椎连续过度伸屈造成的颈椎损伤，整个过程类似马车夫挥动鞭子的过程。通常是突然且毫无准备的撞击所造成。

### 三、"完美姿势"真的存在吗?

从解剖学角度而言,有人手脚和身体其他部位相比,显得异常的小或异常的大;又或者某些人的骨盆较其他人更宽。换言之,每个人的身体构造其实并不完全相同,同时大多数人的姿势也并不完美。因此,即使确实存在某种所谓的"完美姿势",但却由于上述事实,而使得讲究或追求所谓的"完美姿势",成为一种过于理想化的虚幻空想。

但是,我们毕竟还是需要一个标准,否则所谓的"姿势评估"便会毫无依据可言。在这样的前提下,我们应当将所谓的"完美姿势"视为一种基准、一种"标准姿势"。因而,在"姿势评估"时所关注的是受评估者姿势与"标准姿势"的差异程度。

当然,在姿势评估时,还需注意到身体各部分实际是连动的,尤其近年来颇受瞩目的肌筋膜相关研究与发展,更在相当程度上证实这一现象。因此,在评估时绝不能仅注意身体局部,或者仅注意骨头的排列,还需要纵观整体。

### 四、可以在姿势评估中获得什么?

姿势评估是为了获得受评估者解剖学上的相关信息,如此就能够节省时间,比较快速地排除不相关因素,并找到问题的根源;此外,姿势评估也是为了获得一种阶段性的基本信息。因为如果仅是依赖有不良姿势症状者的主观感受表达,既无法确认问题根源,亦难以评估经过调整或治疗的改善程度。

### 五、哪些舞者需要接受姿势评估?

在理想状态下,无论什么年龄、何种专业的舞者,都应该进行姿势评估。因为即使身体状态不同、专业不同,姿势评估都可以协助舞者辨别肌力不平衡之处,以及当下不良姿势的可能成因与改善方式。对于以身体为表演媒介的舞者来说,这不仅有利于其改善自身的弱点、提升表演能力,更有利于避免不必要的舞蹈损伤。

## ● 第二节　姿势评估前的准备

为了能够顺利地进行姿势评估,并在其过程中获取所需的有效信息,需要在进行操作前有所准备。这些准备事项主要分为:环境与设备、"标准姿势"的熟悉、对受评估者身体状况的一般评估、评估步骤及其注意事项等四个方面。

# 一、环境与设备

一般而言，在进行姿势评估时，需要受评估者裸露其大部分身体，否则在评估过程中我们将难以观察和掌握其各部位肌肉、骨骼的状态，以及各个关节的位置。因此，通常会要求受评估者只穿内衣进行，也因而在环境的选择与准备上，需要考虑到"私密性"和"温度"的问题。在环境的选择和准备时，首先考虑受评估者的反应，以此为基础进行选择和准备。此外，为了防止评估工作操作前考虑不周，造成受评估者心理状态无法放松，进而导致评估所得信息的失真，或者导致评估无法实施，最好能够确保预先所选定的环境具有一定程度的调整弹性。例如，具备空调设备（可调整空间温度）、空间局部阻隔道具（屏风、幕布等），甚至参与评估的工作人员可否更换或删减等。

除了环境的选定与准备外，还需要准备下列辅助工具。

## 1. 身体彩绘蜡笔（或圆形色彩小纸贴）和清洁用湿巾

主要用来定位肩胛骨内侧缘、肩胛下角、脊椎的棘突、手肘的鹰嘴突、髂后上棘、膝盖折痕、腓肠肌中线、跟腱等"标志点"，用以判断它们和身体中线的距离、骨骼和关节的角度，以及它们之间的相对关系。

如果所选用的是身体彩绘蜡笔时，请务必在受评估者的皮肤上进行小范围的测试，确保受评估者不会出现过敏反应。当然，就过去的实践经验而言，如果受评估者的皮肤不容易大量出汗，各种直径大约5mm至10mm的色彩圆形小纸贴也是很好的选择。

## 2. 姿势评估量表

在姿势评估过程中，我们通常还会需要通过某种形式的量表来记录观察的结果，或者记录某些我们应该留意的位置、疑问。至于量表的形式，随着目的与需求重点不同，并没有一定的制式规定，但基本上讲，清晰、完整、合于逻辑的安排，是必须具备的要素。在这一方面，简·约翰逊给了我们一个很好的量表格式参考样本，非常值得作为较全面、详尽姿势评估时的借鉴[1]。如果是较为初步、概括的姿势评估，则可以使用印有全身骨骼前方（见图4-1）、后方（见图4-2）、侧方（见图4-3）

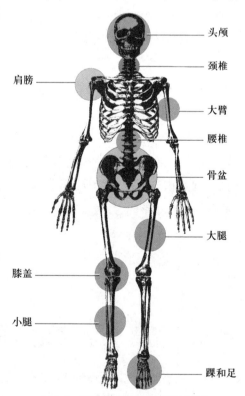

头颅
颈椎
肩膀
大臂
腰椎
骨盆
大腿
膝盖
小腿
踝和足

图4-1　简易姿势评估量表范例（前）

---

[1] Jane Johnson, *Postural Assessment:Hands-On Guide for Therapists*, Champaign:Human Kinetics, 2011, p. 8.

的图纸，精简地在图纸上就各部位分别记录观察所得的信息或疑问。

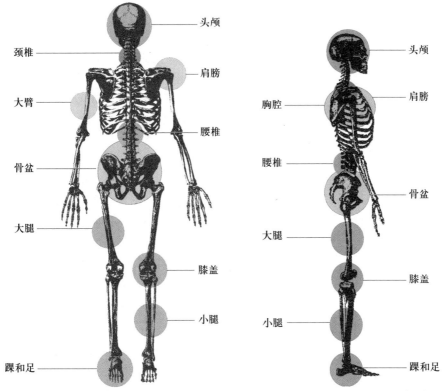

图4-2　简易姿势评估量表范例（后）　　　图4-3　简易姿势评估量表范例（侧）

### 3. 骨骼模型

在进行姿势评估的过程及之后的分析中，使用一套原尺寸的骨骼模型，不仅可以提醒我们人体解剖构造各部位的大小与位置，亦有助于我们随时对照其与受评估者间的差异。但如果所选用的是有底座的骨骼模型时，我们必须注意，此类骨骼模型通常会有一根贯穿骨骼模型中央脊柱的杆子，而这将使得该模型无法表现出人体脊柱所有的正常前凸和后弯弧度。因此相对而言，悬吊式骨骼模型应该是比较好的选择。


### 4. 照相与录音器材

尽管在实施姿势评估过程中，我们可以使用各种形式的"姿势评估量表"来记录我们的发现或疑问，但是从效率上讲，通过手写的方式记录毕竟不如口述录音更加简便快捷。

然而，由于某些受评估者可能因为周围的交流声音而分心，或者考虑到受评估者的心理状态，认为暂时不宜透露评估的信息时，利用具备照相功能的器材（相机、手机）来拍摄我们的发现或疑问，会是一个很好的方式。这样不仅可以避免上述情况，并在事后也可以利用图片慢慢仔细进行评估和研究，同时也可以留下一定质量的图像信息。

此外，如果需要长期追踪评估个案，各阶段拍摄的图片将有助于我们更清晰、准确地进行前后对比和分析。但需要注意的是，如果这些图片在将来因某种原因对外公开，我们则应该请受评估者签署一份同意书，以确保这些图片数据的使用不至于引起任何争议和困扰。

5. 尺、量角器、体姿评估表

尺子和量角器主要是用来测量姿势是否偏移以及其偏移量，但若因为时间因素无法使用这些器具进行较为精准的测量时，也可以透过"轻微""中度""显著"等词语或者以箭头、阴影描绘的方式，在量表上快速记录各部位偏移量或肌肉张力增大的大概特征。

然而，由于仅靠目测来判断左右边是否等高、对称，或中心线是否偏移，可能过于武断而失精准，此时利用一张体姿评估表作为背景（见图4-4），让受评估者站于该表前进行观察评估，是一种非常有效的做法。因为这让我们在目测时有所依据，进而得以较为明晰地看出是否等高、对称、偏移。此外，如果在评估过程中同时进行拍照，这个体姿评估表背景对图像观察分析可以提供有效的帮助。

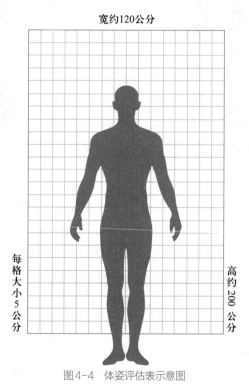

图4-4　体姿评估表示意图

## 二、"标准姿势"的熟悉

进行姿势评估时需要一个参照基准，也就是"标准姿势"，因而在评估前对"标准姿势"要有所了解并熟悉。那么这个"标准姿势"究竟是什么呢？

简单讲，所谓的"标准姿势"指的是关节排列的位置不会造成软组织张力的增加，肌肉也不需要额外工作去支撑或平衡姿势移动。换言之，当关节呈现出"标准"（或理想）

的排列状态时，无需肌肉工作，韧带具备使关节屈曲或伸展来对抗身体朝向各个方向倾倒的作用力；相反，如果关节排列偏离这个"标准姿势"（或理想状态），韧带的拉力就会增加，导致肌肉被激活，以额外的工作去平衡、对抗关节偏移。

虽然所谓的"完美姿势"并非完全不存在，但实际上，我们每一个人都不尽相同，因而也并不完美。例如，我们基本上都拥有两块肩胛骨，但是喙突伸出的角度可能各不相同；又或者我们的脊椎都有棘突，但是棘突的朝向却不同。因此依据简·约翰逊（Jane Johnson)(2011)[1]的建议，采用肯德尔，H.O.(Kendall)[2]，F.P.肯德尔（Kendall）和D.A.博因顿在《姿势和疼痛》(Posture and Pain)[3]一书中提出的"标准姿势"概念，将此作为观察基准来进行姿势评估，是一个比较好的做法。

采用这种将身体分隔为数个部分的方式进行姿势评估，也不是完全没有缺点。因为某一关节的偏移，经常会因为身体协调机制的关系，连带使其上方或下方的关节都受到影响，进而产生不利的结构性改变。因此，在评估时必须整体观察，并且注意观察某一部分的偏移，是否源于其他部位的影响。

基于以上的思考与理解，我们可以参照简·约翰逊在其著作中，以上述的观念所提供的前方、后方、侧方"标准姿势"等三幅插图。在插图中，标示出"铅垂线"（身体基于支撑范围内的重心所拉出的垂直线），并简要地分别提示各个部位与铅垂线的关系位置，以及评估时的整体观察重点。以下分别就前方（见表4-2）、后方（见表4-3）、侧方（见表4-4）"标准姿势"，列举其简要说明与整体观察重点。

表4-2　前方标准姿势简要说明与整体观察

| | 头 | 铅垂线 | 穿过脸的正中央，前额、鼻子和下巴 |
| | | 整体观察 | 头部应朝向正前面，没有旋转或侧弯 |
| | 肩 | 铅垂线 | 穿过胸骨柄、胸骨体及剑突 |
| | | 整体观察 | 双侧肩膀、锁骨接近等高 |
| | 腰椎 | 铅垂线 | 穿过肚脐 |
| | | 整体观察 | 肚脐应位于正中央，没有向左或向右偏移 |
| | 骨盆 | 铅垂线 | 穿过耻骨联合，将骨盆分为两部分 |
| | | 整体观察 | 双侧髂前上棘等高及离铅垂线等距离 |
| | 大腿 | 铅垂线 | 距离两腿等距 |
| | | 整体观察 | ● 双侧膝盖等高<br>● 髌骨朝向正前方且两侧等高<br>● 胫骨直立且双腿肌肉形状及体积相近 |

① Jane Johnson, *Postural Assessment:Hands-On Guide for Therapists*, Champaign:Human Kinetics, 2011. p. 6.
② Kendall, H.O., F.P. Kendall, and D.A. Boynton, *Posture and Pain*, Baltimore:Williams & Wilkins, 1952.
③ Jane Johnson, *Postural Assessment:Hands-On Guide for Therapists*, Champaign:Human Kinetics, 2011, pp. 19. 21.

| | | |
|---|---|---|
| 膝与小腿 | 铅垂线 | • 位于两侧内上髁之间<br>• 距离两腿等距 |
| | 整体观察 | • 股骨直立而且无向外、内旋转<br>• 双侧小腿肌肉形状及体积相近 |
| 踝与足 | 铅垂线 | 位于双侧内踝中间 |
| | 整体观察 | • 双侧内踝等高<br>• 脚掌稍微向外旋 |

表4-3　后方标准姿势简要说明与整体观察

| | | | |
|---|---|---|---|
| | 头 | 铅垂线 | 穿过头颅正中央 |
| | | 整体观察 | 头正对前方，没有旋转或侧弯 |
| | 颈 | 铅垂线 | 穿过颈椎正中央 |
| | | 整体观察 | 颈部应直立没有侧弯 |
| | 肩 | 铅垂线 | 穿过两侧肩胛内缘连线中点 |
| | | 整体观察 | 两边肩部高低应相近，但惯用手一侧可能会比另外一侧低 |
| | 上肢 | 整体观察 | • 双侧手臂自然垂下，距离身体等距，两手心相对<br>• 双侧手肘等高<br>• 双侧手腕等高 |
| | 胸腔肩胛骨 | 铅垂线 | 穿过胸椎正中央 |
| | | 整体观察 | • 双侧肩胛骨距离脊柱等距离，双侧肩胛骨内缘距离脊柱3.8cm~5cm<br>• 肩胛骨贴合肋骨，没有前倾<br>• 双侧肩胛骨下角等高、没有上抬、下压或旋转<br>• 双侧肋骨轮廓相似 |
| | 腰椎 | 铅垂线 | 穿过所有腰椎正中央 |
| | | 整体观察 | 腰椎必须呈垂线，没有凸向右侧或左侧 |
| | 骨盆大腿 | 铅垂线 | 穿过骨盆正中央 |
| | | 整体观察 | • 双侧髂后上棘距铅垂线等距离<br>• 双侧股骨大转子等高<br>• 双侧臀线相似且等高 |
| | 膝与小腿 | 铅垂线 | 穿过两膝中间 |
| | | 整体观察 | • 双侧小腿直立，距离铅垂线等距，无膝内、外翻状况<br>• 双侧腓肠肌形状及大小相似 |
| | 踝与足 | 铅垂线 | • 穿过两侧踝关节连线中央 |
| | | 整体观察 | • 两侧外踝等高<br>• 两侧内踝等高<br>• 跟腱竖直<br>• 跟骨直立<br>• 脚掌稍微外旋 |

表4-4　侧方标准姿势简要说明与整体观察

| | | | |
|---|---|---|---|
| | 头 | 铅垂线 | 穿过耳垂 |
| | | 整体观察 | 头对应胸部，下巴没有前伸或后缩 |
| | 颈 | 铅垂线 | 穿过多数的颈椎椎体 |
| | | 整体观察 | • 颈椎应有正常的前凸，不会过度前凸或伸直（前凸曲度消失）<br>• 颈胸连接处无变形，如向前探头或驼背现象出现 |
| | 肩 | 铅垂线 | 穿过肩关节，特别是肩峰 |
| | | 整体观察 | 两边肩部没有内扣或外旋 |
| | 胸腔<br>肩胛骨 | 铅垂线 | 穿过胸腔正中央 |
| | | 整体观察 | • 胸椎应有正常的后凸，不会太过弯曲或平坦<br>• 胸部自然舒适的挺起，不必过度挺胸或驼背 |
| | 腰椎 | 铅垂线 | 穿过腰椎椎体 |
| | | 整体观察 | 腰椎有正常的前凸，不会太过弯曲或平背 |
| | 骨盆<br>大腿 | 铅垂线 | 穿过股骨大转子 |
| | | 整体观察 | • 骨盆位于自然解剖位置，即髂前上棘与耻骨联合位于同一垂直平面<br>• 髂前上棘与髂后上棘几乎等高，骨盆没有前后倾<br>• 双侧臀部及大腿肌肉形状和体积相近 |
| | 膝与<br>小腿 | 铅垂线 | 穿过膝盖中央偏前方 |
| | | 整体观察 | • 站立时膝盖无屈曲或过度伸直 |
| | 踝与<br>足 | 铅垂线 | • 穿过外侧踝关节稍前方 |
| | | 整体观察 | • 应有正常的脚踝背屈现象 |

# 三、评估者在评估过程中需考虑的问题

在评估过程中，工作人员对所需注意和观察事项，在一定程度上要简要、清晰并熟记于心，避免思虑过于烦琐使评估工作难以顺畅进行。以下是简·约翰逊针对评估过程中提出的建议（见表4-5）。其中包括有七部分内容，针对每一部分拟定出简明扼要的提问，非常值得我们在评估前准备时做参考。

表4-5　评估身体状况参考范例[①]

| 所有的站姿 | • 重量平均分散于两脚或偏重于某一侧?<br>• 受评估者看起来平稳或不平衡?<br>• 受评估者看起来前摇后晃或向某一方向晃动吗? |
|---|---|

---

[①] Jane Johnson, *Postural Assessment:Hands-On Guide for Therapists*, Champaign:Human Kinetics, 2011, p. 17.

| | |
|---|---|
| 身体各部分的排列 | • 身体各部位和其他部位的联结看起来平稳吗？<br>• 头部是否平稳地置于胸部上方？<br>• 胸部是否平稳地置于骨盆之上？<br>• 四肢的左右两边和身体的距离相等吗？ |
| 骨骼 | • 骨头出现不正常形状？<br>• 是否有骨头出现畸形、弯曲或缺损？ |
| 关节 | • 关节位于中正、放松姿势，或者有变形状况发生？<br>• 关节有否发生水肿？ |
| 肌肉 | • 身体左右两侧肌肉体积是否平均？<br>• 是否有某些肌肉异常地壮硕或萎缩？<br>• 是否有肌肉张力增加或减少的情况发生？ |
| 皮肤 | • 是否有某个区域发炎、变色或干燥？<br>• 是否某个位置有疤痕、斑点或挫伤？ |
| 生理状态 | • 受评估者看起来舒适吗？<br>• 受评估者可否轻松地维持姿势？<br>• 身体是否出现紧绷的状况？ |

## 四、评估步骤及注意事项

当我们将上述的各种环境、设备、量表都准备好，并且熟悉"标准姿势"和"评估过程中需思考的问题"等相关内容之后，还有一些评估步骤与注意事项必须提及。

### （一）衣着

在上课或排练等场合，舞者一般会穿紧身练功衣，天冷时还会有保暖护踝等装备，但是，正如本文在"环境与设备"中所述，姿势评估时，受评估者的衣着必须尽可能地裸露出所需观察的部位。因此，女性受评估者需身着内衣、紧身短裤；男性受评估者则可以裸露上身，同样身着紧身短裤。另外需要提醒的是，建议女性受评估者穿着普通内衣，而非近年来流行的运动内衣，因为运动内衣会遮盖住后背的肩胛骨、脊椎骨，增加了评估观察的难度。

### （二）头发

长发舞者在受评估时，需要将头发扎起，不要遮盖住脸或颈部。如果在评估时有头发散落下来，应该由评估者或工作人员将其头发拨开，而不要由受评估者自行操作，因为这样将会影响受评估者头部、颈部、肩部的位置，导致其姿势处于一种非自然状态，进而影响观察结果。

（三）自然站姿

在姿势方面，我们所要观察的是日常自然站姿，而非舞姿、坐姿或显示舞者软开度等姿态，因此，受评估者以一般日常生活习惯的自然站姿即可，无需任何的修饰。如果评估者是舞蹈教师，在评估工作中，必须抛开舞蹈教师的身份与意识，避免把要求舞者的准则放到评估工作中来，更不可以纠正或提示受评估者，以免改变他们的日常自然站姿。

舞者是一群习惯于呈现优美姿态的对象，因此，评估时我们必须要注意其站姿是否有刻意的现象。尤其当评估者是他们的专业老师，或者有其他舞蹈专业人士在现场，这种基于专业养成的习惯和心态，使其在姿势评估时刻意做出的站姿现象，就非常容易发生。针对这一现象，我们可以让他们轻松自由地稍微活动四肢或走动一下，和他们随意聊天，目的是放松他们的心情，而后再做日常自然站姿的观察与评估。

（四）受评估者的心理状态

尽管对于舞蹈教师、舞者而言，在他人（尤其是相同专业的人）面前观看或一定程度的裸露自己的身体，并不会感到不舒服或难为情，但他们却对身体所呈现的外观有着相当程度的要求。换言之，在观看他人或自身的身体外观时，经常会习惯于以舞蹈的专业观点来进行批判性评价，俗话说就是"爱挑毛病"，这是专业养成的习惯，但是在进行姿势评估时，则必须尽可能避免。因为任何的批判性评价，尤其是来自评估者的批判性评价，都可能影响受评估者的"心理状态"，使他们感到自卑、难为情，有时甚至因为某个特征与其过往的负面经历有关而引起受评估者较大的情绪波动，导致其无法放松心情，难以自然地呈现日常自然站姿。

因此，评估者应该以不带批判性的观察方法来工作，时刻保持敏锐的心思，注意受评估者的心理状态。即使在观察过程中发现了某些评估者认为司空见惯的问题，还是应该对其表示理解、支持，不要批评。唯有如此，才能让受评估者感到信任、安全、平静，也才能获得他们姿势的最真实信息。

除上述步骤与注意事项外，在某些特殊状态下，我们还需要注意是否会有安全上的疑虑。例如，受评估者在生理上有低血压现象，或者下肢受伤尚未痊愈，又或者因身体某部位有疼痛而无法长时间维持站姿等，就需要注意这些现象是否会导致其在评估过程中发生晕眩、跌倒等安全问题。

# 第三节　实施姿势评估

一般而言，针对舞者进行评估时，除非是非常熟悉姿势评估相关专业知识的评估者，且已经在事前明确知道或发现受评估者的某些问题，否则建议最好还是能够进行从头到脚趾的全身性完整姿势评估。

尽管如此，由于实施由头部逐一而下至脚趾完整的前方、后方、侧方姿势评估，所需进行的步骤总计至少76个，因此本节在简·约翰逊所给予的评估步骤建议基础上[1]，以经常出现在舞者身上的问题姿势为范围，仅分别就肩、脊椎、骨盆、膝盖、足等五个部分，进行简要的介绍与说明。

## 一、肩部的姿势评估

肩部的姿势评估步骤包括：后方观察肩膀高度、肌肉体积与张力、肩胛骨内收与外展、肩胛下肌、肩胛骨旋转、翼状肩胛骨；侧方观察肩部；前方观察肩部、圆肩等九个步骤。表4-6为各步骤所需观察的重点，以及观察结果所可能代表的含义。

表4-6　肩部姿势评估步骤、观察重点与含义

| 观察面 | 观察步骤 | 观察重点 | 观察结果的可能含义 |
|---|---|---|---|
| 后方 | 肩膀高度 | 两边肩膀是否等高 | • 如果某一侧高过另一侧，可能是因为肩胛提肌和斜方肌上部纤维缩短导致这一侧肩膀高于另一侧。<br>• 惯用手一侧通常会有该侧肩膀下沉现象。<br>• 可能因为颈部疼痛而下意识地抬高肩膀以减轻疼痛感 |
| | 肌肉体积与张力 | 肩部是否有一处肌肉体积增大或减少 | • 惯用边的肩部肌肉通常较为发达，尤其像射箭或羽毛球、网球、乒乓球运动员。<br>• 相反的，如果肌肉体积明显消瘦，则可能表示该侧肩部肌肉没有经过能力训练 |
| | 肩胛骨内收与外展 | 两侧肩胛骨内侧缘与脊柱相对位置如何？是否有内收（后缩，较为靠近脊柱）或外展（前伸，较为远离脊柱）的现象 | • 肩胛骨外展（前伸，较为远离脊柱）通常会伴随因双侧菱形肌和斜方肌下部纤维较长且较弱所导致的不良姿势。<br>• 肩胛骨内收（后缩，较为靠近脊柱）较为少见，通常会出现在习惯于刻意抬头挺胸、肩胛下压的人身上。实际上舞者会见到这种姿势 |
| | 肩胛下角 | 双侧肩胛下角（可利用身体彩绘笔或色彩圆形小贴纸标示）是否等高 | • 较高的一侧（肩胛骨上提），表示可能有肩胛提肌和斜方肌上部纤维较短的情形。同时该侧锁骨可能也会有上提的情形。<br>• 但仍须注意是否因为另一侧肩胛骨有下压的情形，而使得这一侧显得相对较高 |

---

[1] Jane Johnson, *Postural Assessment:Hands-On Guide for Therapists*, Champaign:Human Kinetics, 2011, pp. 29-122.

| 观察面 | 观察步骤 | 观察重点 | 观察结果的可能含义 |
|---|---|---|---|
| 后方 | 肩胛骨旋转 | 肩胛骨是否有上回旋（内侧缘与下角远离脊柱）或下回旋（内侧缘与下角靠近脊柱）现象 | • 肩胛骨内收、外展、上提、下沉与上回旋和下回旋动作不是单独发生的。肩胛骨上回旋会伴随上角内缩和下角外展；肩胛骨下回旋会伴随上角外展和下角内收。<br>• 上回旋，代表肩胛提肌、小菱形肌和斜方肌上部纤维紧绷，以及大菱形肌、斜方肌下部纤维较弱。<br>• 下回旋，代表大菱形肌、斜方肌下部纤维紧绷，斜方肌中、上部纤维、小菱形肌和肩胛提肌较弱 |
| | 翼状肩胛骨 | 肩胛骨是否有像翅膀样下角过度突起的现象 | • 前锯肌无力将肩胛骨固定于肋骨缘。<br>• 胸长神经或肌肉受损 |
| 侧方 | 肩部 | 与头颈部的相对位置如何？是否与耳朵位于同一直线？手臂是否自然下垂并内旋 | • 肩部前凸，可能是弯腰驼背所引起的连锁效应。通常与延长且较弱的菱形肌以及较紧的胸肌、较短的肋间肌有关。<br>• 肩部后缩较为少见，与军人站姿有关。菱形肌和斜方肌中间纤维可能会有缩短现象，一部分胸大肌可能被拉长，外旋肌群可能缩短。<br>• 一侧前凸另一侧后缩，通常是因为长期使用单手外旋到身后拖动重物所致 |
| 前方 | 肩部 | 双侧肩部高度与三角肌轮廓是否相似 | • 惯用侧肩部通常较另一侧稍低。<br>• 颈部疼痛而下意识地抬高肩膀以减轻疼痛感。<br>• 肩关节半脱位则经常呈现出肩部下垂、三角肌有较深的凹痕现象 |
| | 圆肩 | 是否有肩部内旋（会观察到较多手背面）的现象 | • 通常与驼背姿势有关。<br>• 可能代表前胸和肱骨内旋肌群太紧绷 |

## 二、脊柱的姿势评估

脊柱的姿势评估包括：后方观察胸椎、胸廓、腰椎；侧方观察胸部、腹部、腰椎；前方观察胸部、腹部等八个步骤。表4-7为各步骤所需观察的重点以及观察结果所可能代表的含义。

表4-7　脊柱姿势评估步骤、观察重点与可能含义

| 观察面 | 观察步骤 | 观察重点 | 观察结果的可能含义 |
|---|---|---|---|
| 后方 | 胸椎 | 是否笔直？抑或呈现侧弯的现象 | • 侧弯的原因非常多，可能是先天性的、受伤引起的、生物力学改变，或是由于长短腿使得骨盆倾斜、脊柱弯曲代偿所致 |
| | 胸廓 | 胸廓是否有旋转或偏向一侧的现象 | • 向右旋转，可能代表右侧腹内斜肌、左侧腹外斜肌、左侧腰大肌、左侧竖脊肌有缩短现象。向左旋转，可能代表左侧腹内斜肌、右侧腹外斜肌、右侧腰大肌、右侧竖脊肌有缩短现象 |

| 观察面 | 观察步骤 | 观察重点 | 观察结果的可能含义 |
|---|---|---|---|
| 后方 | 腰椎 | 是否笔直？或是呈现侧弯的现象 | • 弯曲，可能代表近期有受伤、肌肉痉挛、脊柱侧弯、肌力不平衡或是单侧骨盆有侧倾（髋骨一高一低）现象 |
| 侧边 | 胸部 | 胸弯（胸椎后凸）弧度过大或过小 | • 后凸弧度过大，常见于年长者，特别是习惯久坐不动者。<br>• 经常伴随代偿性颈椎、腰椎前凸角度过大（颈弯、腰弯过大）现象，以及发生肩颈疼痛的问题。<br>• 胸椎后凸角度（胸弯）过大与胸肌缩短、肋间肌紧绷有关，且因而使胸廓容积变小，导致呼吸变浅。<br>• 后凸弧度过小，经常出现在软度增加或活动度过大者身上 |
| 侧边 | 腹部 | 腹部是平坦还是突出 | • 如果排除是由于怀孕、脂肪组织过多造成腹部突出的情形，则可能是因为腰椎前凸角度（腰弯）增大、胸部肌肉和肌筋膜受限所致。<br>• 胸部紧绷或凹陷，也可能相对使腹部显得较为突出 |
| 侧边 | 腰椎 | 腰弯是否正常？有增大或减小的现象吗 | • 腰椎前凸角度的增大与减小都与骨盆位置有关。<br>• 前凸角度增大，会伴随骨盆前倾、腰部伸肌缩短、腹直肌与髋部伸肌拉长。<br>• 前凸角度减小，会伴随骨盆后倾、髋部伸肌缩短、髋部屈肌拉长。<br>• 无论是角度增大或减小，在无症状的情形下，无须治疗 |
| 前方 | 胸部 | 胸骨是否在中线位置？肋骨是否有旋转偏移的现象 | • 造成胸腔位置偏移的原因很多，可能是坐骨神经痛、脊柱侧弯和肌力不平衡。<br>• 胸椎旋转会产生颈椎和腰椎的代偿 |
| 前方 | 腹部 | 肚脐是否坐落在中心线上 | • 肚脐没有坐落在中心线可能与胸椎或骨盆旋转有关。<br>• 肚脐旋转到右侧，可能代表左侧腰大肌太短；肚脐旋转到左侧，则可能代表右侧腰大肌太短 |

## 三、骨盆的姿势评估

骨盆的姿势评估包括：后方观察骨盆轮廓与髂后上棘、骨盆旋转、臀线；侧方观察骨盆；前方观察骨盆、骨盆旋转等七个步骤。表4-8为各部骤所需观察的重点，以及观察结果可能代表的含义。

表4-8　骨盆姿势评估步骤、观察重点与可能含义

| 观察面 | 观察步骤 | 观察重点 | 观察结果的可能含义 |
|---|---|---|---|
| 后方 | 骨盆轮廓与髂后上棘 | 骨盆两侧（或髂后上棘）是否等高 | • 骨盆侧倾（某一侧高于另一侧），腰椎可能会出现加大侧弯角度的代偿，进而出现皮肤皱褶较多且深的现象。<br>• 骨盆高的一侧，可能该侧腰腹肌和竖脊肌缩短，该侧髋关节内收与另一侧髋关节外展、该侧髋部内收肌与另一侧外展肌缩短、左右两侧腘绳肌不平衡 |

| 观察面 | 观察步骤 | 观察重点 | 观察结果的可能含义 |
|---|---|---|---|
| 后方 | 骨盆旋转 | 是否有相对脊柱旋转的现象 | • 若有顺时针旋转现象，表示右侧腹内斜肌与左侧腹外斜肌可能有缩短的现象；若有逆时针旋转现象，则与上述分析相反 |
| | 臀线 | 两侧臀线深度是否相似？高度是否相同 | • 某一侧臀线较深，可能表示该侧承重较多；通常也表示另一侧骨盆高、有侧倾现象。<br>• 某一侧臀线较高，可能表示该侧股骨或胫骨较长 |
| 侧方 | 骨盆 | 是否有前倾或后倾现象 | • 骨盆前倾时，腰椎前凸角度会变大（腰弯变大），使腰部出现前凸弧度，并导致腰椎间盘后侧与腰椎上下关节突间关节压力增加。<br>• 骨盆前倾与较长且较弱的腘绳肌有关，腹直肌也会被拉长，腰大肌和股直肌可能缩短。<br>• 骨盆后倾时，腰椎前凸角度变小，与髋部伸肌较长有关，髋部屈肌可能较长、较弱 |
| 前方 | 骨盆 | 骨盆两侧（或髂前上棘）是否等高 | • 不等高的影响和原因与后方观察相同 |
| | 骨盆旋转 | 两侧髂前上棘是否位置对称？（可由观察两侧膝盖是否平均朝向前方判断） | • 旋转的影响和原因与后方观察相同 |

# 四、膝部的姿势评估

膝部的姿势评估包括：后方观察膝盖后侧；侧方观察膝盖；前方观察膝内旋和膝外旋、髌骨位置、膝盖旋转、Q角等六个步骤。表4-9为各步骤所需观察的重点，以及观察结果可能代表的含义。

表4-9　膝部姿势评估步骤、观察重点与可能的含义

| 观察面 | 观察步骤 | 观察重点 | 观察结果的可能含义 |
|---|---|---|---|
| 后方 | 膝盖后方 | 有什么不寻常？是否过度屈曲？是否过度伸直 | • 如膝盖折痕较多且深，可能代表该侧膝盖弯曲站立。<br>• 如果膝盖后侧有凸起现象，且该侧腘肌看起来凸起，可能代表该侧膝盖过度伸直，或者可能有关节囊炎 |
| 侧方 | 膝盖 | 是否过度屈曲？是否过度伸直 | • 膝盖的位置会影响髋关节和脚踝关节。<br>• 膝盖弯曲角度增加，与腘绳肌、腘肌紧绷，股四头肌、比目鱼肌乏力有关，可能会伴随髋关节弯曲角度增加和脚踝关节屈曲角度增加。<br>• 膝盖过度伸直，与股四头肌紧绷，腓肠肌乏力有关，可能伴随髋关节伸直角度增加和脚踝关节屈曲角度减少 |

| 观察面 | 观察步骤 | 观察重点 | 观察结果的可能含义 |
|---|---|---|---|
| 前方 | 膝内翻和膝外翻 | 在两侧内踝尽量靠近下,膝盖是否内翻(过度靠近)?或者外翻(过度分开) | • 无论是内翻或外翻,不仅对膝盖本身有影响,也会对支持它的肌肉造成影响。<br>• 膝外翻(O型腿)时,关节外侧压力增加,股薄肌、半腱肌、半膜肌拉长,髂胫束、股二头肌缩短。<br>• 膝内翻(X型腿)时,关节内压力增加,髂胫束、股二头肌拉长,股薄肌、半腱肌、半膜肌缩短 |
| | 髌骨位置 | 髌骨是否与胫骨粗隆在一条垂线上?是否有异常滑动(向内、向外)异常 | • 髌骨滑动异常偏向外侧,可能是外侧肌肉或髂胫束张力增加造成。<br>• 髌骨偏向内侧,可能是股内侧肌张力增加造成 |
| | 膝盖旋转 | 髌骨是否位于髌面上,笔直朝向前方?抑或是旋转朝向内、外侧 | • 髌骨向某方向旋转时,该侧股骨、胫骨或两者皆同时朝同一方向旋转 |
| | Q角 | Q角角度是否在15°~20°之间<br> | • 骨盆较宽者,Q角通常较大。<br>• Q角角度较大者,在下肢阻力运动时,髌腱可能会有较大的拉力,因此可能会让髌骨滑动异常,向外侧偏移,导致无法在股骨沟里平顺滑动,造成些微外伤,甚至演变为髌骨股骨关节面软骨退化 |

## 五、足部的姿势评估

足部的姿势评估包括：后方观察踝关节；侧方观察脚踝、脚掌；前方观察脚踝、足部姿势、扁平足或弓形足等六个步骤。表4-10为各步骤所需观察的重点，以及观察结构可能代表的含义。

表4-10　足部姿势评估步骤、观察重点与可能含义

| 观察面 | 观察步骤 | 观察重点 | 观察结果的可能含义 |
|---|---|---|---|
| 后方 | 踝关节 | 两侧内外踝是否对应等高 | • 内踝较高、外踝较低,可能表示有足外翻的现象;内踝较低、外踝较高,则可能表示有足内翻的现象。<br>• 足外翻,可能暗示足部后旋动作肌群较弱。<br>• 足内翻,可能暗示小腿旋前肌群较弱 |

| 观察面 | 观察步骤 | 观察重点 | 观察结果的可能含义 |
|---|---|---|---|
| 侧方 | 脚踝 | 背屈角度是否正常？还是增大或缩小（观察腓骨与外踝是否是垂直线） | • 踝关节背屈角度增大，行走时可能无法平均分散由地板经胫骨传递回的作用力。<br>• 踝关节背屈角度减小，可能与股四头肌缩短、膝关节前方压力增加有关 |
| | 脚掌 | 足弓是否正常？有垂落、抬高的现象吗？双足承重是否平均？脚趾是否呈现爪状①或锤形② | • 脚趾问题，可能是平衡问题的征兆，尤其是第一脚趾的问题。<br>• 某侧脚的外侧压力增加，可能是由于躯干旋转到该侧。当然，也可能是由于其他生物力学因素造成 |
| 前方 | 脚踝 | 两侧内外踝关节是否对应等高 | • 同后方的踝关节观察 |
| | 足部姿势 | 双脚旋外的角度是否相同 | • 过度旋外的角度（外八字脚），可能是由于髋关节、胫骨外旋或二者皆外旋所致。<br>• 髋关节外旋，可能是臀大肌、臀中肌后部纤维以及髂胫束太短。<br>• 髋关节内旋（内八字），可能有髋关节内旋肌群太短以及胫骨内旋的问题 |
| | 扁平足或弓形足 | 脚掌与地面接触的情形如何？是否平均分布于脚部内外侧？是否有扁平足、弓形足现象 | • 扁平足，可能是跗部内在肌肉较弱，或是相关韧带过度伸展所致；同时也与距骨旋前有关。<br>• 弓形足，跟骨会较为旋后，而足部其他部位较为旋前。<br>• 身体的旋转也会影响脚部和脚踝姿势 |

　　以上分别仅对肩、脊柱、骨盆、膝部和足等五个部分进行的姿势评估简要介绍与说明。在此必须再次提到的是，在姿势评估过程中所发现的某部分不理想状态，经常会伴随着其他部分的不理想状态，因为人体结构是联动的，而非单一运作机制。因此，在发现某部分的不理想状态时，应该需要进一步观察相关的其他部分是否也呈现出相应的状态。

　　此外，在进行姿势评估后，除非评估者本人已具备足够的相关专业知识，或者本人就是一位专业康复师，否则轻率地给予受评估者任何诊断式的结论，或者给予受评估者任何调整、康复动作指导，都是极具风险而不恰当的。换言之，应该将舞蹈专业人员所自行实施的舞者姿势评估，视为是一种对于受评估舞者的初步观察和理解，以期能够在日后的舞蹈训练中，预先防范各种因训练而造成的不必要的伤害，以及针对其较弱的部分进行预防和提升。因此，如果在舞蹈专业人员所自行实施的舞者姿势评估中，发现受评估者有任何较为明显的不理想状态时，就应该请该受评估者找医疗康复专业人员再评估、再确认，并寻求调整、康复的专业建议。

---

① 爪状趾：脚趾末节弓起。
② 锤形趾：脚趾近节趾骨弓起。

# 第四节　舞者常见的不良姿势

本节继续延续上一节的思路，针对肩部的高低肩、肩胛下回旋、肩胛上回旋、翼状肩、肘过伸；脊柱的脊柱侧弯、腰屈过大；骨盆的骨盆前倾、骨盆侧倾、骨盆旋转；膝部的膝过伸、膝内翻、膝外翻；足部的扁平足、拇外翻/内翻、拇指囊肿等经常在舞者身上出现的不良姿势进行概述。

## 一、肩肘部

### （一）高低肩

正常体态，肩胛骨的上角和第二肋相齐，下角与第七肋相齐，而异常肩胛骨最常见的就是高低肩。我们整理了一下双侧肩胛骨出现高低肩的不同姿势（见图4-5），一般出现异常高低肩并不是一侧高一侧低那么简单，而是以基本解剖学体位的肩胛骨位置作为基准，无论哪一侧的肩胛骨上角高于第二肋，或者肩胛骨下角低于第七肋，我们都可以确定为高低肩。以下有6种可能存在的高低肩供大家参考，对于较高一侧的肩胛骨，一般是使肩胛骨上提的肩胛提肌和斜方肌上束过于紧张，而肩胛骨下降斜方肌下束、前锯肌和胸小肌的肌群松弛所致。

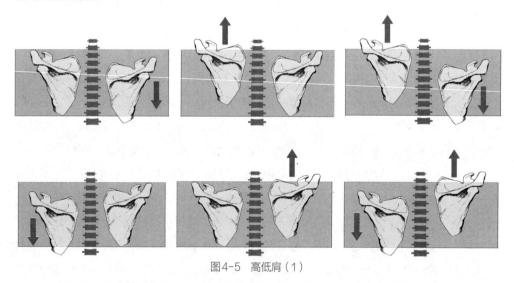

图4-5　高低肩（1）

有些舞者出现高低肩不只是由肩胛骨位置的异常所致，还有脊柱侧弯，骨盆侧倾，以及长短腿等因素（见图4-6）。

### （二）肩胛上回旋

肩胛上回旋的主要肌群为斜方肌上、下部纤维以及前锯肌，与肩胛下回旋肌群互为力偶。正常的肩胛骨会有些微的上回旋以维持肩关节的稳定性，可通过触摸肩胛冈有往上倾斜，以及观察锁骨与水平线夹角为15°来判断肩胛骨位置是否恰当。肩胛不同回旋姿势如图4-7所示。

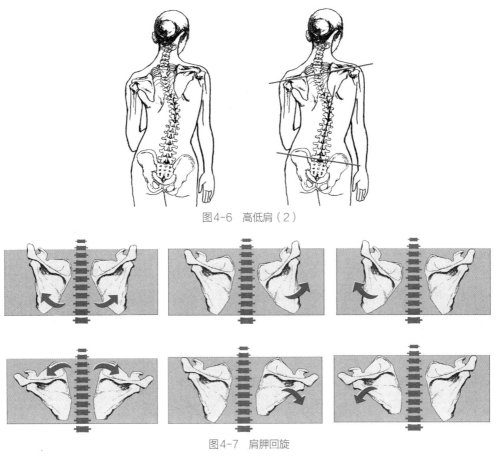

图4-6　高低肩（2）

图4-7　肩胛回旋

（三）肩胛下回旋

肩胛下回旋的主要肌群为肩胛提肌、菱形肌与胸小肌，凡驼背或圆肩的人容易伴随有肩胛下回旋的状况发生，肩关节盂不能托住肱骨头，不能提供肩关节稳定性，旋转肌群持续收缩维持肌肉张力来避免肱骨头脱位，可能是造成冻结肩（冰冻肩、五十肩）的原因之一。

另外，当肩胛提肌、菱形肌、胸小肌过度紧绷或肩胛上回旋肌群无力时，也容易呈现肩胛下回旋的姿势。

（四）肩胛前伸

当肩胛骨内侧缘远离脊柱时，便会形成圆肩的不良姿势体态，其原因在于深层菱形肌和表层斜方肌中束无力（见图4-8）。

## （五）肩胛后缩

舞者讲究开绷直，肩部外开也是至关重要的。我们在训练的时候一直强化下沉而致使肩胛骨后缩肌群持续收缩，致使肩胛灵活性受限，累及肩带乃至上肢的灵活性，会导致动作过于死板（见图4-8）。

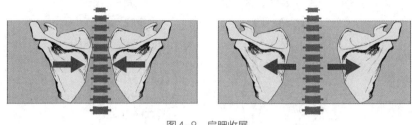

图4-8　肩胛收展

## （六）单侧肩胛上回旋

舞者在进行翻身技巧动作教学与开法儿时，准备姿势往往是脊柱向左侧倾，形成旁腰，两臂展开，上侧手臂受脊柱侧倾制约需要借助肩胛骨上回旋代偿完成，长此以往，一般右侧肩胛骨会出现下角上回旋。有些教师发现这一问题后，便会以松解右侧大圆肌和小圆肌，改善肱骨与肩胛骨之间的活动度，来改善此类异常肩胛（见图4-9）。

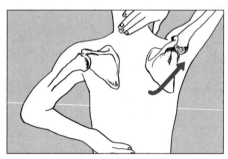

图4-9　单侧肩胛上回旋

## （七）翼状肩

正常的肩胛骨是服帖地附着在肋骨上，从T2—T3（第2胸椎—第3胸椎）往下延伸到T7—T9（第7胸椎—第9胸椎），当肩胛骨内缘凸出，则称为"翼状肩"。临床上以凸出部位将翼状肩分成三类：肩胛骨下—内缘凸出翼状肩、肩胛骨内缘凸出翼状肩、肩胛骨上—内缘凸出翼状肩；另外依照状态又分为静态翼状肩与动态翼状肩（见图4-10）。

静态翼状肩表示静止状态下肩胛骨无法服帖在肋骨上，通常是肩胛骨、锁骨、脊椎或肋骨结构异常造成；而动态翼状肩是指动作中出现肩胛骨凸出无法服帖在肋骨上，可能原因包括胸长神经损伤造成的前锯肌无力麻痹、第11对脑神经—副神经损伤造成的斜方肌无力麻痹、菱形肌无力、肩关节多重方向不稳定或肩关节疼痛引发肩胛—肱骨节律改变等，当控制肩胛骨的肌肉无力且无法适当协调肩关节的所有活动时，就会出现动态翼状肩。

## （八）肘过伸

正常肘关节伸直角度为180°，超过180°称为"肘过伸"（见图4-11）。

女性肘过伸发生率多于男性，可能是先天韧带松弛造成，也可能是不良的神经肌肉控制与肌肉无力造成，利用超伸锁住关节方式来维持肘关节平衡与稳定。在进行负重训练时，例如手倒立、俯卧撑、卧推等，可能会因为关节超伸导致伤害发生，最有效的解决方式在于强化肘关节附近肌群，重建肘关节本体感觉，以减少肘关节过伸发生的机会。

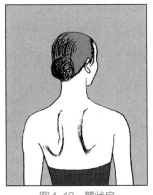

图4-10　翼状肩

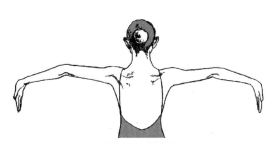

图4-11　肘过伸

# 二、脊柱

## （一）脊柱侧弯（S型、C型）

脊柱侧弯是腰椎或胸椎有一个或多个侧向弯曲的异常，形状可能是S型或C型，可以只单纯发生在胸椎、胸腰交界或腰椎处（见图4-12、图4-13）。

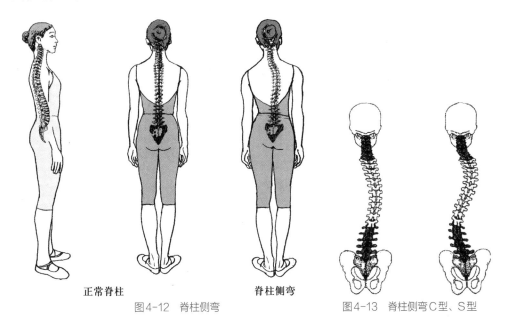

正常脊柱　　　　　脊柱侧弯

图4-12　脊柱侧弯　　　　图4-13　脊柱侧弯C型、S型

脊柱侧弯可能是非结构性或结构性的，姿势不良、神经根压迫、脊椎发炎、长短腿、髋关节挛缩等都可能造成非结构性脊柱侧弯。当了解发生原因后，借助解决形成原因矫正，回归正常脊柱形态。结构性脊柱侧弯可能是遗传、原发性（原因不明），或其他先天性脊椎椎体发育不全造成，亦可能是长期肌肉无力、四肢瘫痪导致脊柱侧弯。

非结构性脊柱侧弯通常是脊柱周边组织问题，而非椎体本身造成，通常角度稳定不会有变化，且具有对称侧弯角度；结构性脊柱侧弯通常缺乏正常的活动度，双侧侧弯角度不对称，且大部分会随时间日渐增大，轻微的脊柱侧弯可能不会有症状，严重的有些甚至会影响呼吸系统。脊柱侧弯以曲度定点位置命名，例如胸椎凸向右弯。

另外值得注意的是，原发性脊柱侧弯占结构性的75%~85%。脊柱除了侧向的弯曲，椎体亦会伴随有旋转至凸边的状况，所以，在胸部的脊椎侧弯通常可以发现单边肋骨有一明显的驼峰。

## （二）腰弯过大

腰弯正常为凸向前的曲线，当曲度过大时，称之为"腰弯过大"（见图4-14）。形成原因可能是不良姿势、肌肉不平衡、腹部过重、驼背的代偿机制、屈髋肌挛缩、腰椎滑脱、先天问题（例如先天性双侧髋关节脱臼）等，甚至穿高跟鞋都可能增加腰弯曲度。

詹达与朱尔提出下交叉综合征[①]（见图4-15），骨盆附近肌肉失衡，主要是僵紧的背侧胸腰伸肌、前方屈髋肌，与无力的前侧深层腹肌、背侧臀大肌、臀中肌，可能会呈现胸腰椎后凸过大、腰椎前凸过大、骨盆前倾姿势，造成后续慢性疼痛或神经压迫的发生。

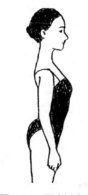

图4-14　腰弯过大

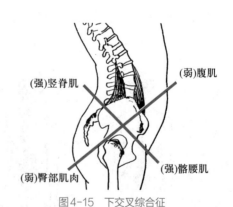

(强)竖脊肌　　(弱)腹肌

(弱)臀部肌肉　　(强)髂腰肌

图4-15　下交叉综合征

## （三）腰弯消失

腰椎正常为凸向前的弯曲。当曲度过小时，则为腰弯消失（见图4-16）。当骨盆倾斜

① Janda, V. "Muscles and Motor Control in Low Back Pain", in Physical Therapy of the Low Back, ed. L. T. Twomey, New York: Churchill Livingstone, 1987, pp. 253-278.

角度小于30°时，容易伴随有腰弯消失，常见有平背（见图4-16）、圆背（见图4-17）与驼背（见图4-18）姿势。通常这样姿势的人常发现紧绷的腹肌、伸髋肌与无力的伸腰肌、屈髋肌，亦可能会后续造成慢性背痛或严重的脊椎退化。

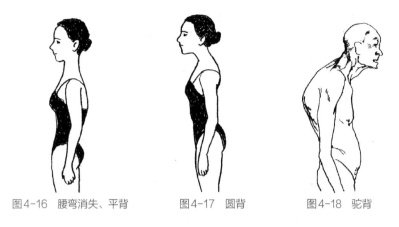

图4-16　腰弯消失、平背　　　　图4-17　圆背　　　　图4-18　驼背

一般常见体姿如图4-19所示。

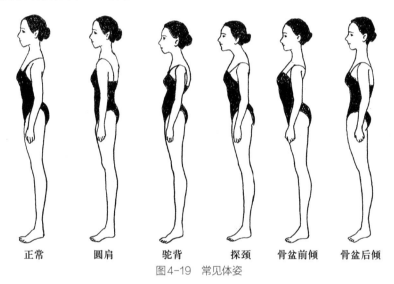

正常　　　圆肩　　　驼背　　　探颈　　　骨盆前倾　　　骨盆后倾

图4-19　常见体姿

# 三、骨盆

## （一）骨盆前倾

正常的骨盆向前倾斜角度为30°，当角度大于30°称为骨盆前倾（见图4-20），常与腰椎前倾角过大并存。腰弯过大与骨盆前移姿势为两种常见的骨盆前倾错误姿势，不同姿势呈现的肌肉失衡会有些微差异，但临床上这类人群常伴随深层背伸肌与腹肌群无力，腰弯过大姿势会有紧绷的屈髋肌，而骨盆前移因把骨盆往前推，反而会出现屈髋肌无力、伸髋肌紧绷状态。

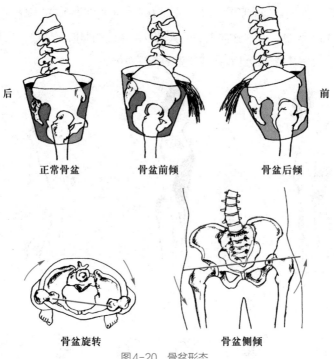

| | 后 | 前 |
|---|---|---|
| 正常骨盆 | 骨盆前倾 | 骨盆后倾 |

骨盆旋转　　　　　　　　骨盆侧倾

图4-20　骨盆形态

## （二）骨盆后倾

正常的骨盆向前倾斜角度为30°，当角度小于30°称为骨盆后倾（见图4-20），常与腰椎前凸角度变小并存。平背、驼背与圆背为常见骨盆后倾的错误姿势，临床上发现，这类人群常会有僵紧的腘绳肌（见表4-11）。

表4-11　骨盆姿势类型

| 骨盆姿势类型 | 松弛肌肉组织 | 紧张肌肉组织 |
|---|---|---|
| 骨盆前倾 | 腹直肌<br>髋伸展肌群 | 背部伸展肌群 |
| 骨盆后倾 | 髋前屈肌群 | 髋伸展肌群 |

## （三）骨盆侧倾

骨盆侧倾（见图4-20）临床表现为两边的髂骨棘不等高，可能原因为两脚不等长、腰椎或骶髂关节疾病、腰方肌或背阔肌短缩，可以利用影像学检查或测量脚长来排除是否为结构性的双脚不等长；绝大多数的骨盆侧倾与功能性长短腿有关，且主要是因为肌肉失衡所致，例如腰方肌、单关节屈髋肌与收髋肌缩短会造成下肢变短；而背阔肌缩短会抬高同侧骨盆，造成同侧下肢功能性变短等现象，解决途径主要是恢复肌肉长度，解决肌肉失衡现象。

## （四）骨盆旋转

骨盆旋转（见图4-20）表示髂前上棘在水平面上有一前一后的情况，通常会伴随髋关节内旋，而造成髋关节内旋的原因常与阔筋膜张肌、髂胫束缩短相关，另外也可能是腰椎或骶髂关节疾病造成骨盆旋转。

# 四、膝部

## （一）膝过伸

正常膝关节伸直为0°，超过0°称为"膝过伸"（见图4-21、图4-22），甚至可以测量到膝关节夹角为−15°，常见于广泛性关节过松人群，女性多于男性。

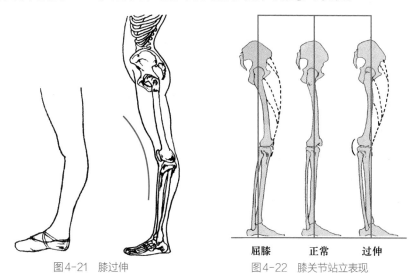

图4-21　膝过伸　　　　　　　图4-22　膝关节站立表现

在Janda与Jull提出的下交叉综合征中，有一种肌肉失衡发生在骨盆肌肉，造成上述骨盆前倾的姿势，容易伴有膝过伸；另一种肌肉失衡发生在躯干肌肉，腰弯不大但胸弯变大，身体重心后移，也会产生膝过伸现象（见表4-12）。

表4-12　膝过伸表现

| 膝伸 | 松弛肌群 | 紧张肌群 |
| --- | --- | --- |
| 髋后伸角度增加<br>踝背屈角度减小 | 腓肠肌<br>腘绳肌 | 股四头肌 |

## （二）膝内翻（O型腿）

站立时，双脚脚跟并拢，膝盖相隔2个手指宽（4cm），下肢外观呈现O形，又称"O型腿"（见图4-23、图4-24），从X光片可发现胫骨股骨夹角小于6°，可能会伴随有胫骨内旋，同侧髋关节过度外旋外展，踝关节会有代偿性过度旋前，使内侧足跟踩在地面上。

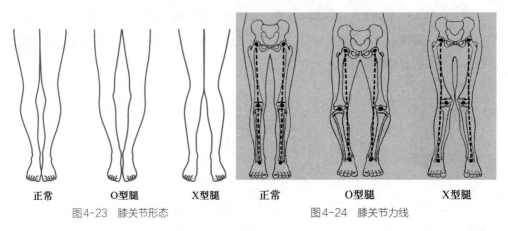

正常　　　O型腿　　　X型腿　　　　正常　　　O型腿　　　X型腿

图4-23　膝关节形态　　　　　　　　图4-24　膝关节力线

### （三）膝外翻（X型腿）

站立时，双脚膝盖并拢，脚跟相隔9~10cm，下肢外观呈现X形，又称"X型腿"（见图4-23、图4-24）。从X光片可以发现胫骨股骨夹角大于6°。可能会伴随扁平足、踝关节过度旋前、胫骨外旋、髌骨向外半脱位、同侧髋过度内旋内收，踝关节会代偿性旋外使外侧足跟踩地。表4-13表述了膝内翻与膝外翻不平衡的肌组织及其筋膜组织。

表4-13　膝内翻与膝外翻不平衡的肌肉状态

| 膝关节姿态 | 膝内翻 | 膝外翻 |
|---|---|---|
| 膝关节压力重心分布 | 股骨内侧髁成为压力重心点 | 股骨外侧髁成为压力重心点 |
| 松弛的肌肉组织 | 阔筋膜张肌<br>髂胫束<br>股二头肌 | 股薄肌<br>半膜肌<br>半腱肌<br>缝匠肌 |
| 紧张的肌肉组织 | 股薄肌<br>半膜肌<br>半腱肌<br>缝匠肌 | 阔筋膜张肌<br>髂胫束<br>股二头肌 |

## 五、足部

### （一）扁平足

扁平足（见图4-25）可能是先天性的，也可能是后天外伤、肌肉无力、韧带松弛、距骨头位置下坠等造成。正常婴儿2岁前皆为扁平足，主要是由于纵弓未发育完全，且还有脂肪垫协助保护足部，内侧纵弓较低，站立时足部内缘与地面接触没有空隙，这个状况持续到儿童阶段属于先天性扁平足。后天扁平足除了外伤（跟骨骨折或踝关节扭伤），也常跟姿势变异有关，常见有髋内旋或胫骨内旋造成扁平足。

扁平足有两种形态：一种为先天性扁平足，相对为少数，可以发现跟骨外翻、脚掌脚背旋前、距骨向内向下偏移、舟状骨塌陷，容易伴随有软组织挛缩与结构性变化，通常是胫骨或股骨旋转、髋内翻[①]或距下关节丧失功能造成。

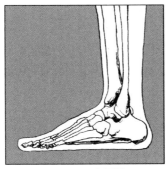

图4-25　扁平足

## （二）拇外翻/小趾内翻

拇外翻（见图4-26）是最常见的第一跖趾关节变形，近节趾骨向外偏移，第一跖骨向内偏移形成，通常与后足旋前（足跟内侧压力更大，足跟外侧可能会离地）同时存在，严重的甚至会发展成脱位。

小趾内翻（见图4-27）则是指足部第五趾向拇指方向弯曲，当其超过一定限度时，会感到异常疼痛。

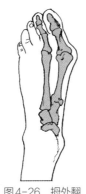

图4-26　拇外翻

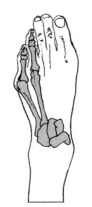

图4-27　小指内翻

## 思考题

1. 什么是姿势评估？姿势与姿态有什么区别？

2. 姿势评估前需要做哪些准备工作？

---

① 髋内翻：股骨颈与股骨干角度小于120°。

3. 阐述在做姿势评估前需要思考的问题。

4. 如何做骨盆的评估？

5. 脊柱的评估从哪些方面观察操作？

6. 分析舞者脊柱侧弯的原因。

第五章
Chapter

5

舞者保健基本
内容与方法

教学一线的教师与舞者学生要牢记：预防损伤一定重于治疗。教师要担负起预防损伤的重任，从观念上重视预防损伤的发生，并能够将这一观念落实到教学中，让每一位学习舞蹈的学生，从入门起就养成正确的舞蹈训练理念，在保证身体健康的基础上善用身体，将身体的作用发挥得淋漓尽致。

通过调研数据我们发现，很大一部分学生每天的训练量远远大于常人的活动量，因而需要及时地排解身心疲惫，将每天的放松提到我们学习的日常安排中来。适当的放松可以让身体、心理的紧张压力获得释放，尽可能在最短时间消除疲劳、恢复身体能量。

# ● 第一节　放松按摩

放松按摩是用各种手法作用于机体，以提高身体机能、消除疲劳、预防舞蹈损伤为主要目的的一种手段。放松按摩不仅在防治损伤方面有重要作用，更在训练前后纠正舞者身体出现的机能失调、消除疲劳、提高身体运动机能、发挥身体表现力等方面，均可以起到积极的作用。经常按摩可以提高舞者的灵敏性，使身体能轻松完成复杂的技术技巧，同时能够保证身体良好的节律，精力集中，降低舞者在紧张学习训练或演出时身心所承受的压力。

## 一、放松按摩的作用

### （一）对神经系统的作用

（1）可以调整神经系统的兴奋与抑制过程。

（2）可以通过神经反射影响身体各器官的功能。

手法不同，起到的作用各异。例如，用力重、时间短、快节奏的手法施加于身体，有兴奋作用；慢而轻、时间长的手法，有镇静作用。

（3）镇痛作用。

### （二）对皮肤的作用

按摩可使皮肤产生一种类组织胺的物质，类组织胺能活跃皮肤的毛细血管和神经，使皮肤的毛细血管扩张、血流量增多，从而改善皮肤状态，使皮肤润泽而富于弹性，并使皮肤温度得到相应提高。按摩可改善皮肤呼吸，有利于汗腺和皮脂腺的分泌。

（三）对运动系统的作用

（1）消除疲劳。
（2）提高肌肉工作能力。
（3）防止肌肉萎缩。
（4）促进组织愈合。

（四）对循环系统的作用

（1）按摩可以引起周围血管扩张，降低大循环中的阻力，同时又可以加速静脉血的回流，故按摩能够减轻心脏的负担，有利于心脏的工作。
（2）按摩可以直接挤压淋巴管，促使淋巴回流加快，有助于渗出液的吸收，对消除局部水肿具有良好作用。
（3）按摩能够影响血液的重新分配，调整肌肉和内脏的血流量，以适应肌肉紧张工作时的需要。

（五）对呼吸、消化系统的作用

（1）按摩可以直接刺激胸壁或通过神经反射使呼吸加深。
（2）按摩腹部能提高胃肠的分泌机能和加强胃肠蠕动，从而改善消化机能，预防和治疗便秘。
（3）按摩能够提高机体的免疫机能。

## 二、放松按摩的注意事项

（1）按摩者要清洁手部，指甲要剪短，以免擦伤被按摩者的皮肤，造成感染。
（2）按摩者与被按摩者的体位应该是按摩者便于发力、被按摩者肌肉充分放松。
（3）放松按摩的方向一般要按照淋巴回流的方向进行，淋巴结所在部位不宜按摩。
（4）按摩时要注意手法顺序，用力应由轻到重，再逐渐减轻而结束。随时与被按摩者沟通，以便及时调整按摩力度、强度。

## 三、放松按摩的适应症

按摩对人体各器官、系统都具有良好的作用，因此它具有广泛的适应性。适应于人体的功能性疾病，如各器官、系统的功能障碍，慢性炎症、急慢性疲劳，以及急性损伤后的恢复期。

（1）闭合性软组织损伤的急性期24小时之后。

（2）劳损和退行性疾病。劳损如腰肌劳损、髌骨劳损、跟腱炎等。退行性疾病如颈椎病、骨性关节炎、骨刺等。

（3）内科疾病，如感冒、消化不良、便秘、腹泻等。

（4）妇科疾病，如痛经、闭经、盆腔炎、乳腺炎等。

## 四、放松按摩的禁忌症

以下情况不宜进行按摩：

（1）发烧患者。

（2）肿瘤患者。

（3）急性炎症。

（4）各类皮肤病。

（5）开放性损伤。

（6）骨折及急性软组织损伤。

（7）女性月经期及妊娠期不能按摩腹部。

## 五、按摩所需介质

为了减少按摩的阻力，避免皮肤擦伤、起泡，以及为取得按摩和药物协同作用，提高按摩效果，在按摩时可以选用相应的介质，如有吸水、润滑作用的滑石粉、爽身粉、痱子粉等。治疗性质的按摩可以用舒活酒、风湿酒等，以取得更好的治疗效果。还可以选择适合的乳剂、油剂等。

## 六、放松按摩手法

放松按摩的目的是身体、意识真正的放松，使肌肉得到充分放松、恢复和再生能量。因而被按摩者的体验不应该是疼痛。再一次强调放松时的体位一定要舒服、自然、松弛。

（一）推摩

在身体某个部位做单方向的直线或弧线推抚，这种手法即是"推摩"。可以用手掌、掌根、拇指等。推摩因力度大小分为轻推摩、重推摩。

## 1. 方法

轻推摩：力度仅在皮肤表层，动作要均匀、柔和。

重推摩：力度达到皮下组织。着力点在掌根或大小鱼际（手掌的拇指侧或小指侧）。

## 2. 作用

轻推摩对神经系统有镇静作用；重推摩可加速静脉和淋巴回流，有消肿散瘀作用，也有提高局部温度的作用。

## 3. 应用

轻推摩一般用于手法按摩的开始或结束，或者在按摩过程中变换手法时穿插几次轻推摩。重推摩一般用于训练或演出前，可以迅速提高舞者的体表温度。拇指推可以用在头、面、背、四肢等定向肌肉，有止痛、消除疲劳、理顺肌腱等作用。

## （二）揉

用手指或手掌在身体的某个部位做揉动的手法称为"揉"。同上，可以用手掌、拇指等操作。依据力度大小分为轻揉与重揉。

## 1. 方法

做画圆或螺旋式揉动，揉时操作部位不可以离开皮肤。

轻揉：力度达到皮下组织或浅层肌肉。

重揉：力度要深达深层肌肉或深部组织。

## 2. 作用

轻揉有镇静、止痛、缓和强手法刺激的作用；重揉有促进血液循环、促进新陈代谢、松解粘连等作用。

## 3. 应用

可以应用于身体各个部位及各个训练后的时段。揉是日常最为常见的按摩手法，虽然随时随处可用，但要选对时机。

## （三）按压

在身体的某一部位或穴位，采用逐渐用力下压的手法称为"按压"。可以分为指按压及掌按压。

### 1. 方法

指按压是用拇指指腹按压穴位、痛点或肌肉筋结处，用力是由轻到重停留3~5秒钟，再缓慢减小力量，慢慢松起。

掌按压同上方法，作用点在肌肉或关节处，需要注意的是力量由轻到重，停留后再由重至轻。

### 2. 作用

指按压多用于穴位及痛点，有镇静和止痛的作用；掌按压可以放松肌肉，消除疲劳，并可以使轻微错位的关节复位。

### 3. 应用

常用于全身肌肉、关节、骨缝、穴位等处。

## （四）叩打

用空掌或空拳击打身体某部位的方法称为"叩打"。

### 1. 方法

空拳叩打：两手半握拳（空拳），用尺侧（小手指一侧）叩打被按摩的身体部位，力量要均匀，手指、手腕尽量放松，发力在肘。

空掌叩打：又称为"轻拍"，掌心向下交替拍打，力量要均匀，手指、手腕放松，发力在腕。

### 2. 作用

促进血液循环、放松肌肉、消除运动后酸痛。叩打也是生活中常用的手法，可无师自通，当身体某部位酸胀、紧张时，都会不自觉地敲打几下。正式使用时可以用这个手法一直叩打至酸痛消除，能非常有效地解除运动后的酸痛。

### 3. 应用

多用于下肢、肩、背、臀部等肌肉丰厚的部位。一般常用在按压等强刺激手法之后。

## （五）抖动

快速、小幅度地连续摆动肌肉或肢体的方法即为"抖动"，可以分为肌肉抖动和肢体抖动。

## 1. 方法

肌肉抖动：要求被按摩者要放松，按摩者用手轻轻控制住肌肉，进行左右上下地快速抖动或振动。

肢体抖动：双手握住肢体末端，进行左右或上下的快速抖动，速度由慢至快，再由快至慢进行，注意是小幅度振动。

## 2. 作用

放松肌肉、关节，消除疲劳。

## 3. 应用

全身各处肌肉及四肢关节；或在按压等强刺激手法之后用。

### （六）拨

用拇指外侧顺肌纤维方向进行拨动的手法即为"拨"。

## 1. 方法

用拇指外侧拨离肌纤维，幅度极小，起到分离作用即可。

## 2. 作用

分解粘连肌肉的作用。

## 3. 应用

全身肌肉均可使用。

### （七）搓

用手掌或鱼际在身体某部位做往返、快速地擦动手法为"搓"。

## 1. 方法

两手掌相对，作用于四肢某个部位，用力方向相反、来回搓动，双手力量均匀，频率快，力度达到皮下组织或肌肉。在操作过程中，速度是由慢至快，再由快至慢结束。在躯干部位，手掌或鱼际作用于身体做往返擦动。

## 2. 作用

消除肌肉疲劳，提高肌肉工作能力，提高局部体表温度。

## 3. 应用

四肢肌肉及关节处。在舞蹈训练前可以起到兴奋作用。

## （八）揉捏

拇指与其余四指相对，钳住肌肉，按下肌肉之后并提拉起来连续动作的方法为"揉捏"。

### 1. 方法

拇指与其余四指相对、张开，腕关节放松，将掌心及手指贴于皮肤上，按下又提起肌肉，有节律进行，动作缓和连贯，力量均匀，达深部组织肌肉。注意在揉捏时掌指关节保持屈伸运动状态，指间关节不可以弯曲，避免指尖用力。

### 2. 作用

促进肌肉的血液循环和新陈代谢，增加肌力、防止肌肉萎缩，消除肌肉的疲劳性酸痛，解除肌肉痉挛；并有活血化瘀作用。

### 3. 应用

揉捏手法是按摩肌肉的主要手法，多用于下肢的大腿、小腿、臀部等肌肉比较丰厚的地方。

## （九）运拉

运拉是被按摩者在完全放松的状态下，被动地由按摩者对其身体某个关节做连续的功能范围内的运动，此种活动手法就是"运拉"。

### 1. 方法

一手固定关节的近侧端，另一手握住关节的远侧端肢体，根据被按摩者关节的活动能力做最大可能性的关节活动。运拉手法要注意的是在被按摩者的关节活动范围内操作，切勿超出范围，避免损伤的发生。

### 2. 作用

增加关节的活动幅度，保证肌肉和韧带的伸展性。

### 3. 应用

一般作为按摩的最后一个手法使用，身体各个关节均可操作。

## ● 第二节　保健按摩

晋代葛洪《抱朴子·内篇》载："其肿痛所在，以摩之皆手下即愈。"保健按摩是我国传统医学保健法的一大特色，在我国流传广泛，手法繁多，历史悠久，主要目的是防病健身，康复身体。保健按摩适用范围广泛，尤其对慢性病效果较好，易学易行，作用缓和安全。本节主要引用原文描述经络路径，舞者训练可以有意识拉伸、通顺经络线路，日常保健采用方便操作、有实效的手法及功法，保持充沛的精力和旺盛的体力完成训练及表演，发挥最佳身体状态。

## 一、经络的基本常识

经络系统遍布于全身，是主宰全身气血运行、调节生命活动的信息反馈系统，具有联系脏腑与肢体的作用。经络学说是中医学基础理论的重要组成部分，用以阐述人体生理现象、病理变化以及指导临床诊断和治疗的理论体系，对于保健按摩具有直接指导意义。保持经络通畅，气血、津液等才能畅通运行，得以调节脏腑与体表、脏腑与脏腑之间的功能与联系，增强脏腑器官功能、有效防治脏腑器官疾病，提高机体抗病能力。

经络是经脉和络脉的总称，意指全身气血运行的大小通路。经脉是经络系统的主体，络脉是由经脉发出的分支网络在身体各部分的支脉。全身以十二经脉和奇经八脉为主，十二正经即手太阴肺经、手厥阴心包经、手少阴心经、手阳明大肠经、手少阳三焦经、手太阳小肠经；足阳明胃经、足少阳胆经、足太阳膀胱经、足太阴脾经、足厥阴肝经、足少阴肾经。十二经络的走向为足三阳经从头到足、足三阴经从足到胸；手三阳经从手到头、手三阴经从胸到手。例如，人体的心肺经络走上肢，心肺功能弱了，手抓握能力就下降。这就是经络与脏腑肢体的关系表现。奇经有八条，称"奇经八脉"，包括有督脉、任脉、带脉、冲脉、阴跷脉、阳跷脉、阴维脉、阳维脉。任督二脉分布于人体前后正中线，它们与十二经络合称为十四经，构成了人体上下贯穿、内外沟通的循环系统，对全身起着重要的调控和主导作用。

## 二、穴位及功能

穴位又称腧穴，是脏腑、经络之气输注于体表的"据点"，形成了"穴位——经络——脏腑"三者统一的有机整体。

穴位的功能主要表现在对疾病的诊断和治疗两个方面。在诊断方面，由于穴位是通过经络内连脏腑器官、外络皮肉筋骨，具有输注气血、反映疾病的作用，当人体某部位有病变时，常会在邻近的穴位或远部所属经络的穴位上出现异常反应，为临床诊断提供依据，如肠胃疾病可在足三里等穴位出现敏感等。

### （一）穴位的分类

穴位一般分为三类：

经穴：分布于十二经络与任督二脉的循行线路上，均有一定的名称及定位，具有主治本经病症的共同作用。

经外奇穴：是十四经脉之外的一些穴位，但有奇效，故称经外奇穴。

阿是穴：没有固定的名称及位置，以压痛点和反应点定位的穴位。

### （二）取穴方法

常用取穴方法有两种：

体表标志法：体表标志法又称解剖标志法，以各种体表标志为依据来确定经穴位置的方法。如锁骨上窝为缺盆穴、两眉间为印堂。

指量法：指量法是穴位按摩最常用的取穴方法。指量法是以患者的手指宽度为标准，拇指的宽度为1寸，食中二指或中指第二指节为1.5寸，四横指为3寸（见图5-1）。

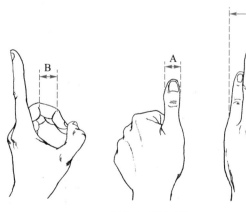

图5-1　取穴方法

## 三、经络的循行路线及功能

本部分简介十二经络及任督二脉，经脉循行按照子午流注规律主述其流经路线，在保健按摩中，在循行经络中点按穴位，对于保健而言重要的是在正确的循经路线上施加手法，有痛、胀、酸、麻感觉者为强调手法位置。

### （一）足少阳胆经（见图5-2）

《灵枢·经脉》：胆足少阳之脉，起于目锐眦，上抵头角，下耳后，循颈，行手少阳之前，至肩上，却交出手少阳之后，入缺盆。其支者：从耳后入耳中，出走耳前，至目锐眦后。其支者，别锐眦，下大迎，合于手少阳，抵于頔[1]，下加颊车，下颈，合缺盆，以下胸中，贯膈，络肝、属胆，循胁里，出气街，绕毛际，横入髀厌[2]中。其直者：从缺盆下腋，循胸，过季胁，下合髀厌中。以下循髀阳[3]，出膝外廉，下外辅骨之前，直下抵绝骨之端，下出外踝之前，循足跗上，入小指次指之间。其支者：别跗上，入大指之间，循大指岐骨内，出其端，还贯爪甲，出三毛。

经脉循行：足少阳胆经从外眼角（瞳子髎）开始，上行到额角、下行至耳后，再折回上行经额部至眉上又向后折至风池穴，沿颈旁走手少阳三焦经至肩上退后，交会大椎穴再向前入缺盆。它的支脉从耳后进入耳中，出走于耳前至外眼角后方；另一支脉：从外眼角分出，向下走大迎，同手少阳三焦经分布于面颊部的支脉相合，行至眼下；向下经过下颌角部下行颈部，与前脉会合于缺盆。由此进入胸部，穿过膈肌联络肝脏，属胆，沿胁肋部出腹股沟，经外阴毛际横入环跳穴处。其主干直行脉：从缺盆向下进入腋下，沿胸侧过季胁向下与前脉会合于环跳穴。由此向下沿大腿外侧、膝外侧、小腿外侧直下到外踝之前，沿足背进入第四趾外侧端（足窍阴穴）。本经又一分支：从足背（临泣穴）分出，进入大趾趾缝间，折回穿过爪甲，分布于足大趾爪甲后丛毛处，交于足厥阴肝经。

本经从头到脚，一侧44穴（左右两侧共88穴）。其中15穴分布于下肢外侧面，29穴在臀、胸侧、头侧等部。首穴"瞳子髎"，末穴"足窍阴"。主治胸胁、肝胆病症、热性病、神经系统病症和头侧部、眼、耳、咽喉病症，以及本经脉所经过部位之病症。

### （二）足厥阴肝经（见图5-3）

《灵枢·经脉》：肝足厥阴之脉，起于大指丛毛之际，上循足跗上廉[4]，去内踝一寸，上

---

① 頔：[zhuō]，颧骨。
② 髀[bì]厌：环跳穴。
③ 髀阳：髀指大腿股骨，阳指外侧；髀阳指大腿外侧。
④ 廉：侧面。

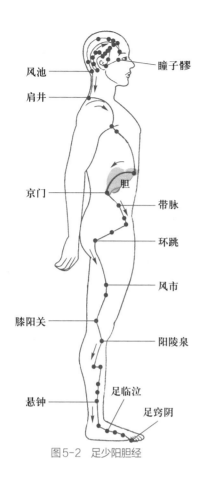

图5-2 足少阳胆经

（图中标注：风池、瞳子髎、肩井、京门、胆、带脉、环跳、风市、膝阳关、阳陵泉、悬钟、足临泣、足窍阴）

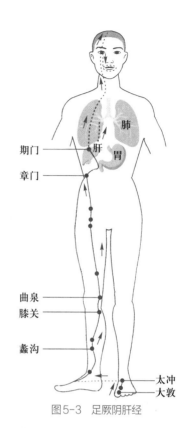

图5-3 足厥阴肝经

（图中标注：肺、肝、胃、期门、章门、曲泉、膝关、蠡沟、太冲、大敦）

踝八寸，交出太阴之后，上腘内廉，循股阴，入毛中，环阴器，抵小腹，挟胃，属肝，络胆，上贯膈，布胁肋，循喉咙之后，上入颃颡①，连目系，上出额，与督脉会于巅。

其支者：从目系下颊里，环唇内。

其支者：复从肝别，贯膈，上注肺。

肝经从大脚趾背部（大敦穴）开始，沿着足背上行到内踝前1寸，然后沿小腿内侧（经过脾经的三阴交穴）上行至内踝上8寸处交出于足太阴脾经的后面，到达膝关节内侧，沿大腿内侧中线进入阴毛中，再环绕生殖器进小腹，夹胃两旁，属于肝脏，联络胆，向上通过膈肌，分布于胁肋部。再沿喉咙后方向上进入鼻咽部，连接目系（眼球连系于脑的部位），向上经前额出来到达头顶与督脉交会。

目系分支：从目系走向面颊的深层，下行环绕口唇之内。

肝系分支：从肝分出，穿过横膈向上流注于肺，与手太阴肺经相接。

本经从足到胸，一侧14穴（左右两侧共28穴），11穴分布于下肢内侧，3穴位于胸腹部。起始穴在脚趾"大敦穴"，末穴于乳下"期门穴"，主要经过人体的肝、胆、肺、胃、脑等脏腑。主治此列脏腑疾病；主治肝经循行经过部位的其他病证，如肝胆、妇科、足背、泌

---

① 颃颡：[háng sǎng]，上至鼻咽下至喉咽的位置。

尿、生殖系统等疾病。

（三）手太阴肺经（见图5-4）

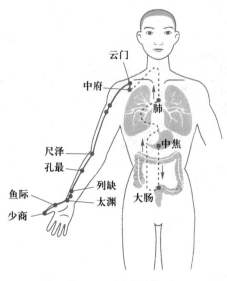

图5-4　手太阴肺经

《灵枢·经脉》："肺手太阴之脉，起于中焦，下络大肠，还循胃口，上膈属肺，从肺系横出腋下，下循臑①内，行少阴心主之前，下肘中，循臂内上骨下廉，入寸口，上鱼，循鱼际，出大指之端；其支者，从腕后直出次指内廉出其端。"

循行路线：肺经起自腹部，向下联络大肠，返回来向上经胃贲门穿过膈肌入肺，从肺部横行出胸壁外上方走腋下，沿上臂内侧前缘至肘，再沿前臂内侧桡骨边缘下行至手腕桡动脉搏动处，继续沿手掌大鱼际前缘、拇指桡侧出指端。其之脉从腕后桡骨茎突上方分出，经手背虎口走向食指桡侧端，出其末端接手阳明大肠经。

本经从腹部经上肢内侧前缘走向手，一侧有11穴（左右两侧共22穴），其中9穴分布于上肢，2穴分布于前胸上部，首穴"中府"，末穴"少商"。主治呼吸系统疾病及本经所经过部位的病症。属肺，络大肠，并与胃、气管、喉咙联系。

（四）手阳明大肠经（见图5-5）

《灵枢·经脉》：大肠手阳明之脉，起于大指次指之端，循指上廉，出合谷两骨之间，上入两筋之中，循臂上廉，入肘外廉，上臑外前廉，上肩出髃骨②之前廉，上出于柱骨③

---

① 臑：[nào]，上肢肱骨。
② 髃骨：指肱骨头。
③ 柱骨：指锁骨。

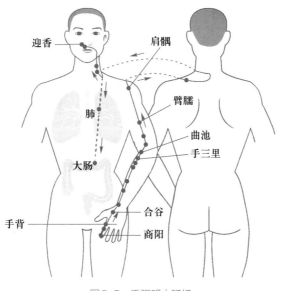

图5-5　手阳明大肠经

之会上、下入缺盆、络肺，下膈，属大肠；再支者，从缺盆上颈贯颊，入下齿中，还出夹口，交人中，左之右，右之左，上挟鼻孔。

　　手阳明大肠经起于食指桡侧端（商阳），上行经第1/2掌骨间循行与前臂外侧前缘，进入肘外侧，沿上臂走肩，向上交会颈部大椎穴，向下从缺盆络肺，穿过膈肌进入体腔连属大肠。分支从缺盆处向上走经颈部，贯穿颊部进入下齿龈中，再从口内返出而绕行至口唇旁，左右两脉在人中穴相交会后，左脉走到右边，右脉走到左边，再上行挟于鼻孔两侧迎香穴处与足阳明胃经相接。

　　本经从手经上肢桡侧走向头，一侧有20穴（两侧有40穴），14穴分布于上肢背面桡侧，6穴在肩颈和面部。主治头、面、五官、咽喉病以及本经循行部位的病痛。

（五）足阳明胃经（见图5-6）

　　《灵枢·经脉》：胃足阳明之脉，起于鼻之交頞[1]中，旁纳太阳之脉，下循鼻外，入上齿中，还出挟口，环唇，下交承浆，却循颐[2]后下廉，出大迎，循颊车，上耳前，过客主人，循发际，至额颅；其支者，从大迎前下人迎，循喉咙，入缺盆，下膈，属胃，络脾；其直者，从缺盆下乳内廉，下挟脐，入气街[3]中；其支者，起于胃口，下循腹里，下至气街中而合，以下髀关[4]，抵伏兔，下膝膑中，下循胫外廉，下足跗入第二趾间；其支者，下廉三寸而别，下入中趾外间；其支者，别跗上，入大趾间出其端。

────────────

① 頞：[è]，鼻梁。

② 颐：面颊。

③ 气街：气街是经气聚集通行的道路，此处指腹股沟股动脉处。

④ 髀关：髀指大腿，关即机关（此处指髋关节）。髀关亦是经穴名，髀关穴。

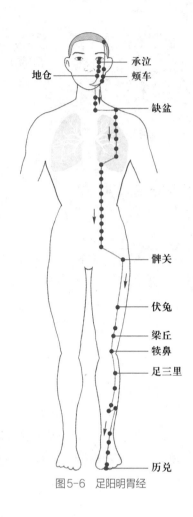

图5-6　足阳明胃经

循行路线：联系胃的足阳明之脉，起于鼻两旁的"迎香穴"，向上行在鼻根部与旁边的足太阳膀胱经相交会，而后向下循行到鼻外侧（瞳孔直下），又进入上齿龈内，然后退出来环绕口唇，向下交于唇下"承浆穴"，再折回顺着口腮后下边沿，从"人迎穴"出来。再向上行到"颊车"、再向上行到耳前，穿过足少阳胆经的客主人穴（"上关穴"），顺着发际到达额颅部前正中线交督脉。这是胃经头面部的循行路线。

它的一条支脉从"大迎"前分出来向下运行，先到颈部的"人迎穴"处，再沿着喉咙进入"缺盆"，此处缺盆分出两支：一支走体内向下通过膈联属于本经的胃，并且与本经相对应的脾经交会。另一支走体表，向下运行，走入乳部，再向下挟行于脐旁2寸，再向下进入腹股沟的"气冲穴"。（在此等待体内循行的一支，即下面描述的从胃下口那一支。）它的另一条支脉从胃下口幽门开始，沿腹里向下运行，到气冲与前述一支（体表一支）会合。会合之后再由此向下，顺大腿外侧前缘，行至"髀关穴"处，继而向下直行到"伏兔穴"，再下行到膝关节，从髌韧带外侧的"犊鼻穴"继续顺小腿胫部外侧前缘"足三里穴"处直达脚背。最终进入次趾外侧"内庭穴"。

它的另一条支脉，从三里穴处向下行，下至足中趾外侧端。

它还有一条支脉，从足背"冲阳穴"处分出，外向斜行到足厥阴肝经的外侧，进入足大趾，继而直行到足大趾内侧尖端，与足太阴脾经的"隐白穴"相接。

本经从头走脚，一侧有45穴（左右共90穴）。其中15穴分布于下肢的前外侧，30穴在腹、胸部与头面部。首穴"承泣穴"，末穴"历兑穴"。治疗所属脏腑（胃）相关的所有病症；本经所联络的脏腑、器官（脾、心、五官）的所有疾病；本经循行所过部位的疾病；足三阳共同的热病及神志病。

（六）足太阴脾经（见图5-7）

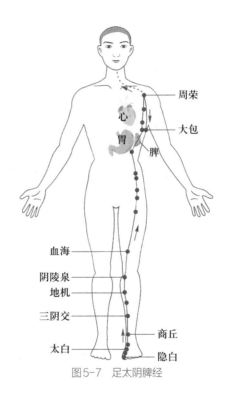

图5-7 足太阴脾经

《灵枢·经脉》："脾足太阴之脉。起于大指之端，循指内侧白肉际，过核骨后，上内踝前廉，上踹[1]内，循胫骨后，交出厥阴之前，上膝股内前廉，入腹，属脾，络胃，上膈，挟咽，连舌本，散舌下；其支者，复从胃别，上膈，注心中。"

足太阴脾经的体表循行路线：足大拇指内侧起，经足内侧绕内踝上行于小腿胫骨内侧、大腿根儿再上行入腹；继续向上穿过膈肌，沿食管两旁上行夹咽两旁，连接舌根，散在舌下方。

足太阴脾经属脾络胃，并与心、咽、舌联系。

中医理论认为，脾是"后天之本"和"气血生化之源"，运用经络健脾可以迅速增强

———————————————
① 踹：此处指足跟。

人体气血能量。任何疾病都是在人体内产生淤血所致，而脾正具备了生成气血、运送气血两大功能，因而把脾养好就可以减少疾病，即使身体有恙也可以加快痊愈。所以安全有效且持久的方法就是按揉脾经。

脾主肌肉，主管运化，它可以运化食物中的精微物质转化为气血津液，通过心肺输送到全身脏腑及组织，故有益气统血、营养五脏六腑、四肢百骸以及肌肉的作用。脾还有协助肾运化身体内多余水液的功能，人体湿重容易疲劳，故健脾祛湿可解除身体疲劳。

脾经从脚走腹，一侧有21穴（双侧计42穴）。首穴"隐白"，末穴"大包"。

（七）手少阴心经（见图5-8）

《灵枢·经脉》：心手少阴之脉，起于心中，出属心系，下膈，络小肠；其支者，从心系，上挟咽，系目系；其直者，复从心系，却上肺，下出腋下，下循臑内后廉，行太阴、心主之后，下肘内，循臂内后廉，抵掌后锐骨[①]之端，入掌内后廉，循小指之内，出其端。

循行路线：手少阴心经从心中开始，出来属于五脏心系统，向下经过膈肌联络小肠；它的分支，从心出来的上行分支，夹着食道两侧向上与眼睛及周围附属结构相连；心经的主干支脉，从心分出向上到肺，再向下到腋窝（极泉穴），继续沿上臂内侧后缘走在手太阴肺与手厥阴心包经之后侧，向下到肘关节内侧，延前臂内侧后缘到达手掌豌豆骨（见图5-9）的位置，继续进入手掌，沿手掌偏后侧、小指的桡侧到达小指末端（少冲穴），连接手太阳小肠经。

手少阴心经从胸走手，共有9个穴位（左右两侧共计18个穴位）。其中1个穴位在腋窝部，其余8个穴位则分布在上肢、手背部的尺侧。首穴为"极泉"，末穴为"少冲"。

本经主治心、胸、循环系统病症，神经精神方面病症及经脉循行部位的其他病症。

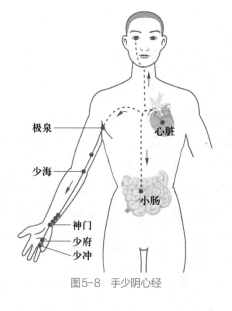

图5-8 手少阴心经

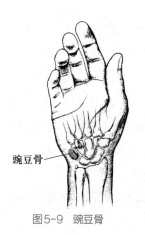

图5-9 豌豆骨

---

① 锐骨：此处指豌豆骨。

（八）手太阳小肠经（见图5-10）

《灵枢·经脉》：小肠手太阳之脉起于小指之端，循手外侧上腕，出踝<sup>①</sup>中，直上循臂骨下廉，出肘内侧两筋之间，上循臑外后廉，出肩解，绕肩胛，交肩上，入缺盆，络心，循咽下膈，抵胃，属小肠；其支者：从缺盆循颈上颊，至目锐眦，却入耳中；其支者：别颊上，抵鼻，至目内眦（斜落于颧）。

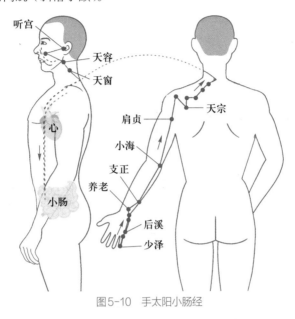

图5-10　手太阳小肠经

小肠经起于小指尺侧端（少泽穴），沿手背外侧向上经腕部尺侧、沿上肢尺侧后缘上行，经过肘部、肩部后边，绕行肩胛部的肩中俞穴后，在大椎穴交会督脉，再向前经缺盆穴深入到胸腔，下行络于心，然后沿食管穿过膈肌，一直到胃部，下行，属小肠。颈部分支：自缺盆出来，沿颈部向上到面颊部，再到目外眦后折入耳中。面颊分支：从面颊出发，斜向目眶下缘一直到鼻根部，到目内眦（睛明穴），交会在足太阳膀胱经。

本经一侧19穴（左右两侧计38穴），8穴分布于上肢背面尺侧，11穴在肩、颈、面部。首穴为"少泽"，末穴为"听宫"。

本经腧穴主要治疗头、项、耳、目、咽喉病，热病，神志病及经脉循行部位的其他病症。

（九）足太阳膀胱经（见图5-11）

《灵枢·经脉》：膀胱足太阳之脉，起于目内眦，上额，交巅。其支者：从巅至耳上角。

---

① 踝：手腕后小指侧的高骨，即尺骨茎突。

其直者：从巅入络脑，还出别下项，循肩髆①，挟脊抵腰中，入循膂②，络肾，属膀胱。其支者：从腰中，下挟脊，贯臀，入腘中。其支者：从髆内左右别下贯胛，夹脊内，过髀枢，循髀外后廉下合腘中——以下贯踹③内，出外踝之后，循京骨至小指外侧。

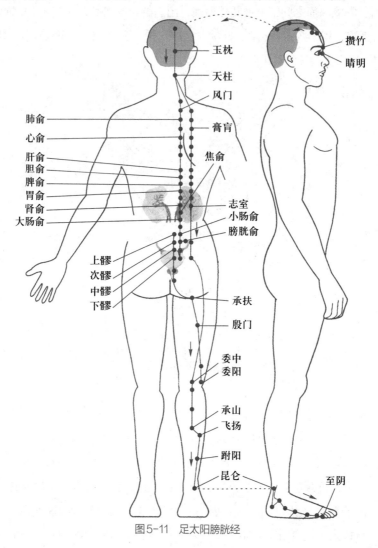

图5-11　足太阳膀胱经

　　足太阳膀胱经起于目内眦（睛明穴），向上走额部交会于巅顶（百会穴）。巅顶部支脉：从头顶分出到耳上角。其直行主干脉：从头顶入内络于脑，又出来经颈部分出下行，沿肩胛骨内侧，脊柱两旁到达腰部，从脊旁肌肉进入体腔联络肾，属于膀胱。腰部分支：向下沿脊柱腰背部脊柱外侧穿过臀部，从大腿后侧外缘进入腘窝内（委中穴）。后颈部支脉：通过肩胛骨内缘直下，于脊柱旁3寸下行到环跳，经大腿后外侧与腰部下来的支脉会合于腘窝中。由此向下，经过小腿深层肌肉，从外踝后穿出，沿第五跖骨粗隆至小趾外侧端（至阴穴），与足少阴肾经相接。

---

① 髆：[bó]，肩胛骨。

② 膂：[lǚ]，脊柱两旁的肌肉。

③ 踹：此处指腓肠肌。

本经从头走脚，一侧67穴（左右两侧共134穴），其中49个穴位分布在头面部、项背部和腰背部，18个穴位分布在下肢后面的正中线上和足的外侧部。首穴"睛明"，末穴"至阴"。本经腧穴可主治泌尿生殖系统、神志系统、呼吸系统、循环系统、消化系统的病症以及本经所过部位的病症。

（十）足少阴肾经（见图5-12）

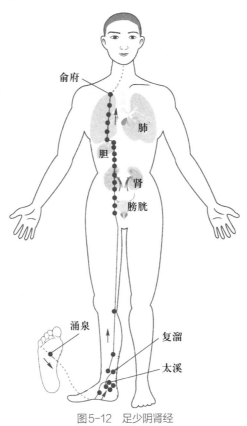

图5-12　足少阴肾经

《灵枢·经脉》：肾足少阴之脉：起于小趾之下，斜走足心，出于然骨①之下，循内踝之后，别入跟中，以上踹内，出腘内廉，上股内后廉，贯脊属肾，络膀胱。其直者：从肾，上贯肝、膈，入肺中，循喉咙，挟舌本。其支者：从肺出，络心，注胸中。

循行路线：起于足小趾下面，斜行于足心（涌泉穴）出行于舟骨粗隆之下，沿内踝后缘分出进入足跟，向上沿小腿内侧后缘至腘内侧，上股内侧后缘入脊内（长强穴），穿过脊柱，属肾，络膀胱。本经脉直行于腹腔内，从肾上行穿过肝和膈肌进入肺，沿喉咙到舌根两旁。本经脉一分支从肺中分出，络心，注于胸中，交于手厥阴心包经。

足少阴肾经从足至胸，循行27个穴位（左右两侧共54穴），其中10个穴位在下肢内侧后缘，17个穴位分布在胸腹部前正中线的两侧。首穴为"涌泉"，末穴为"俞府"。

---

① 然骨：此处指舟骨。

足少阴肾经主治生殖泌尿疾病，还可治疗神经系统、呼吸系统、消化系统、循环系统等病症，以及本经循行路线所过部位的病症。

（十一）手厥阴心包经（见图5-13）

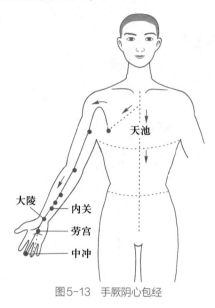

图5-13　手厥阴心包经

《灵枢·经脉》：心主手厥阴心包络之脉，起于胸中，出属心包络，下膈，历络三焦。其支者，循胸出胁，下腋三寸，上抵腋下，循臑内，行太阴、少阴之间，入肘中，下臂，行两筋之间，入掌中，循中指，出其端。其支者：别掌中，循小指次指出其端。

手厥阴心包经从胸中开始，浅出属于心包络，通过膈肌，经历胸部、上腹和下腹络于三焦。它的胸中支脉，循胸内出胁部，在腋下三寸（天池）向上到腋下，沿上臂内侧于手太阴肺、手少阴心之间，进入肘中，下走前臂，走两筋（桡侧腕屈肌腱和掌长肌腱之间）进入掌中（劳宫），沿中指桡侧出于末端（中冲）。它的掌中支脉：从掌中分出，沿无名指出于末端，接于手少阳三焦经。

本经从胸走手，一侧有9穴（左右两侧共18穴），起于胸中第一个穴位"天池"，止于中指的"中冲"。

主治：心神疾病；心痛、心悸、胃痛；各类痒疮皮肤病。

（十二）手少阳三焦经（见图5-14）

《灵枢·经脉》：三焦手少阳之脉，起于小指次指之端，上出两指之间，循手表腕，出臂外两骨之间，上贯肘，循臑外上肩，而交出足少阳之后，入缺盆，布膻中，散络心包，下膈，遍属三焦。其支者，从膻中，上出缺盆，上项，系耳后，直上出耳上角，以屈下颊至。其支者，从耳后入耳中，出走耳前，过客主人，前交颊，至目锐眦。

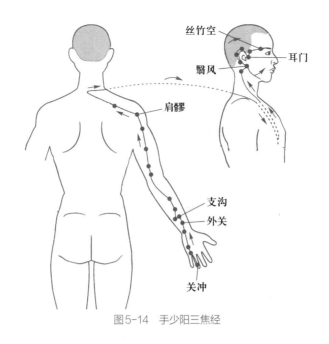

图5-14　手少阳三焦经

经脉循行：该经起自无名指尺侧端，向上出于第四、五指之间，沿手背至腕部，向上经尺、桡两骨之间通过肘关节尖部、沿上臂后到肩部，在大椎穴处与督脉交会；又从足少阳胆经后前行进入锁骨上窝的缺盆，分布在两乳之间的膻中，脉气散布联络心包，向下穿过膈肌，依次属上、中、下三焦。三焦经分支从膻中分出上行浅出于缺盆经过颈部到耳后，向上从上耳角出，自此弯曲向下到面颊再至眼眶下部。另一支脉自耳郭后面入耳中，再出走于耳前，在面颊部和前条支脉相交，直到外眼角在这里脉气与足少阳胆经相接。

本经从手走头，一侧23穴（左右两侧共46穴），其中13穴分布于上肢背面的正中线上，10穴在颈、侧头部。首穴"关冲"，末穴"丝竹空"。

三焦经通贯三焦脏腑，是协调各个脏腑合作的总指挥，主治心肺、咽喉病症，以及某些热性病症；因这条经绕着耳朵转了大半圈，所以耳朵的疾病可以通治，包括本经脉经过部位的病症。

（十三）任脉（见图5-15）

任脉是奇经八脉之一，起于胞中，止于眼眶，共有24穴，分布于面、颈、胸、腹的前正中线上。任脉与六阴经有联系，称为"阴脉之海"，具有调节全身诸阴经气血的作用。本经腧穴主治经脉所经部位的疾病。

《素问·骨空论》记载：任脉者，起于中极[①]之下，以上毛际，循腹里，上关元，至咽喉，上颐[②]，循面，入目。

---

① 中极：中，中间；极，最的意思。中极即在人体上下左右最中间。
② 颐：颌唇部，此处指承浆穴。

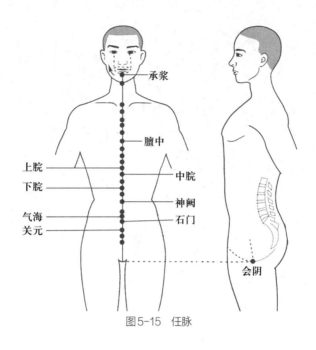

图5-15　任脉

## （十四）督脉（见图5-16）

督脉为奇经八脉之一，总督一身之阳气，六条阳经都与之交会于"大椎穴"，督脉主干行于背部正中，于头、面、项、背、腰、骶部的后正中线上，共28穴。督脉对全身阳气具有统率、督领作用，有调节阳经气血的作用，有"阳脉之海"之誉。主治神经系统、呼吸系统、消化系统、泌尿系统、运动系统病症，以及热性病症和本经所过部位的病症。

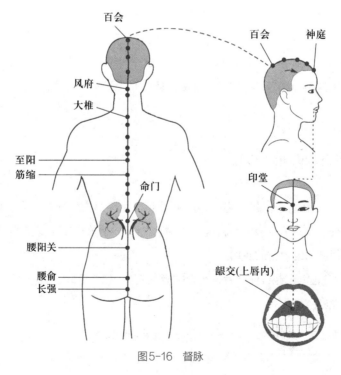

图5-16　督脉

# 四、保健按摩原理

## （一）调整脏腑，平衡阴阳

阴阳失衡会引起身体脏腑功能紊乱，疾病产生。长期的实践证明，不同按摩手法有不同功效，如强而快的手法可以引起神经系统、肌肉组织的兴奋；轻而缓的手法可以抑制神经系统及肌肉组织的活动。

## （二）疏通经络，调和气血

经络是人体运行气血的通路，是四肢连接脏腑的通道，运动四肢合理得当就会牵拉到五脏六腑，手法循经刺激肢体即是梳理经络脏腑。

## （三）强筋壮骨，灵活关节

中医认为，肾主骨为先天之本，青壮年肾气不足就会发生腰部疾患，通过按摩肾俞、关元等穴位可补肾壮骨，按摩手法使肌肉等软组织挛缩解除，粘连松解，则关节灵活通利。

## （四）扶正祛邪，强壮体质

通过手法按摩刺激，可以补身体之不足、泄其有余，调其虚实，使身体功能正常，体质健壮。

# 五、保健按摩的适用范围及注意事项

（1）所有体质较弱者、慢性病患者以及健康人群。
（2）手法操作时选用合适手法按照经络和穴位依次进行。
（3）注意手法力度由轻到重，使被按摩者身体有适应过程，双方及时沟通，使被按摩者享受能接受的力度，同时保证手法效果。
（4）按摩者要求双手温暖清洁，指甲剪短，避免刺痛或刺伤被按摩者。

# ● 第三节　动作拉伸

动作拉伸是放松的方式之一，但拉伸动作依据训练目的以及动作姿势不同，效果也不一样。在训练课或演出之后，建议做适度的正确拉伸练习，使紧张的肌肉等组织得到牵张拉长，尽快恢复到初始良好的状态。

## 一、运动后拉伸的目的

舞者在训练之后的拉伸，目的是改善关节周围软组织的伸展性及肌肉的张力，放松肌肉，舒缓关节紧张，加快身体的血液循环，促进代谢产物的排除，解除疲劳，减缓运动后肌肉延迟性酸痛，促进身心放松程度，减少关节及软组织的拉伤风险。因而，没有拉伸的运动是不完整的，难以达到真正的训练效果，甚至会适得其反。

舞蹈训练后拉伸的基础动作，主要是针对特定肌肉，通过拉长其附着于骨骼的起止点间的距离，从而伸展肌肉长度，提高关节灵活度，调整肌张力，如此可以保持肌肉的良好弹性。

## 二、拉伸理论及拉伸原则

### （一）拉伸理论

骨骼肌的主要功能是通过收缩产生拉力因而产生运动，舞蹈艺术表演即是如此展现的。骨骼肌具有收缩、舒张特性，这是由神经系统支配产生、因肌纤维接受刺激后呈现的结果，而收缩是骨骼肌最重要的生理特性。骨骼肌特性之二是伸展性及弹性，通过拉伸练习，可以将软组织拉长，这是其伸展性所决定。拉伸肌肉可以保持其良好的伸展性及弹性，有助于舞者控制自身肌肉，支配自己身体各个环节，合理完成舞蹈技术技巧，并能预防损伤发生。骨骼肌还有黏滞性的特点，肌纤维间互相摩擦产生的肌肉收缩阻力，影响到其快速地收缩与放松。

当拉伸骨骼肌时，身体会产生牵张反射，牵张反射是神经系统维持肌肉紧张性和防止受伤的一种基本运行机制，是肌肉在突然拉长时的一个自然反应，被拉伸的肌肉马上收缩。由此我们明白，在训练之后的拉伸，方法上一定是慢速和静态的练习，这样可以减少激发牵张反射的可能性，从而使肌肉随拉伸而得以放松。训练结束后立即进行拉伸放松练习，可以使身体从工作状态尽快调整到休息状态，此时身体组织温度较高，拉伸练习最为安全且有效。

### （二）拉伸原则

训练完后，在拉伸时还需要注意几点：

（1）训练结束待呼吸平稳后开始放松拉伸，否则影响拉伸的精准度。

（2）避免过于疼痛，拉伸到紧张但不感觉疼痛的姿态。

（3）拉伸时均匀用力，缓慢进行，配合呼吸（肌肉在逐渐被拉长时配合吐气，保持放松）。

（4）注意拉伸对称肌肉，有利于保持关节功能。

（5）拉伸的是肌肉而不是韧带。

（6）正确拉伸方式——目标肌肉。

（7）拉伸时间20秒左右，至少重复3组为宜。

拉伸动作看上去似静态的动作，实质上，此时的练习不在于动作形式，关键在拉伸的身体部位及保持的时间。开始对目标肌肉进行拉伸时，肌肉会有牵张反射，被拉伸肌肉会有紧张的感觉，继续维持这个动作，肌肉就会进入正常工作状态，若要继续拉长肌肉需要持续时间在20~30秒，没有足够时间的拉伸是没有作用的。这种缓慢、放松的拉伸可以降低神经和肌肉兴奋性，使工作状态的肌肉进入休养状态，使身体疲劳尽快恢复。

（三）拉伸注意事项

（1）避免过分牵拉肌力较弱肌群。

（2）避免牵拉水肿组织。

（3）避免在拉伸过程中挤压关节。

（4）避免过度拉伸。

# 三、拉伸方法

拉伸时注意体位姿势，目的是拉伸目标肌肉，有拉扯感但不要感觉疼痛，而是放松的感觉。

具体方法见第七章"舞者体能训练方法"之"身体各部位拉伸"。

# ● 第四节　小器械放松

放松方法除却手法按摩，还可以使用更为方便的小器械，若巧以利用，会有维护自己身体的不凡效果，小器械既可以个人独立操作，也能够节省体力，是当今比较通用方便的放松工具。

首先我们先了解以下几个概念，对我们后续的学习会有所帮助：

肌筋膜：包绕肌肉组织的深筋膜，这一术语有时专门用于包绕肌肉的筋膜，有时用来指肌肉和筋膜整个单位[①]。

扳机点：骨骼肌或肌筋膜高张力束内最易受激惹的区域。该区域有压痛反应，可引起特异点的牵扯痛，以及引起植物神经反应[②]。

肌筋膜链：连接有筋膜、肌肉、骨骼，把它们之间纵向连接形成有规律的力线关系，这些力线有深浅之分。

舞者训练后因肌筋膜结构张力的改变，会产生一系列的功能障碍：

（1）出现局部酸痛，如没有及时做好放松练习，机体就会选择缓解疼痛的体位，或是保护性的动作，这些保护机制，反过来因代偿而引起其他位置的韧带、筋膜、关节的过度紧张，从而出现新的症状。

（2）肌筋膜张力增加，机械性改变身体姿势，出现不良体态现象，如：骨盆倾斜、翼状肩胛、脊柱侧弯等。

（3）肌筋膜张力增加，肌肉变短，导致骨膜疼痛，局部出现水肿。

（4）身体前后筋膜以及运动链不平衡，导致运动失衡，出现运动障碍。

（5）跨多关节肌腱与腱膜粘连导致关节功能障碍。

肌筋膜放松是舞者最常见的软组织放松练习之一,采用器械工具向肌肉、扳机点、筋膜等软组织施加外力的深压、滚压、滑拨等方式，来达到放松效果,常用的工具包括滚轴、筋膜球、筋膜刀、筋膜枪等。肌筋膜放松练习在减少肌筋膜软组织粘连、增加肌筋膜软组织柔韧性、减轻局部扳机点疼痛、促进组织修复等方面，有较好的效果。

# 一、小器械放松介绍

## （一）筋膜球（见图5-17）

 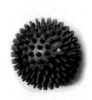 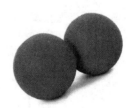

螺纹筋膜球　　　　　浮点筋膜球　　　　　双球筋膜球

图5-17　筋膜球类型

---

① [美] Marian Wolfe Dixon：《肌筋膜按摩疗法》，李德淳、赵晔、李云主译，天津科技翻译出版公司出版2008年版，第1页。

② [比] Philipp Richter，[德]Eric Hebgen：《肌肉链与扳机点——手法阵痛的新理念及其应用》，赵学军、傅志俭、宋文阁主译，山东科学技术出版社2012年版，第105页。

1. 筋膜球放松

将筋膜球表面的触角或者螺纹置于身体被放松的部位，采用点压或者滚压方式，对难以辨别的高张力深层肌肉施加压力治疗扳机点，直至疼痛消失。

2. 筋膜球选择

（1）螺纹筋膜球，硬质材料，球面呈弧形，适合于深层肌和筋膜松解，比如髂肌、臀中肌等。

（2）浮点筋膜球，浮点柔软，球面呈弧形，适合于表层肌和足底肌筋膜松解。

（3）双球筋膜球，硬质材料，可以由两个单球组合，也可是完整的双球，适合脊柱双侧深层肌、四肢部位肌群，比如竖脊肌、菱形肌、夹肌，小腿三头肌等。

3. 筋膜球在舞者训练中的重要地位及其优势

（1）缓解深层肌肉疲劳。

（2）深压扳机点治疗疼痛。

（3）缓解深层高张力肌肉。

（二）滚轴（见图5-18）

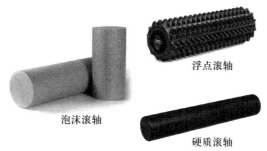

浮点滚轴

泡沫滚轴

硬质滚轴

图5-18　滚轴类型

1. 滚轴放松

将身体或肢体一部分置于滚轴之上，进行重复滚动和按压，能刺激肌肉筋膜组织上的张力感应器，从而减少肌肉和筋膜的硬度和绷紧度，达到放松效果，并改善局部血流和肌肉养分输送。

2. 滚轴的选择

（1）泡沫滚轴，泡沫材质较为松软，作为训练初期的舞者放松的首选，对肌肉和筋膜的放松比较适宜。

（2）浮点滚轴，浮点柔软，适合局部产生训练疼痛的部位，将扳机点置于其上，有很好的放松效果。

（3）硬质滚轴，表面光滑，且材质硬，适合于训练年限较长的男性舞者。

### 3. 滚轴在舞者训练中的重要地位及其优势

（1）舞者训练前做滚轴放松肌筋膜作为热身，可带来心理放松作用，减少主观疲劳感。

（2）有效改善肌筋膜伸展能力，避免因肌肉张力导致的运动代偿；增加关节活动幅度，不会因为静态拉伸而降低即时力量表现。

（3）演出或比赛前高密度强化训练期间，间歇使用滚轴放松，有缓解疲劳的功效。

（4）短期减轻肌紧张所致的疼痛，滚轴放松可作为首选，简单易操作。

## （三）筋膜枪

### 1. 筋膜枪放松

筋膜枪（见图5-19）通过高频振动，刺激肌肉、肌腱、关节囊内的感受器，将外力和震动传送给机体筋膜组织，这种放松方法可以增加组织的血流量、放松肌肉和筋膜，减轻软组织粘连，极大地恢复大块肌肉软硬度和筋膜的弹性，缓解运动后的身体不适感。舞者在一场演出或排练课后，其交感神经过度兴奋，势必造成肌筋膜在练习后僵硬、紧张、粘连，影响修复。

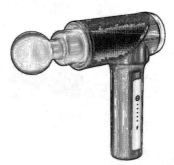

图5-19　筋膜枪

### 2. 筋膜枪枪头介绍（见图5-20）

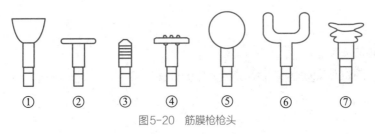

① ② ③ ④ ⑤ ⑥ ⑦

图5-20　筋膜枪枪头

① 铲形枪头，适用于肩颈和腰部。

② 平头枪头，适用于身体所有部位。

③ 子弹形枪头，适用于局部痛点。

④ 梅花形枪头，适于所有部位。

⑤ 球形枪头，适用于大肌肉群。

⑥ U型枪头，适用于脊柱两侧肌肉。

⑦ 鹅蛋形枪头，适用于颈部和面部。

3. 筋膜枪在舞者训练中的重要地位及其优势

（1）对人体解剖结构掌握要求不高，知道肌肉大概位置即可操作。

（2）有效解决结实的大肌肉群弹性以及伸展性，比如背阔肌、臀中肌、股四头肌、胸大肌等。

（3）对于深层肌肉、软组织筋膜放松，采用手法推拿按摩或者筋膜球放松效果不佳时，可以采用筋膜枪，效果很好。

（4）通过筋膜枪放松后，再配合拉伸，效果更明显。

（四）筋膜刀

1. 筋膜刀放松

健康的舞者身体，筋膜一般呈波浪式，且很松弛，具有很好的伸展和移动能力。一旦身体经历过损伤或长期处于不良姿势，这些筋膜组织便会失去弹性，运动受限，改变了机体的稳定性和灵活性。筋膜刀（见图5-21）是用器械松解软组织的工具，使用前首先对肌肉进行触诊，感受肌肉是否有异常张力组织，或者存在挛缩、结节、粘连等，如果存在异常，或者舞者主述有疼痛点，可以采用动态松解的方式，对皮下筋膜组织进行拔离，可以

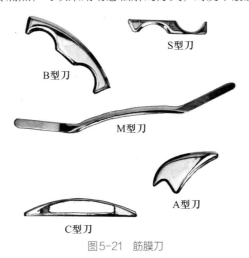

图5-21　筋膜刀

主动恢复筋膜间的滑动，直接作用于筋膜层，加速新陈代谢，恢复运动的灵活性，对于去除疼痛，以及解除因筋膜粘连导致的各种代偿模式有很好的功效。

2. 筋膜刀介绍

（1）A型刀，又称三角刀，用于身体较小部位的放松，比如前臂、小腿、手和脚等部位。

（2）B型刀，又称蝙蝠刀，用于小弧度肌群，如前臂、小腿、颈部等。

（3）C型刀，又称探扫刀，主要是起到探测作用，用来探测筋膜问题的方向及深度，为后面的筋膜按摩做好铺垫和导向。

（4）S型刀，又称钩子刀，主要是用来定点松解，对于条索状筋膜松解效果好。

（5）M型刀，用来放松大肌肉群，比如背阔肌、股四头肌、斜方肌等。

3. 筋膜刀在舞者训练中的重要地位及其优势

（1）有效剥离皮下筋膜组织，促进筋膜与肌肉之间的滑动，解决运动受限。

（2）有效梳理深层筋膜和肌纤维，提高神经募集肌纤维能力。

（3）可以解放双手，完成对肌肉筋膜的放松。

（4）筋膜刀的使用不破坏皮下毛细血管，根据肌肉起止点的走向，慢慢渗透到肌肉里，有别于刮痧。

（5）有效缓解疼痛，尤其针对小关节部位有很好松解效果，比如手臂、颈部、足踝等。

（6）平衡筋膜网络张力，有效改善舞者体态，解除筋膜粘连导致的代偿。

# 二、舞者身体部位放松方法

筋膜球、滚轴、筋膜刀、筋膜枪等小器械在对舞者肌筋膜放松中各具特色，富有针对性，依据身体不同部位，选择不同小器械进行目标明确、针对性强的放松方法。

## （一）躯干部位

视频5-1

1. 颈部：分别以部位及相关肌肉入手讲解松解方法

（1）颈前屈肌群：胸锁乳突肌（见图5-22）、颈阔肌（见图5-23）。

使用器械：筋膜刀

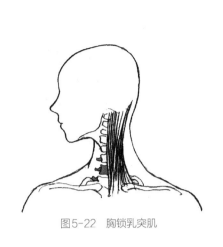

图5-22 胸锁乳突肌

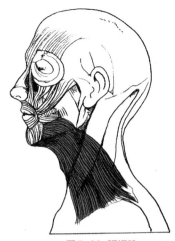

图5-23 颈阔肌

胸锁乳突肌肌束有两条，起于胸骨柄前面和锁骨的胸骨端；止于颞骨乳突位置。胸锁乳突肌功能有旋转头部的作用，在舞蹈旋转技巧中，留头甩头是旋转技术训练的重要的技术环节；翻身技巧中胸腰位置的控制，都需要胸锁乳突肌做等长收缩及一侧的向心收缩的转换。

以放松右侧胸锁乳突肌为例：放松前需涂抹筋膜膏。

仰卧于地面，头转向身体的左侧，此时右侧的胸锁乳突肌显现出来，采用筋膜刀，对两条肌束进行拨动，从胸骨端向乳突方向去做拨动；锁骨外侧端向乳突方向去做拨动。每一条肌束重复做4~8次／组，在靠近乳突方向一般会出现红斑点，说明此处的肌筋膜较紧。

（2）颈后伸肌群：头夹肌、颈夹肌、斜方肌。

夹肌：这里夹肌包括了头夹肌（见图5-24）与颈夹肌（见图5-25）。起自项韧带下部和上位胸椎棘突，肌纤维斜向外上方，分为二部：头夹肌位于颈后部偏外侧，在颈部深层，起于第7颈椎和项韧带下半部，肌纤维沿颈部后外侧向上延伸到头部的枕骨下端外侧1/3及颞骨乳突部分；颈夹肌在头夹肌的外侧、下方，起点在上位胸椎，止于1-3个颈椎的横突。

旋转技巧的留头甩头，翻身技巧的留头甩头，需要一侧夹肌收缩使头部发生旋转；舞蹈甩腰，小翻、倒扑虎技巧需要完成仰头技术，必须保证双侧夹肌收缩使头颈后仰。长期高频收缩，便会产生疲劳和酸痛。

使用器械：筋膜刀

（3）颈侧屈肌群：胸锁乳突肌、头夹肌、颈夹肌。

使用器械：筋膜刀

视频5-2

斜方肌分布于背部上方两侧及颈部（见图5-26），是浅层肌肉，分为上、中、下三部分，两侧斜方肌组合呈斜方形故名。蒙古族舞蹈的"硬肩""笑肩"等肩部动作都需要斜方肌上束参与；古典舞的"山膀"因动作方法不当，斜方肌往往会代偿参与，而出现肩胛骨上提和上回旋动作。对于斜方肌上束肌进行松解，舞者采用坐立位直立姿势，后背放松，

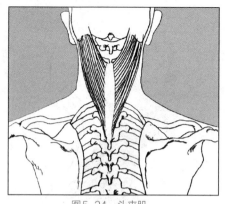

图5-24 头夹肌

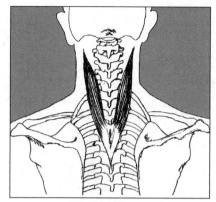

图5-25 颈夹肌

涂好筋膜膏，采用筋膜刀沿上部肌纤维走向，从头底部枕骨向外下方的肩部方向进行拨动，重复4~8次/组，2组为宜。

（4）颈旋转肌群：胸锁乳突肌、头夹肌、颈夹肌。

放松方法同上。

### 2. 上背部

视频5-3

视频5-4

解决肌肉：斜方肌、菱形肌

使用器械：滚轴、筋膜球、瑜伽砖

练习一：斜方肌

动作要领：舞者仰卧姿势，滚轴横向放在地面上，后背肩胛骨置于滚轴上，双腿屈膝分开与肩同宽，双足踩地，双臂胸前交叉，收腹微含胸。骨盆抬起离地后，借助膝关节的屈伸，使滚轴在上背部上下慢慢滚动，以达到放松上背部的肌筋膜，4~8次/组，做4组。

练习二：解决菱形肌（见图5-27）

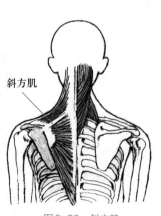

斜方肌

图5-26 斜方肌

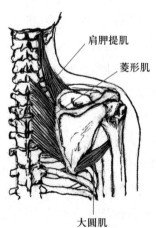

肩胛提肌

菱形肌

大圆肌

图5-27 菱形肌

动作要领：舞者半蹲姿势，将筋膜球置于后背与墙面之间，筋膜球圆面压住菱形肌，并滚动筋膜球进行松解，沿脊柱和肩胛骨之间上下滚动和肌肉起止点方向两种做法。动作4~8次/组，重复4组完成。

3. 下背部

解决肌肉：背阔肌（见图5-28）

使用器械：滚轴、筋膜刀

练习一：

滚轴横向放在地面上，舞者仰卧姿势于滚轴上，屈膝90°，双腿分开与肩同宽，双脚踩地，双臂交叉放在胸前。放松开始前，将骨盆离地，依靠膝关节屈伸，完成滚轴在下背部缓慢滚动；为了有效缓解背阔肌，可以将脊柱做轻微旋转，单侧背阔肌置于滚轴之上，做上下滚动放松效果会更好，8次/组。重复4~8组。

视频5-5

练习二：

舞者俯卧位，双手叠放，将下颌放在手背上，保持呼吸顺畅。将筋膜膏涂在背阔肌表面，选择M型筋膜刀，将M型凹陷位置放在脊柱左侧背阔肌上，从下向上进行推压拨动背阔肌及其筋膜组织，推完左侧后，再推右侧背阔肌及其筋膜，以此达到放松效果。

视频5-6

4. 背部深层

解决肌肉：竖脊肌（见图5-29）

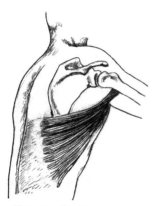

图5-28 背阔肌

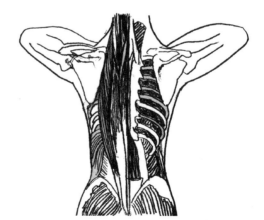

图5-29 竖脊肌

使用器械：筋膜枪

动作要领：准备姿势，俯卧治疗床上，双手下垂，舞者将头放于床上，保持呼吸顺畅。同伴使用鹅蛋形枪头筋膜枪，采用中度振幅。首先用手找

视频5-7

到脊柱棘突排列走向，然后将鹅蛋形枪头置于脊柱一侧竖脊肌上，自上而下进行深层松解竖脊肌。对于某一段竖脊肌过于疲劳或者酸痛的位置，我们也可以选择球型枪头将筋膜枪停留片刻进行深度放松。

### 5. 腹部

解决肌肉：腹直肌、腹斜肌（见图5-30）、腹横肌（见图5-31）

视频5-8

使用器械：筋膜枪

动作要领：舞者仰卧位，两臂自然放于体侧，同伴使用筋膜枪圆形枪头，选择低频振幅对腹部肌群进行松解。在松解过程中，我们一定注意只松解腹部肌肉，避开骨头，避免伤害。

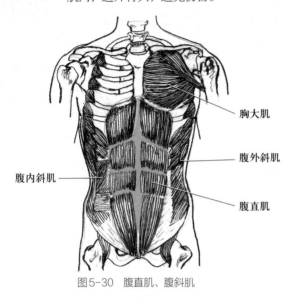

胸大肌

腹外斜肌

腹内斜肌

腹直肌

图5-30　腹直肌、腹斜肌

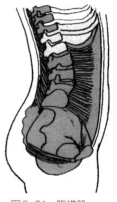

图5-31　腹横肌

## （二）下肢

### 1. 大腿前部

解决肌肉：股四头肌（见图5-32）

使用器械：滚轴

动作要领：准备姿势，舞者双肘俯撑位，双腿分开，收紧腹部；双腿股四头肌置于

视频5-9

滚轴之上，依靠手臂前后推拉移动身体，使大腿在滚轴上滚动进行股四头肌松解，当滚轴在大腿前面滚动中出现酸痛加重，或者有小的结节，可以停止在这个点上横向左右滚动，放松此处粘连筋膜。做4-8次/组，重复4组。

2. 大腿后部

解决肌肉：腘绳肌（见图5-33）

使用器械：滚轴

动作要领：准备姿势，舞者采用直膝坐立位，双手体后撑地，将滚轴置于大腿腘绳肌下面。双臂用力撑地至臀部离地，勾脚直膝，双手向前推地，重心前移，缓慢将滚轴从膝盖窝滚向坐骨方向；骨盆向后移动，缓慢将滚轴从坐骨滚向膝盖窝方向。如果因为髋关节外开不佳，导致膝外翻或者倒脚问题，我们可以将大腿股二头肌放在滚轴表面上，着重放松股二头肌。8次/组，重复4~8组。

视频5-10

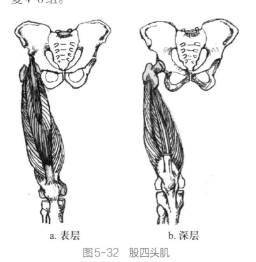

a. 表层　　　　　　b. 深层

图5-32　股四头肌

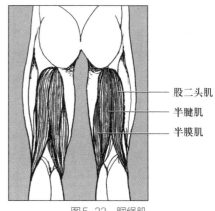

股二头肌
半腱肌
半膜肌

图5-33　腘绳肌

3. 大腿外侧

解决肌肉：阔筋膜张肌及髂胫束（见图5-34）

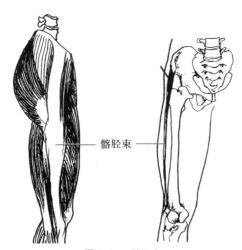

髂胫束

图5-34　髂胫束

使用器械：滚轴

动作要领（以右侧为例）：准备姿势，舞者侧卧，右侧手肘撑地，将滚轴置于右腿侧下方，双腿并拢，左手于胸前撑地维持身体平衡。支撑手臂推拉，前后移动，滚轴从膝盖沿着大腿外侧向骨盆方向缓慢移动；再由骨盆向膝外侧缓慢滚动。滚轴滚至某一个痛点或紧张处，可停留不动或反复在此滚动，以缓解过紧的髂胫束。

### 4. 大腿内侧

解决肌肉：所有大腿内侧肌肉（股薄肌、长收肌、短收肌、大收肌、耻骨肌）（见图5-35）。

使用器械：滚轴

动作要领：准备姿势，舞者俯撑位，双侧手肘撑地，收紧腹部，双腿分开，右腿伸直，左腿屈膝外旋置于滚轴上，将滚轴沿着膝盖内侧向胯根方向缓慢滚动，再缓慢至膝盖内侧，有效松解大腿内侧肌群。

### 5. 髋前部深层肌群

解决肌肉：髂肌（见图5-36）

髂肌，埋在腹斜肌和腹横肌深层位置，松解这部分肌肉，需要渗透表层肌才可以实现。

使用器械：筋膜球

动作要领：准备姿势，舞者俯卧位，将筋膜球放在左侧髂窝（胯根）下面，直接作用在髂肌上，然后缓慢做右腿伸髋动作，当右腿后伸时，其髂肌被动拉长，同时作用在筋膜球上，也起到深层放松的效果。

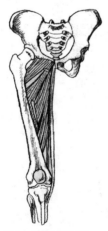

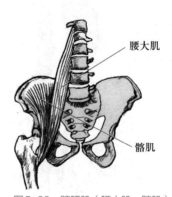

腰大肌

髂肌

图5-35　大腿内侧肌群　　　图5-36　髂腰肌（腰大肌、髂肌）

6. 臀部深层肌群

解决肌肉：臀中肌、臀小肌、梨状肌、上孖肌、下孖肌（见图5-37、图5-38）

视频5-14

使用器械：筋膜球

练习一：

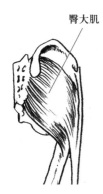 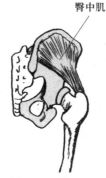 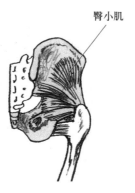 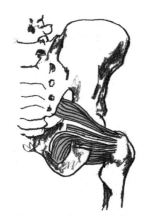

臀大肌　　　　臀中肌　　　　臀小肌

图5-37　臀肌　　　　　　　　　　　　图5-38　臀部深层肌肉群

准备姿势：舞者坐立位，双手身后撑地，右腿屈膝，脚掌踩地，左腿外旋将小腿放在右侧大腿上，背部伸直，身体后倾，重心转移在左侧臀部上，将筋膜球放在臀部肌群下方。使筋膜球沿着臀肌的起止点方向缓慢滚动，为了达到放松的效果，舞者必须掌握髋外旋深层肌群的具体位置和肌肉的起止点，这样更有利于充分发挥筋膜球松解深层肌的功效。

练习二：髋外旋肌群。主要针对舞蹈的plie技术训练，我们可以尝试plie地面训练方式松解这个动作参与的肌群。

视频5-15

准备姿势：（1）舞者仰卧，取2个筋膜球分别放在骨盆两侧臀肌下面，缓慢屈髋屈膝，伸髋伸膝动作，4~8次/组，重复4组；（2）髋膝屈伸之后，停留在屈髋屈膝位置，双脚踩地，做髋外旋和内旋动作，4~8次/组，重复4组；（3）仰卧姿势伸髋伸膝开始，将筋膜球置于臀部下方，先做屈髋屈膝，再做髋外旋，再做外旋位置的伸髋伸膝动作（大胯到小胯）；反向动作开始，在外旋位置屈髋屈膝（小胯到大胯），再做髋内旋后伸髋伸膝动作，使髋外旋深层肌得到有效的放松。

7. 膝盖上方

解决肌肉：股四头肌肌腱处（见图5-39）

使用器械：筋膜刀

视频5-16

动作要领：准备姿势，舞者仰卧治疗床上，屈膝找到肌腱处，保持膝关节放松。选取筋膜刀，放在股四头肌肌腱与肌腹连接处，舞者缓慢伸膝时，筋膜刀沿膝盖肌腱向胯根方向轻轻推压，达到放松效果。

### 8. 膝关节窝

解决肌肉：腘肌（见图5-40）

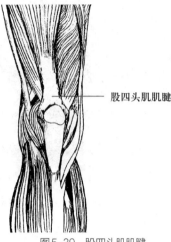

股四头肌肌腱

图5-39　股四头肌肌腱

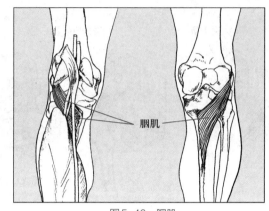

腘肌

图5-40　腘肌

视频5-17（1）

视频5-17（2）

使用器械：筋膜球

动作要领：准备姿势，舞者坐在地面上，取瑜伽砖和筋膜球，将筋膜球放在瑜伽砖之上，膝关节屈膝姿势，将筋膜球放在腘肌下方，缓慢伸直膝关节，缓慢回落至足跟着地，重复4~8次／组；舞者坐在凳子上，取筋膜球放在凳子边，将膝关节窝的腘肌置于筋膜球上，小腿屈膝做外旋动作，通过大腿本身固有重量压在筋膜球之上，放松腘肌和腘窝筋膜组织。

### 9. 大腿后内侧

解决肌肉：半腱肌、半膜肌

视频5-18

使用器械：筋膜刀

动作要领：准备姿势，俯卧位，双手叠放，舞者将下颌放在手背上，保持呼吸顺畅。小腿屈膝大腿内旋，垫高小腿，此时半腱肌和半膜肌相对缩短放松。

选用大号筋膜刀，从膝关节近端向远端放松这两块肌肉和筋膜，可以沿着半腱肌和半膜肌靠近膝关节一段开始重复放松，然后沿着肌束走向一段一段上移至起点位置，逐渐放松这两条肌束和周围筋膜。

10. 大腿后外侧

解决肌肉：股二头肌长头

使用器械：筋膜刀

动作要领：准备姿势，俯卧位，双手叠放，舞者将下颌放在手背上，保持呼吸顺畅。小腿屈膝大腿外旋，把小腿垫高，此时股二头肌相对缩短放松。

视频5-19

选用大号筋膜刀，从膝关节近端向远端放松这块肌筋膜，可以在股二头肌肌腱位置重复放松，然后沿着肌肉走向一段一段往上移，逐渐把整块肌肉和它的肌筋膜有效放松。

11. 小腿后侧

解决肌肉：腓肠肌、比目鱼肌（见图5-41），拇长屈肌、趾长屈肌（见图5-42），胫骨后肌（见图5-43）。

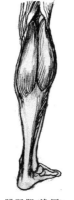
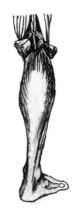

腓肠肌(浅层)　　比目鱼肌(深层)

图5-41　小腿三头肌（腓肠肌、比目鱼肌）

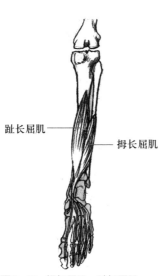

趾长屈肌

拇长屈肌

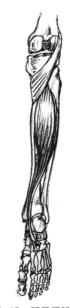

图5-42　拇长屈肌、趾长屈肌　　　　图5-43　胫骨后肌

视频5-20

（1）使用器械：滚轴。

动作要领：小腿后侧肌群是跳跃动作的重要肌群。起跳的向心收缩和落地的离心收缩都需要这些肌群参与。

准备姿势：坐位，将滚轴放在小腿下面，双手撑地，维持身体平衡。臀部离地，后背伸直后倾，手臂推地，将滚轴从跟腱处推向膝关节方向，缓慢前后推压，以此松解小腿后侧肌群。8次/组，重复操作4~8组。

视频5-21

（2）使用器械：筋膜刀。

动作要领：舞者俯卧位，微屈膝，双腿与肩同宽，将踝关节下面放一个滚轴，放松小腿，选取M型筋膜刀，在小腿后侧涂抹筋膜膏后将筋膜刀置于跟腱处，由膝盖窝向跟腱方向、向下推压波动小腿后侧肌群，筋膜刀在跟腱处和腓肠肌肌腱处可以重复次数多一些，完成小腿后侧肌筋膜的松解。

### 12. 小腿前侧

解决肌肉：胫骨前肌（见图5-44）

使用器械：滚轴

视频5-22

动作要领：准备姿势，跪立位，双手直臂撑地，与地面垂直，将滚轴放在小腿前外侧下面，保持躯干与地面平行，重心落在胫骨前肌上方。

将小腿慢慢拉向胸部，滚轴从膝关节外侧向踝关节处缓慢滚动；再慢慢伸膝，将滚轴从踝外侧推向膝关节外侧，反复滚压，完成小腿外侧胫骨前肌及其筋膜的松解。

### 13. 小腿外侧

解决肌肉：腓骨长肌、腓骨短肌（见图5-45）、趾长伸肌（见图5-46）、拇长伸肌（见图5-47）

使用器械：筋膜刀

视频5-23

动作要领：准备姿势，俯卧位，双手叠放，舞者将下颌放在手背上，保持呼吸顺畅。小腿屈膝大腿外旋，把小腿垫高并固定。

选用中号筋膜刀，从外踝沿着腓骨肌走向，向肌肉起点方向做肌筋膜拨动，连同小腿外周的其他肌群以及筋膜一同松解。

### 14. 足底筋膜

解决肌肉：趾短屈肌（见图5-48）、足底方肌（见图5-49）、趾长屈肌（见图5-42）

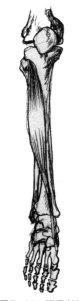

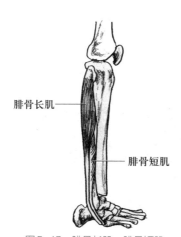

腓骨长肌

腓骨短肌

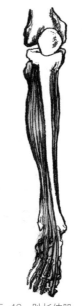

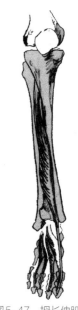

图5-44 胫骨前肌　　　图5-45 腓骨长肌、腓骨短肌　　　图5-46 趾长伸肌　　　图5-47 拇长伸肌

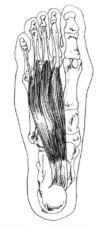

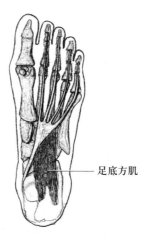

足底方肌

图5-48 趾短屈肌　　　　　　　图5-49 足底方肌

使用器械：筋膜球

动作要领：准备姿势，站立位，舞者分腿站立，左脚为支撑脚，将筋膜球放在右脚足底下面，控制重心。

视频5-24

右脚前后推压筋膜球，完成足底位置筋膜的放松，在滚动中，当足底某一位置特别酸痛时，我们可以停留在这里，站立在筋膜球之上，或者以足跟为支撑点，脚掌压住筋膜球左右运动，更加有效做到足底筋膜的松解。

（三）上肢

### 1. 肩部

作用肩部运动的肌肉位于前胸后背，故而，此处以运动肌肉为解决对象。

解决肌肉：胸大肌、胸小肌（见图5-50）

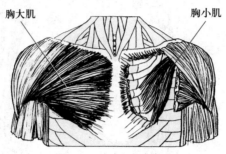

图5-50　胸大肌、胸小肌

使用器械：筋膜枪

视频5-25

动作要领：准备姿势，舞者仰卧位，两腿自然分开与肩同宽。

选择圆形枪头，适合作用在胸部表层肌，沿着胸大肌止点向起点方向，松解胸大肌及其筋膜组织；更换子弹头枪头，可以有效作用深层肌群，我们沿着胸小肌的肌束走向，从肌肉起点到止点方向深度松解。

### 2. 肩胛骨外周

解决肌肉：菱形肌、斜方肌、肩袖肌群（冈下肌、冈上肌、大圆肌、小圆肌）（见图5-51）

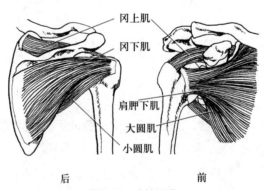

后　　　　　　　前

图5-51　肩袖肌群

视频5-26（1）

视频5-26（2）

使用器械：筋膜枪

动作要领：准备姿势，舞者俯卧位，双手叠放，舞者将下颌放在手背上，保持呼吸顺畅。

练习一：找到肩胛骨所处位置，选取圆头枪头，找到肩胛骨内侧缘的上角和下角，首先松解的肌肉筋膜组织位于脊柱和肩胛骨内侧缘之间的菱形肌和斜方肌。筋膜枪的枪头沿着菱形肌肌束走向横向逐行松解；

练习二：找到肩胛冈，分别找到冈上肌、冈下肌、大圆肌、小圆肌，换成子弹头枪头，从肌肉的起点向止点方向松解深层肌肉及其筋膜组织。

3. 肱骨外周（大臂外周）
解决肌肉：肱二头肌（见图5-52）、肱三头肌（见图5-53）、三角肌（见图5-54）
使用器械：筋膜刀

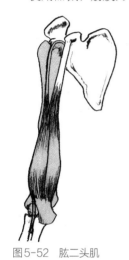
图5-52 肱二头肌

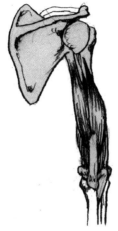
图5-53 肱三头肌

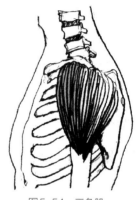
图5-54 三角肌

动作要领：

练习一：放松肱二头肌

舞者仰卧位于治疗床上，将右侧手臂外旋位于床上，肱二头肌朝上，取C型筋膜刀，沿着肱二头肌的走向，从肩关节朝向肘关节方向，进行拨动肌肉及其筋膜组织，以此缓解紧张的肌筋膜组织。

视频5-27（1）

练习二：放松肱三头肌

舞者坐姿位，手臂自然下垂，肱骨（大臂）内旋，凸显肱三头肌肌束线条，找到肌肉之后，大臂放松。选择C型筋膜刀，沿着肱三头肌起点向肌肉止点方向拨动肌肉及筋膜组织。

视频5-27（2）

练习三：放松三角肌

舞者坐姿位，手臂自然下垂，找到三角肌的三个起点（锁骨外侧段、肩峰、肩胛冈）和止点（肱骨粗隆）；手臂放松，选择C形筋膜刀，沿着三角肌的三个区域不同的起点向肌肉的止点方向拨动肌肉及其筋膜组织。

视频5-27（3）

### 4. 前臂前侧

解决肌肉：位于大臂前下部及小臂前侧所有肌群（桡侧腕屈肌、掌长肌、尺侧腕屈肌、指深屈肌、肱桡肌、肱二头肌肌腱、旋前圆肌、指浅屈肌、拇长屈肌、指深屈肌、掌长肌、尺侧腕屈肌）

使用器械：筋膜刀

动作要领（以右侧为例）：准备姿势，舞者坐位，右侧手臂自然伸直，掌心向上，在前臂上涂抹筋膜膏。

视频5-28

选择筋膜刀S型的凹陷处置于前臂上，从肘关节向腕关节方向进行肌肉和筋膜的梳理，对于前臂深肌群，我们也可以选择S型筋膜刀的刀头对臂深肌群进行梳理，以此对表浅和深层肌以及筋膜进行全面的梳理。

### 5. 前臂后侧

解决肌肉：位于大臂后下部及小臂后侧所有肌群（指伸肌、尺侧腕伸肌、小指伸肌、桡侧腕伸肌、尺侧腕屈肌、肘肌、旋后肌、拇长展肌、拇长伸肌）

使用器械：筋膜刀

视频5-29

动作要领（以右侧为例）：准备姿势，舞者坐位，右侧手臂伸直旋内，掌心向下，在前臂后侧涂抹筋膜膏。

先选择A型刀，对表浅肌筋膜进行拨动梳理，找到异常的粘连、结节处以及深层肌位置，换用S型刀的刀头，对深层肌筋膜和结节粘连位置进行深度剥离，有助于缓解前臂后侧肌筋膜组织。

## 思考题

1. 放松按摩需注意什么？如何做得更有效果？
2. 按压手法如何操作？按压之后一般要接什么手法？
3. 阐述拉伸的原则。
4. 有哪些小器械可以用于舞者放松？在身体不同部位如何选用小器械？
5. 跳跃技术训练结束之后，对哪些肌肉做放松有利于缓解疲劳？
6. 筋膜球如何应用于舞者放松？
7. 针对深层肌放松一般会选取筋膜球，请设计臀中肌放松动作。
8. 采用筋膜刀放松，不同类型的筋膜刀该如何选择？

第六章
Chapter

# 6

舞者常见损伤
部位分析

舞者的损伤发病率较高，发生部位也比较集中，如腰部、膝关节、踝关节等都是多发部位。依据舞者常见部位的损伤，本章就相关多发舞蹈损伤部位及软组织等的解剖结构、损伤原因、表现症状以及预防建议等方面逐个分析，以期舞者及舞蹈教师能够在训练及教学中明晰损伤的表现特征、原因所在，寻找和总结预防损伤的方法。

# ● 第一节　足踝损伤

足踝是舞者最为常见的损伤，损伤率也非常高，在本次调研中足踝部损伤占比64.8%（见表1-2）。舞蹈初始的基本功练习，就从勾绷脚动作开始，几乎足部可以动的小关节都能够训练到，训练的脚部如常人的手一样灵敏、活动自如，当然也不排除因个人错误练习方式而导致的足踝损伤发生。舞者的足踝损伤更是有其专业特征，了解这些，对于舞者预防损伤非常必要。

## 一、踝关节扭伤

### （一）损伤概述

在2019年的一项调研中，足踝损伤的发生率是69.7%（见表1-2），可谓在舞者中极为常见，尤其是踝关节扭伤继续发展成为习惯性扭伤，这种情况在舞者中不是少数。踝关节扭伤一般是伤及踝关节外侧韧带，严重者会牵拉腓骨外踝导致骨折。舞蹈动作飘逸轻盈，许多技巧都是在半脚尖儿甚至立脚尖儿的状态下完成的，而在这种相对不稳定的情况下，不仅要保持身体平衡，还要完成旋转、变身、大幅度的舞姿等技巧动作，这就对舞者的身体素质提出了极大的挑战，要求舞者踝关节除具有非常好的力量外，还应具有柔韧性和稳定性。

课堂上做半脚尖儿上的动作练习时，舞者因从小压脚背、站立"倒脚"等各类训练习惯，使得很多学生的踝关节不稳定、过于灵活，而形成半脚尖儿倒脚或者半脚尖儿时抠脚，立起半脚尖儿，看似脚背很高很漂亮，但重心尚未垂直传递，重心线向下形成内弯或外弯，长期错误练习，会累及踝关节内外侧韧带，对踝关节的保护极为不利。

踝关节内侧伤在舞者中也是常见的，但对于普通人却是极其少见，为什么会有踝关节内侧伤呢？这要追溯到舞者在练习舞蹈之初，为了站成完美的一位，几乎都在追求脚的"一字"，而没有从下肢外旋的根本解决。长期如此的错误站法，拧松了踝关节内侧韧带，极大地影响了踝关节的稳定性，为踝关节损伤埋下隐患。一般在跳类、翻腾类技巧落地时扭伤，常见如小跳落地走神儿、旋转落地或跳跃落地时，控制不了自己的肢节末梢。

（二）解剖结构

踝关节由胫腓骨远侧端与距骨联合构成（见图6-1），内外侧均有韧带加固（见图6-2），但内侧韧带密集包围了踝关节，从内侧强有力地保护了踝关节。外侧韧带受伤是常发生的，因为踝外侧韧带分散，有损伤隐患。从理论上分析，踝关节内侧一般极少受伤，但是舞者脚踝内侧受伤则较为多见。

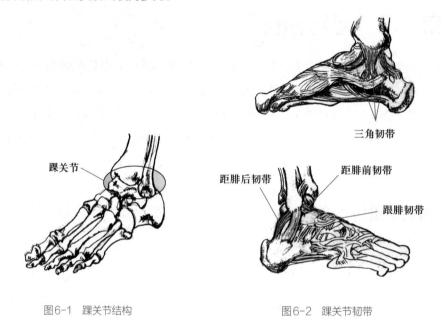

三角韧带

踝关节

距腓后韧带　　距腓前韧带

跟腓韧带

图6-1　踝关节结构　　　　　　　　　　图6-2　踝关节韧带

"绷脚"是舞蹈训练中足部的基本形态，从解剖学上来看，"绷脚"即足屈或跖屈，踝关节内的距骨滑车前宽后窄，当足屈时，距骨较窄的后部进入踝关节窝，关节活动幅度大，但稳定性较低，关节侧副韧带容易损伤，又由于外踝较之内踝位置低，内侧副韧带比外侧副韧带坚韧，所以外侧副韧带损伤概率高一些，而且踝关节损伤多发于跖屈位（绷脚）。

（三）损伤原因

（1）身体疲劳时做强度大的组合练习时，支配不到末梢环节导致落地不稳，而无法控制重心扭伤。

（2）"大意失荆州"，舞者对高难度技巧普遍都会很重视，但是"小河沟里翻了船"，指的就是简单的动作由于没有集中注意力反倒损伤，这是舞者常见的损伤原因。

（3）小腿内外翻肌群不平衡导致崴脚。

（4）崴脚后没有及时处理、救治，甚至继续带伤训练，遗存下损伤隐患，导致习惯性崴脚。

（5）舞者选择舞鞋也是影响踝关节扭伤的因素之一，如若脚与鞋间留有空隙，穿在脚上松垮，会影响舞者对自己脚的感觉，甚至产生错误的动作判断，跳跃或翻腾落地时，出现偏差而崴脚。

### （四）症状表现

淤血肿胀；触碰疼痛；行走困难甚至患者足不敢着地。

### （五）预防建议

（1）训练前对较弱的踝关节要有热身准备，活动踝关节周围的肌肉韧带，让这些软组织兴奋起来，准备进入工作状态。可以通过搓的手法温暖软组织；通过勾绷脚、立半脚尖儿、轻松小跳激活小腿肌肉。

（2）训练后放松小腿肌肉。可以拉跟腱、拉伸小腿前群肌肉，使负责脚踝的肌肉恢复弹性、解除疲劳。

（3）训练课堂做每一个组合动作都要精力集中，对动作路线落实在每一次练习中。

（4）许多舞者在扭伤踝关节时，都说不清楚为什么，但就是不明原因地发生了！建议教师在跳跃等技巧练习阶段，尤其是简单并不复杂的组合，给学生留出思考动作的时间，让她（他）们脑海中先过一遍"动作影像"[1]，并提示学生或学生互相激励，调动情绪，注意力高度集中，直至组合结束方可以放松，切不可掉以轻心！

（5）鞋子要遵循专业要求且号码合适。

## 二、跟腱炎

### （一）损伤概述

调研发现，跟腱损伤发生率排在足踝损伤第二位。跟腱位于足跟与小腿之间，是小腿三头肌的远侧端与足部跟骨连接的部分，它是人体最大的肌腱。跟腱损伤一般是因为足部的过度屈伸运动，如舞蹈中的勾绷脚、立半脚尖儿、小跳、中跳、大跳等，只要是脚蹬离地面动作，都要经过半脚掌撑地的过程，对于舞者而言，脚如同手一般灵敏，具有充分的动作语言功能，每一个下肢舞步、跳跃、旋转、翻腾等技术技巧都离不开脚部动作，对于

---

[1] 动作影像：组合训练前对动作要求及连接，应在脑海中认真演示一遍，强化印象，使她（他）们在真正练习时更为自信，完成得更为准确无误。

足踝部的跟腱承受负荷可见一斑。

（二）解剖结构

跟腱起自小腿三头肌的肌肉与肌腱连接处，止于跟骨结节。在跟腱背侧与深筋膜之间，有4~8层润滑层，每层间都有结缔组织连接并有血管深入，各个润滑层间可以相互滑动，以适应踝关节的屈伸动作。这些结构即是医学上所谓的"腱围组织"，简称为"腱围"。当肌肉收缩或伸展时，肌腱周围的滑膜层间或者肌腱与跟骨间，反复牵扯、摩擦。而舞蹈训练中的勾绷脚练习会反反复复收缩小腿三头肌，各种跳跃练习则是强烈收缩小腿三头肌，这些都会引起跟腱发炎、撕裂、纤维逐渐变性，导致腱围组织充血、肿胀，甚至与跟腱粘连引发腱围炎。

（三）损伤原因

在大量的跳跃、反复立半脚尖儿、女生立脚尖儿动作，使小腿三头肌剧烈收缩，引起跟腱纤维或者腱围组织反复牵拉；或舞者长期如此这般的练习、组织过度使用导致跟腱局部劳损。

（四）症状表现

跟腱发炎属于慢性损伤，开始时跟腱会有酸、胀、僵紧或者有轻微的疼痛感，但是舞者经常对自己的身体疼痛不在意，每天又有一定强度和4小时甚至更长的训练课，跟腱的疼痛就会变为持续性疼痛。它的疼痛特点是开始活动时疼，活动开后症状减弱，休息时又加重。这样反复致使在立半脚尖儿或者蹬地时难以承受之痛，尤其在疲劳时，走路、下楼梯疼痛也会明显。

（五）预防建议

（1）充分热身。训练前做好充分的热身，尤其是舞者对于自己的小腿肌肉要格外重视，使肌腱能够适应训练的强度。
（2）及时放松。观察舞者训练会发现所有舞蹈，无论是连接动作还是跳跃旋转技巧，几乎都要经过半脚掌支撑或蹬地，而小腿三头肌是省力杠杆，它的疲惫不易被觉察，也就麻痹了舞者。因而在训练之后必须及时放松小腿三头肌，如果每天能用热水泡脚，水没过跟腱，之后再放松按摩此处，可以解除肌腱及周围组织的疲劳。

（3）平时有空可以经常双手拇指与其他四肢相对按压跟腱，对跟腱血液循环也有益处，促进其新陈代谢，保持其良好状态。

（4）在疲劳时注意避免做高难技巧，以免突然抻拉跟腱拉断腱纤维。

# 三、足跟部周围疼痛

## （一）损伤概述

因足跟骨及其周围的滑囊、筋膜等病变或附着肌肉、韧带力量不均衡，使得足跟骨骨膜发炎引起足跟部周围疼痛。

人体直立时足部有三个支撑点：第一跖骨头、第五跖骨头以及跟骨结节（见图6-3）。足跟骨是承重的重要支撑点，舞蹈训练时常见各类跳跃：绷跳、小跳、中跳、大跳、各类舞姿跳，翻腾类技巧、旋转类技巧，主力腿在落地支撑稳定时，不仅仅要撑住自身的体重，由于加速度的存在，最后落到足部的力量，是自身体重的数倍以上；如若落地不会缓冲，就会增加跟骨结节与地面的硬性撞击，没有经过脚趾、脚掌过渡到全脚落地的缓冲过程，直接是全脚掌砸到地面的冲撞性落地，就会引起跟骨及其相邻组织的损伤，微小损伤没有及时修复，导致组织退化或弱化，引起疼痛。

## （二）解剖结构

足跟是位于足底后方的骨骼，属于足部跗骨其中之一，与相邻骨形成关节，周围有筋膜、脂肪垫、滑囊等多层软组织。足底筋膜（见图6-4）起点在足跟骨，向五个脚趾辐射过去，附着于跖骨，拉紧跟骨与足部，类似弓弦样维护着足弓及其弹性，可以减少地面与足跟的反作用力，起缓冲作用。

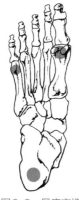

图6-3　足底支撑点

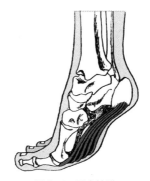

图6-4　足底筋膜

在跟骨结节的底部有一层脂肪垫，可以减少地面对足跟的反作用力，起到缓冲作用。在脂肪垫与跟骨间，有滑囊存在，其功能也是保护跟骨结节。

（三）损伤原因

（1）反复半脚尖儿、立脚尖儿落地重引起。

（2）各类舞蹈步伐、跳、转、翻类技巧落地时，足跟接触地面过猛，足下软组织受挤压，足底筋膜或滑囊局部充血、肿胀，跟骨受到强烈冲击所致。

（3）跟腱过紧，张力大。

（4）高足弓或扁平足等骨骼发育异常也是原因之一。

（四）症状表现

典型症状是早上起床下地时，足跟疼痛最为明显，走动一会儿疼痛有所缓解。

足底筋膜炎的症状表现主要在脚跟的疼痛与不适，压痛点在近足跟处。由于影响到行走，因而也会妨碍到舞蹈训练，训练量稍大就会疼痛加剧。

足跟部疼痛，行走或承重时疼痛会加重，脚跟不敢着地，休息后症状会减轻。

（五）预防建议

（1）训练后，充分拉伸和放松小腿肌肉及足底筋膜，改善踝关节灵活性，减少足底筋膜张力。放松做到位，踝关节有轻松灵活的感受。

（2）加强小腿和足踝力量的训练，如半脚尖的快起慢落，或者通过弹力带阻力练习，有效控制足踝落地缓冲。

（3）平时练习足趾各个方位动作及抓地练习，训练足底肌肉力量及灵活性，有助于保护足底筋膜免受伤害。

（4）睡前热水泡脚，增加足部血液循环。

# 四、足背痛

（一）损伤概述

舞者常见足背痛，具体位置如足内弓、舟骨伤；足背外侧痛。

## （二）解剖结构

足背由7块跗骨组成（见图6-5），联结距骨的3块楔骨及足背外侧的骰骨、楔骨后面的舟骨以及足部最后面的跟骨和跟骨上的距骨。7块骨性结构由相应韧带及关节囊加强稳固和保护，还有外围肌肉的加固。跗骨间各关节基本属微动关节，只有在与地面剧烈撞击时有些微的松动，起缓冲保护作用。足背痛一般是在楔骨、舟骨位置，或者外侧的骰骨处，舞者对照结构寻找对应自己的痛处可以明确位置。

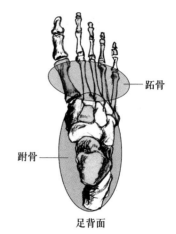

距骨

跗骨

足背面

图6-5　跗骨、距骨

## （三）损伤原因

足背痛一定是与足部受力不均有直接关系，而受力不均原因与平时训练时的足部支撑、半脚掌支撑时重心不稳，倒脚、旋转时脚尖重心不正，跳跃翻腾时脚落地能否控制好重心等相关，总之舞蹈训练就是在各类技术中控制好重心。如果失去重心，最先与地面接触的脚就会受累。

脚背漂亮是舞者的追求，从跨进舞蹈之门就开始压脚背。从上面的解剖结构可知，好脚背实则是跗骨排列的结果，我们的训练，原则上是难以压出舞者追求的真正的漂亮圆滑弧线的脚背，但并不是说舞者就不必压脚背，压脚背的练习，大家是有体会的，实际上是在拉伸踝关节的软组织，训练前的压脚背还是可以灵活脚踝，有松解踝关节周围软组织的作用，但并不支持为了漂亮脚背，专门通过各种方法去掰压，不必在这上面耗费时间。但是如果不清楚足部结构，长久地用蛮力压脚背，会导致跗骨间的联结松动。舞蹈训练有各种跳跃练习（双脚落地、单脚落地）、翻腾类技巧、半脚尖儿旋转落地站稳等，地面冲击力与各类技巧的落地稳定重心时，自身的控制力最终都是由足部去平衡，如若跗骨间联结过于松弛，必然会对这些小骨头有冲撞，导致它们间的联结有微移位，若没有及时恢复原位，舞者每天训练且高强度地持续刺激它，脚背就出现了疼痛等症状。简言之，盲目持续长久压脚背触及了跗骨间的联结，使韧带等组织变松，牢固性变差，随训练量及强度的增大，更加影响到了结构联结，骨间位置松动而出问题。

## （四）症状表现

早期走路没有症状，在强度稍大的蹬地时才有疼痛；患者后期会出现跖骨间隙明显的压痛感，惧怕立半脚尖儿、蹬地、落地缓冲等动作。

（五）预防建议

合理的三点支撑站位，控制重心落在正确位置上，加强足部各种运动方式的训练，尤其是足部辅助训练，如内翻、外翻、内扣（内收）、外撇（外展）等功能练习，使足部所有小肌肉有能力应对所遇各种状况。

## 五、跖骨疲劳性骨膜炎、跖骨痛

### （一）损伤概述

人类自身重量主要依赖足骨、足部韧带、筋膜、肌腱等支撑。足部结构的优势——足弓使我们在跑跳蹬地、落地缓冲时具备有利的条件，舞者每天的训练依赖于足的屈伸、勾绷扣等多种足部动作，还有繁多的跳跃、旋转技巧，而维持足弓的所有组织处于高度紧张状态，压力最大的还是与跖骨有关的肌肉，其中最为深层的小肌肉位于跖骨间隙，联结跖骨骨膜与趾骨底端。长时间的牵拉会导致炎性反应，出现肿胀、充血，还可能引起骨膜的增生。如芭蕾舞者排练《天鹅湖》第二幕的"群鹅"，时长近半个小时，几乎都是在半脚掌上的动作，几天联排下来，舞者几乎都会有脚面痛的表现，这明显是跖骨疲劳性骨膜炎，但是一旦演出结束，这样强度的排练结束，脚面也就恢复正常了。

### （二）解剖结构

跖骨介于跗骨与趾骨之间（见图6-6），相当于手的掌骨，属于长骨，共5块，由内侧向外侧依次为第一至第五跖骨。跖骨近侧（靠近脚背一侧）为底，中部为体，远侧（靠近脚趾一侧）为头。跖骨头与相应的近节趾骨构成跖趾关节，舞者立半脚尖儿就是在跖趾关节处完成的动作。第一跖骨较其他跖骨要粗一些，第二跖骨较为细长，在走路和跑跳时，第一、二跖骨是主要受力部位。

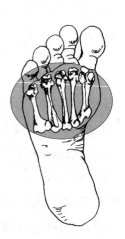

图6-6　跖骨

### （三）损伤原因

（1）"跖骨疲劳性骨膜炎"顾名思义是在疲劳状态下出现的病症，足部疲劳再加之过重的负荷，舞者却依然不间断地坚持训练，长期反复轻微损伤导致。

（2）舞者每天的基本功训练以稳定性为基础要求，无论是全脚掌支撑还是半脚掌甚至足尖支撑，着力点都会落在或者经过第一跖骨头，因而重力首先由粗大的第一跖骨承担。如若第一跖骨短小，第二跖骨长过第一跖骨，则由较细的第二跖骨顶替，跳跃训练或是旋转、翻腾练习需要蹬地，而维护重心稳定需要与地面接触的足部立稳，足给地面多大力量，地面就会反作用于足多大力量，这种反复冲撞容易形成跖骨干远端的损伤，从而出现跖骨痛。

（3）肌肉韧带对跖骨的反复牵拉，使得骨膜有轻微剥离，久之产生骨膜水肿、出血等炎症表现，它刺激骨膜钙化呈现菱形骨质增生。

（4）舞者多是在半脚掌上训练，国标专业的女生穿高跟鞋训练，都会使更多的重力转到前脚掌。

（四）症状表现

早期走路没有症状，在强度稍大的蹬地时才有疼痛；患者后期会出现跖骨间隙明显的压痛，惧怕立半脚尖儿、蹬地、落地缓冲等动作。

（五）预防建议

（1）防止跖骨疲劳性骨膜炎的发生，从初始参加舞蹈专业训练就要加强足部浅层、深层各类肌肉的功能练习，不仅仅是勾绷脚练习。但要避免反复立半脚尖儿的组合及连续的小跳练习。

（2）专业舞者在课余时间还要有足部辅助训练，让足部所有可动关节主动、被动地充分活动到位，使足部所有小肌肉群健全自己的功能，不被遗忘，"用进废退"同样适用于舞者全面性的训练。

（3）教师在备课时要考虑学生身体的承受力以及全身各部位的训练量均衡和重点分布。

（4）训练后切记给足部做放松，缓解紧张的足底肌肉，热水泡脚，并可以依据自身具体状况做些勾绷脚拉伸练习。

（5）训练后要换上合适的鞋——脚掌宽阔、底部有缓冲的鞋，可以缓和足部脚趾、脚跟的冲击力。

# ● 第二节　膝关节及小腿部损伤

膝关节是人体中最大、最复杂的关节，它包括股骨下端的内外侧髁关节面、胫骨上关节面和髌骨相邻关节面包在一个关节囊内构成。[1]膝关节囊薄而松弛，关节腔内空隙较大，

---

[1] 高云：《舞蹈解剖学》，人民教育出版社2004年版，第129页。

且胫骨上关节面较平滑，这些原因都增加了膝关节的不稳定性。膝关节有多个辅助结构使其稳固：半月板、前后左右韧带、关节囊内韧带、滑膜囊、滑膜皱襞等。但是舞蹈训练各个角度、强度，尤其是技术技巧的反反复复使用，甚至是错误用力状态下的重复练习，造成了膝关节的损伤。在我们的调研过程中，发现膝关节伤占 43.3%，这要引起大家理念上的改变和重视，教师教学的正确引导是预防损伤关键。

下肢动作是舞蹈表现的重要组成部分，而膝关节又是完成下肢运动的主要关节。大家都认为"没有好的蹲，就没有好的跳"，可见，"蹲"在跳跃练习所起的重要作用。在跳跃动作中，从小跳到中跳，从中跳到大跳，还有各种舞姿跳，任何一个完美的腾空都离不开起跳与落地时的蹲。从人体结构上来看，膝关节是参与蹲的主要关节，如平日训练中，膝关节屈伸时伴有内收、外展或旋拧，这种动作习惯可导致下肢起落力线不正，造成膝内外侧受力不均，引起韧带或半月板的损伤，这种身体损伤会直接影响到舞者动作的完成和技术的展现，甚至过早结束她（他）的艺术生命。

# 一、半月板损伤

## （一）损伤概述

半月板损伤在舞者中是比较常见的损伤之一，舞蹈训练离不开膝关节的屈伸协调配合，膝关节在人体运动中类似弹簧，主要功能就是屈伸，但在屈膝时会有旋转动作的可能。观察舞者训练尤其在下肢外开的训练中，有很多人会"别膝盖"，就是大小腿在屈伸时会有旋拧动作发生，尤其是伸直膝关节时。当下蹲或起立时还是这样旋拧并且快速地蹲起直立甚至起跳，长期如此错误动作方式，最容易伤及半月板。所以舞者要及时检查自己的站位方式和习惯，从最简单、最不起眼儿的动作中严格要求。人体腾空后落地的瞬间，地面强大的反作用力会通过足底，自下而上传至膝关节、大腿、髋关节，直至整个脊柱。在这个过程中，最容易出现的问题就是，落地瞬间膝关节周围肌肉控制能力不足，甚至会没有控制地落地，整个人处于自由落体的状态。当足与地面接触时，落地不稳、重心有偏移，此时膝关节上端股骨髁突然向内旋转、下端胫骨向外翻，造成膝关节屈曲、外展，外侧半月板可被股骨外髁与胫骨外上髁，即股骨下端与胫骨上端挤压损伤，内侧半月板由于与内侧副韧带相连，活动度小，常会被撕裂损伤，这也是内侧半月板损伤大于外侧半月板损伤的原因所在。

## （二）解剖结构

半月板是膝关节主要辅助结构之一，位于胫骨平台上，每个膝关节左右各一块，形似月牙，故名"半月板"（见图6-7），其存在目的是使股骨与胫骨间更为匹配。半月板在膝关节囊内、股骨与胫骨间隙间，可随股骨有一定范围的移动。其边缘较厚，与关节囊相接，中心较薄，呈凹陷状，与股骨髁（股骨正下方）相吻合；半月板的下方较为平坦，与胫骨平台相适应。半月板存在于关节间隙，最重要的作用是稳固膝关节，还有缓冲震荡的功能。内侧半月板呈"C"形，与膝关节内侧副韧带相连，活动幅度较小；外侧半月板呈"O"形，未与周围韧带有连接。

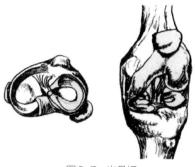

图6-7　半月板

一般前交叉韧带受伤会累及半月板，二者也经常是一对"难兄难弟"。如果前交叉韧带损伤后没有及时处理，膝关节处在一个不稳定的状态中，会为半月板损伤埋下隐患，如果练习动作剧烈，很容易引起半月板的伤害。

在膝关节屈伸过程中突然扭转或旋转过程中突然伸膝，半月板不能够随着股骨髁一起移动，就会被股骨髁碾压导致撕裂或碾碎。

（三）损伤原因

（1）半月板损伤多见于屈膝急速转换方向的时候，例如舞者跳跃落地或者旋转急停时重心不稳，对膝关节产生旋拧动作或者突然伸膝，此时的重力又有加速度存在，对膝关节有极大作用力，同时伴有屈膝旋转动作，属于暴力刺激，半月板复位不及时，导致半月板被挤压破裂。

（2）没有明显的损伤动作引起，因为并没有特别剧烈的动作训练。其原因是基训课每天的下蹲组合等蹲起练习持续时间长，半月板的后角承受压力持续过大，从而使其提早退变。

（3）舞蹈旋转技巧"起法儿"时，如果舞者脚与膝关节不在一个方位上，别着膝关节，反复这样练习也会拧压半月板，导致半月板损伤。

（四）症状表现

（1）长时间蹲起动作导致的半月板损伤，最初表现是五位蹲时膝关节疼痛；如若不注意纠正自己的错误训练方式，继而下蹲时将会疼痛；继续练习将连累到站五位膝关节也会痛；最后甚至生活中正常蹲也受影响。

（2）急性期膝关节肿胀疼痛，活动受限；急性期过后肿胀可以自行消退，但关节活动时仍有疼痛、弹响，有人还会有膝关节"交锁"现象——好似膝关节卡住了。在下蹲或起立时、跑或跳等动作时疼痛更加明显。

（3）损伤侧的关节间隙压痛。

（五）预防建议

半月板是纤维软骨，自身的血管极少，无血液供应，其营养主要来自关节滑液，与关节囊相连的周缘部分获得一些血液供应，因此受伤后只有半月板边缘可以自我修复，整个半月板难以自行修复，这提醒所有舞者预防的重要性。

（1）加强肌肉力量训练，使之能够约束、稳定好膝关节。

（2）一堂训练课，各类蹲动作（包含跳组合）安排要合理，避免学生累了还硬撑着坚持做，那样最易出问题。

（3）芭蕾技巧练习要求学生从胯根转开，不必刻意强调脚的转开，容易使学生过度去转脚踝而忽略了外旋肌肉的工作，致使脚与膝不在一个方向，使膝关节产生旋拧，错误的用力方式久了，偶尔支撑或落地出现力量不平均时就会受伤。因而培养良好的训练习惯、正确的发力点和发力方式很重要，这是预防的关键。

# 二、髌骨伤害（髌骨劳损、髌骨脱位）

（一）髌骨劳损

1. 损伤概述

髌骨劳损又称"髌骨软化症"，是指股骨的髌面与髌骨相邻的关节面因慢性损伤，形成的髌骨退行性疾病。髌骨劳损是常见的运动性损伤，一般是由于膝关节过度的屈伸，使相邻髌骨关节面与股骨髌面长期碰撞挤压，形成慢性劳损所致。初期开始活动时局部酸痛，活动后减轻，运动结束后又加重，且没有明确的固定疼痛部位。

2. 解剖结构

髌骨位于膝关节最前端，与股骨滑车（股骨与髌骨相邻关节面）构成髌股关节，有保护股骨关节面、传递股四头肌力量、增加股四头肌力矩的作用。

3. 损伤原因

（1）蹲起时，尤其是全蹲，髌骨受力较大，使之受损。

（2）膝关节长时间负担过重或反复的微细损伤积累而成。比如在舞蹈教学中，有关膝关节的蹲起反反复复练习，甚至会整堂课地反复，教师一定注意合理分配肢体训练时间和重复量，避免过度使用。

（3）股四头肌力量弱。

### 4. 症状表现

（1）膝关节酸软、疼痛无力。

（2）半蹲、起跳、落地、上下楼梯时疼痛明显。

（3）髌骨边缘压痛、髌骨压迫痛。

（4）单腿下蹲试验，逐渐下蹲到90°~130°出现发软、疼痛；单腿蹲下后又站不起来。

### 5. 预防建议

（1）合理安排运动量，加强股四头肌力量训练，如快速收缩和下蹲控制练习。

（2）训练课后做单腿半蹲试验，主动防范检查。

（3）避免膝关节受寒。

（4）训练后加强股四头肌肌腱、膝关节周围组织的按摩放松，及时解除疲劳。

## （二）髌骨脱位

### 1. 损伤概述

髌骨脱位在舞蹈专业还是比较多见的损伤，远远高于普通人群和运动员。

髌骨是浮在膝关节前方的栗子形骨头，是股四头肌肌腱骨化而成的籽骨[①]，上宽下尖，前面粗糙后面光滑，位于股骨下端前面的股骨凹槽中，股骨凹槽称为"股骨滑车"，髌骨在此可以主动上下移动，也可以有左右滑动（不是必要移动）。人体最大的籽骨就是髌骨，它是股四头肌工作的支点，具有增加股四头肌作用力矩、增强股四头肌力量、稳定膝关节的作用。髌骨在股骨滑车面上下移动，当膝关节拧动使其脱离凹槽即为髌骨脱位。髌骨脱位女生更为多见。

### 2. 解剖结构

认识"髌骨脱位"首先要了解其解剖结构。髌骨位于膝关节最前端，是组成膝关节的重要骨骼之一，它与股骨相关节形成髌股关节。髌骨的光滑关节面与股骨滑车（股骨凹槽）互为关节面，在运动时，髌骨在滑车中上下移动，并有微小的左右移动。

一个健康的膝关节首先需要稳固，髌骨的稳定性取决于骨骼的形状（人们的骨骼结构

---

① 籽骨：在关节周围的肌腱处存在的圆形或扁圆形游离小骨，有吸收应力、保护肌腱、减少摩擦的作用。

不尽相同）和肌肉、韧带的良好工作。

髌骨的稳固从结构上指的就是股骨滑车的形状和深浅，如果舞者的股骨滑车沟太浅，髌骨脱位的风险就极大。股骨滑车及髁间窝、髌骨中央嵴共同有防止髌骨向外脱位的作用。股骨外侧髁的位置及其向前的凸起也是为髌骨向外脱位的骨性结构保障。

髌骨稳定的动力保护装置——韧带和肌肉。内外侧髌股韧带是阻止髌骨脱位重要的"安全带"，其中内侧髌股韧带是防止髌骨脱位的主要动力保护带，它若被拉伸过度甚至撕裂，髌骨就失去了阻止外移的重要固定装置（见图6-8）。

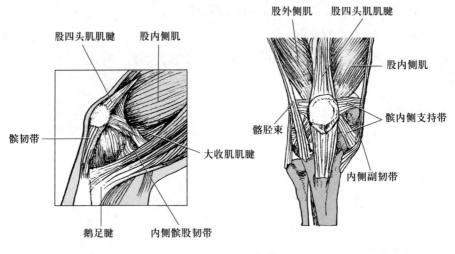

图6-8　髌骨周围韧带

髌骨是伸膝装置的杠杆支撑点，通过髌韧带连接胫骨粗隆，当胫骨过度外旋时，导致髌骨外移半脱位，使得膝关节伸屈活动时髌骨内外滑动摇晃，致使髌骨不稳定。

股四头肌（股直肌、股中肌、股内侧肌、股外侧肌）也是保护髌骨的重要肌肉（图5-33），其中股四头肌的力量以及内外侧肌力的平衡也是影响髌骨脱位的原因所在。股四头肌中股直肌、股中肌、股外侧肌的作用方向与髌韧带不在一条力线上，使髌骨有向外脱出的倾向，而股内侧肌有向内上方牵拉的作用力，这样使得髌骨能在其正常位置上。一旦向外的肌力大于股内侧肌的力量，就会有髌骨脱位的危险。


3. 损伤原因

髌骨脱位常见两种：急性和习惯性脱位，一般都是向外脱位，且初次脱位都有外伤史。

（1）长期的错误用力方式，如舞蹈训练中的下蹲时膝关节向前跪，突然某个暴力旋拧膝关节，导致髌骨脱位。

（2）股骨外旋过大、力线不正。软度练习时，如压"后胯根"后腿没有绷直，尤其是当有人坐在练习者的后胯上面，练习者因怕痛后腿蜷起，此时后腿的膝关节就是超强"别"着，导致膝关节力线不正。学习舞蹈的小朋友，练习软度时经常会用这种练习方法，耗久了，小朋友的伤侧腿就不能支撑。

（3）舞蹈训练外开站位强行"别"开自己膝关节，给膝关节损伤埋下隐患。

（4）高位髌骨①是舞者自身结构的因素。众所周知，舞者的腿在视觉上以直为美，在招生选材时，学生是不是存在有高位髌骨结构上的弱点，这值得重视和继续研究。

（5）髌骨内侧韧带支持与外侧韧带筋膜支持不平衡，当外侧支持带（有深浅两层支持带）紧张，就会拉动髌骨外移，就有脱位的危险。

### 4. 症状表现

膝关节剧烈疼痛，有明显的髌骨移位，局部出现肿胀、淤血，髌骨恐惧试验阳性，膝关节不能屈伸并扭曲变形。

### 5. 预防建议

（1）定期做膝关节评估检查：伸直膝关节，两拇指置于髌骨外侧缘，向内推移髌骨。正常情况下，向内推移的移动幅度小于髌骨宽度的1/2为正常，若大于1/2说明髌骨活动度过大；若小于1/2说明外侧支持带紧张，需要放松髂胫束及股二头肌短头。

（2）舞者在下蹲组合时，如在膝关节前面有弹响声，这有可能是髌骨移位后的复原声响。如果有此现象，舞者需要对髌骨位置加以关注，在教师帮助下加强辅助训练，加强动作规范的提醒要求，形成自觉规范的训练意识，练习时要有意识做好充分的准备。

（3）从小建立正确转开的良好训练习惯，保持膝关节力线垂直。

（4）软度练习时在动作质量为先的前提下，达到自己最大幅度，保证动作顺应身体结构。

## 三、膝关节滑囊炎

### （一）损伤概述

膝关节滑囊炎是指膝部滑囊因外伤引起的急性或慢性劳损刺激使滑液增多、滑囊肿大，同时产生膝部炎症，主要表现为疼痛、局部压痛、活动受限。

膝关节周围有多达15个滑囊，是身体滑囊最多的部位。滑囊位于膝关节摩擦多发部位，滑囊发炎会造成舞者极大的痛苦，尤其是在训练各种跳跃、旋转等技术技巧中，痛苦更加剧烈。常见的膝关节滑囊炎有髌前滑囊炎、髌下滑囊炎、鹅足滑囊炎和腘窝囊肿。

---

① 高位髌骨：髌骨相对于股骨滑车的位置过高。

（二）解剖结构

滑囊又名"滑液囊""滑膜囊""粘液囊"，位于肌腱或肌肉附着处与骨之间，囊内有少量滑液，具有增加关节润滑、减少摩擦的作用。

膝关节滑囊分为以下三组。

前方：髌上囊、髌前囊、髌下浅囊、髌下深囊四个（见图6-9、图6-10）。

外侧：外侧腓肠肌滑囊、腓骨滑囊（腓侧副韧带与股二头肌肌腱间）、髂胫束滑囊、腓腘滑囊（腓侧副韧带与腘肌腱间）、腘肌滑囊五个（见图6-11）。

内侧：鹅足囊、内侧腓肠肌滑囊、内侧副韧带滑囊、腓肠肌内侧头—半膜肌滑囊、半膜肌滑囊、半膜肌—半腱肌间滑囊六个（见图6-12）。

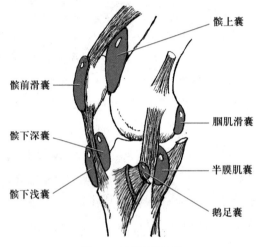

图6-9　膝关节滑液囊

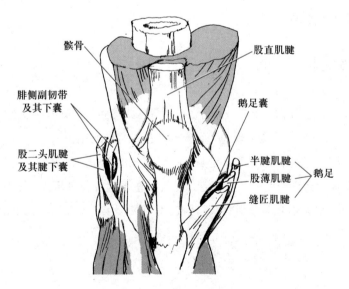

图6-10　膝关节正面观

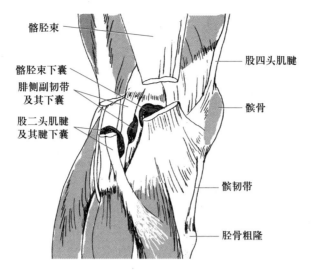

髂胫束

髂胫束下囊

腓侧副韧带
及其下囊

股二头肌腱
及其腱下囊

股四头肌腱

髌骨

髌韧带

胫骨粗隆

图6-11　膝关节外侧面观

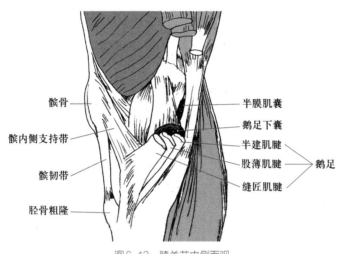

髌骨

髌内侧支持带

髌韧带

胫骨粗隆

半膜肌囊

鹅足下囊

半建肌腱

股薄肌腱

缝匠肌腱

鹅足

图6-12　膝关节内侧面观

什么是"鹅足囊"？它是位于缝匠肌腱、股薄肌腱、半腱肌腱面及胫侧副韧带之间的滑液囊，由于此三个肌腱有致密的纤维膜相连，形成鹅足而称为"鹅足囊"，这个囊相当大且恒定。

（三）损伤原因

（1）膝关节使用过度、反复摩擦造成。

（2）训练中膝关节损伤或撞击波及滑囊受伤。如中国舞跪地技巧练习过度，会引发髌前囊炎症。

（四）症状表现

初期，常常表现为膝部酸胀不适，继而发生疼痛、肿胀，而且会变成持续性钝痛，一般活动后减轻，还常与天气变化有关，受凉时症状加重。特别是半蹲时疼痛较为明显，故而上下楼梯比较困难。

（五）预防建议

训练量的安排要考虑膝关节的承受能力，尤其在初学新的舞蹈动作时，需要多思考、琢磨全身的协调配合，想清楚动作之后再去练习，而非以量取胜，减少膝关节周围的磨损，要有自我保护意识。

## 四、膝关节韧带损伤

（一）损伤概述

膝关节是人体结构最为复杂的关节，其关节腔大，故而关节囊较为松弛，需要依靠其周围的韧带和肌肉帮助维护其稳定性，膝关节周围的韧带在关节囊内及关节囊外四周全方位具备保护作用。膝关节运动量大，在舞蹈训练中，各种跳转翻技术技巧更加大了膝关节的受力，韧带由于外力施加，使关节活动超出正常生理范围，造成韧带伤，因关节囊、韧带、半月板互相牵连，韧带损伤常常合并半月板损伤。

（二）解剖结构（见图6-13）

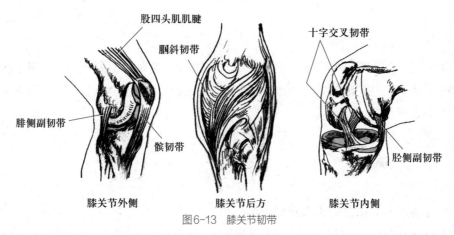

图6-13 膝关节韧带

（1）髌韧带：位于膝关节前方，是股四头肌肌腱的延续部分，止于胫骨粗隆。伸膝时松弛，屈膝时紧张。髌韧带直接暴力损伤多见，舞蹈训练中跳跃是重要的训练内容，在跳跃落地瞬间，髌韧带承受强大的张力，容易损伤。

髌韧带内外两侧分别移行于髌内侧支持带和髌外侧支持带，具有限制髌骨内外移位的作用。髌内侧支持带为股内侧肌肌腱的一部分；髌外侧支持带为股外侧肌腱的一部分，其外侧与髂胫束融合。

（2）胫侧副韧带位于膝关节内侧，其前面与髌内侧支持带融合，此韧带与关节囊间有滑囊相隔；其后部与关节囊及内侧半月板愈合。

膝关节内侧副韧带（胫侧副韧带）是膝关节的主要韧带，有限制并维持膝关节运动和保护膝关节稳定作用。若膝关节内侧副韧带损伤会引起膝关节松动、不稳定，甚至长期疼痛或膝关节退变等。

（3）腓侧副韧带位于关节囊外侧，与关节囊及半月板没有连接。

当屈膝时，胫侧及腓侧副韧带均松弛；伸膝时，两韧带均紧张，有限制膝关节过度伸直及旋转的作用。

（4）腘斜韧带位于膝关节后方，防止膝关节过度伸展。

（5）十字交叉韧带（前后交叉韧带）位于关节囊内，分别为前交叉韧带和后交叉韧带，彼此相互交叉。前交叉韧带起自胫骨前方，与内外侧半月板前端相融合，斜向后止于股骨后方。后交叉韧带位于前交叉韧带的后内侧，较之前交叉韧带更短、更为坚韧，起自胫骨后方与外侧半月板后端相连，斜向内上方，止于股骨前外侧，在膝关节屈时更为紧张。交叉韧带的功能是使胫骨与股骨紧密连接，防止前后错位。前交叉韧带在膝关节伸直时紧张，对于膝过伸的舞者，大、小腿骨不是竖向一条直线排列，若极力伸直膝关节，股骨更易挤压前交叉韧带（见图6-14），故前交叉韧带损伤更为多见。

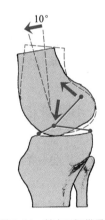

图6-14　前交叉韧带受压

## （三）损伤原因

（1）舞者在初学舞蹈时经常会有压膝盖的错误练习，这样会导致膝周围的韧带松弛、骨结构改变，膝关节力线改变，故压膝盖是膝关节损伤的重大隐患。

（2）劳损是引发膝关节损伤的重要原因，这是舞者训练时必须考虑的因素之一，合理安排每一天的训练，避免身体过度劳累，避免膝关节过度使用。

（3）旋转急停若身体重心控制不好、上下身脱节，易造成膝关节拧转，导致韧带及半月板损伤。

（4）膝过伸的舞者在旋转技巧时，因其自身结构再加上动作技术不到位，更易伤害到膝关节韧带等辅助结构。

（5）损伤后未及时治疗，带伤坚持训练形成慢性损伤，也是导致膝关节韧带伤的诱因。

（四）症状表现

膝关节韧带损伤表现为局部肿胀、疼痛、关节不稳及膝关节功能障碍。

（五）预防建议

（1）训练前做好热身，对膝关节周围软组织预热拉伸。

（2）舞者训练课中凡是有关蹲练习时，要求足尖与膝盖在同一个方向上，减少膝关节压力，顺应人体动力结构是避免膝关节损伤的重要措施。

（3）跳跃练习，要求从胯根转开，及时纠正"跪膝盖"的错误现象，使学生养成正确的动作发力习惯。

（4）所有技巧落地时，动作要求善始善终，即使简单的小跳也不可以草率，这是舞者意外损伤出现的常见原因。

（5）加强股四头肌力量训练，是保护膝关节稳定的动力因素。

# 五、小腿骨损伤

## （一）胫骨粗隆骨骺炎

### 1. 损伤概述

胫骨粗隆骨骺炎在男性舞者中常见，此症好发于14~16岁，多见于少年时期的男生。因为此阶段正是他们舞蹈学习的中高班阶段，技术技巧课程学习的关键时期，练习多、训练量大。

胫骨粗隆就是我们小腿膝关节下的凸起部位，正是我们跪地时与地板的接触点，这里是股四头肌肌腱的附着处，舞者每一次的下蹲、伸膝、蹬地、起跳都会牵拉到这个附着点——胫骨粗隆，反复大强度的刺激导致此处骨骺炎症引起疼痛。如若继续正常量的训练，会导致此处骨骼膨大突出而变形（见图6-15）。

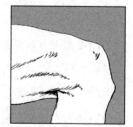

图6-15 胫骨粗隆突出

### 2. 解剖结构

骨骺是长骨两端膨大的部分，胫骨的骺有髌韧带附着于上面，髌韧带是股四头肌的延续部分，股四头肌作用于膝关节屈伸，因而胫骨粗隆处承受牵拉的张力。

### 3. 损伤原因

舞者在发育期间，因运动量过大而引起。在少儿发育期间此处有软骨连结，但是持续的大强度跳跃、翻腾训练，股四头肌收缩伸展都要反复牵拉此处，使其产生积累性劳损、血液循环障碍，引起此病。因胫骨粗隆未发育好，软骨尚未骨化形成真正的骨头，舞蹈训练尤其是跳转翻腾技术技巧的繁重训练，反复牵拉此处，容易使其发炎。

### 4. 症状表现

胫骨粗隆肿胀、局部隆起、疼痛；骨骺软骨完全骨化后疼痛可以消失，但胫骨粗隆突出很明显。运动或上下楼梯时加重，休息后多能很快减轻。由于髌韧带的牵拉促进该处骨质增生，使胫骨粗隆增大，明显向前突出，胫骨近端骨骺提前愈合。

### 5. 预防建议

教师教学过程中注意跳跃练习的量要循序渐进，专业课与技术技巧课教师需要及时沟通，避免跳跃技巧的练习叠加，造成学生训练量突增，身体能力接受勉强甚至不及，学生就会出现疼痛。早期的疼痛仅需要休息，配合局部热敷理疗；教师要有意识地减量练习，使骨骼组织血运状况改善，疼痛可以消失，无须紧张。尤其学生处于发育旺盛期，在主动休息、适度减轻运动量、停止剧烈运动，身体可以及早调整、及时修复，通常可以自愈。教师了解学生身体状况，是预防此病的关键，应尽早发现并解决，拖久了会使胫骨骨骼变形，影响跪地等技巧的完成。

## （二）胫骨疲劳性骨膜炎（迎面骨疼）

### 1. 损伤概述

胫骨疲劳性骨膜炎是指小腿胫骨（俗称迎面骨）周围的肌肉及骨膜发炎，一般在小腿正前方位置。凡是系统训练的舞者基本都会遇到这种问题，严重者走路蹬地时也会疼。胫骨疲劳性骨膜炎有的是一次训练后发生，更多的是劳损逐渐积累所致。

### 2. 解剖结构

胫骨是人体粗大的管状骨之一（见图6-16），呈三棱状而非圆柱样的管状骨，胫骨干也不是一条直线，而是略向外侧方

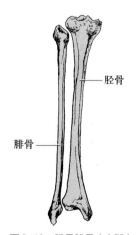

图6-16　胫骨腓骨（右腿）

凸的弧形长骨。它要支撑身体的重量，并在走跑跳中承受着地面的反向冲击力。

### 3. 损伤原因

舞者在每天的各类舞步、跳跃、翻腾等各种形式的训练中，胫骨承受着正反两个方向力的作用，有重力、有地面反作用力。依据伍尔夫（Wolff）定律，骨骼会受到力学刺激影响而改变其结构。在舞者训练过程中，胫骨会承受张力和压力的变化，骨骼本身会去调整适应，但是当训练强度和训练量短期内突然加大，且运动负荷反复积累，超出了骨骼自身的调整能力，就会出现胫骨骨膜的一系列病理性改变，造成骨膜疲劳受损。

（1）短期内进行了超过自己身体接受能力的训练量，小腿肌肉力量不足，降低了其保护能力。

（2）舞者在练功房外的石板地、水泥地、马路等过硬的场地训练，增加了对胫骨的直接冲击。

（3）动作技术不过关，跳跃落地没有经过脚趾、脚掌、脚跟这样的落地顺序，有人经常落地时脚跟不着地、没有缓冲。

（4）小腿肌肉僵硬紧张，加大了对胫骨骨膜的牵扯。

### 4. 症状表现

疼痛、蹬地痛、胫骨内侧面有压痛。

### 5. 预防建议

（1）短期内避免过多的跳类、翻腾类技术技巧的训练，建议舞者训练时多用脑分析动作技术、发力方式，想清楚动作程序再练习，不要盲目追求数量。

（2）做练习时保持头脑清醒，防止动作变形、身体不协调、落地没有缓冲。

（3）合理安排训练量，遵循循序渐进、因人而异原则，不要过度训练。

（4）训练后及时放松肌肉，加强局部代谢，消除疲劳，避免肌肉紧张。

# ● 第三节　髋关节及骨盆损伤

髋关节俗称"胯根"，它的损伤也在舞者中常见。因为芭蕾有开绷直的基本特征，其中的"开"就有胯根的转开，这一要求是芭蕾舞者或者职业舞者的一道门槛，训练离不开胯根的转开，而且还要在胯根转开的基础上，做各个方向、各种幅度的练习，对胯根的使用量可见一斑。

# 一、弹响髋

## （一）损伤概述

弹响髋是指髋关节在下肢某个方向的运动时运动受限，出现声响或局部疼痛的一种常见病，医学上也称为"髋关节综合征"，舞者比较多见。舞者在外开站位时，尤其站五位总要屈髋俯身"别"一下，同时可以摸得到有根粗大的筋在股骨大转子上滑动过去，且听得见或者感觉得到响声，才会完成五位的站立。刚有弹响时大多没有疼痛的感觉，时间久了就会有不适和疼痛感，影响舞者对下肢动作的控制。舞者每天训练课都要从擦地开始训练，逐渐加大难度，25°、45°、90°以至更大幅度的踢腿、控腿、搬腿，并有各个方向、快慢不同节奏的下肢训练，动作复杂且负荷大，髋周围肌群非常受累。

## （二）解剖结构

髋关节是典型的球窝关节，股骨头呈球形，而髋臼像一个深深的碗包住股骨头，周围有坚韧的韧带和丰厚的肌肉保护它。髋关节前面有髂股韧带，内下方有耻股韧带，后外侧有坐股韧带。周围肌肉有前面的髂腰肌、外侧的阔筋膜张肌、后面的臀肌还有深层的肌肉等。

弹响髋在关节囊外或者关节囊内都会发生，但是舞者群体一般是关节囊外弹响，主要由髂胫束肌腱与大转子的摩擦形成，就是手放在大转子上，会感觉到有根粗筋（髂胫束）在此处滑动，甚至会有响声。

髂胫束位于大腿外侧，是阔筋膜张肌与臀大肌相结合的腱膜，由致密而坚韧的结缔组织构成，向下增厚呈扁带状止于胫骨外侧髁（见图6-17）。

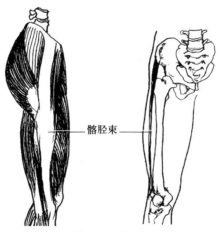

图6-17　髂胫束

（三）损伤原因

（1）髂胫束增厚或紧张或大转子过于突出，就可以造成髋关节活动时髂胫束与大转子摩擦产生弹响。

（2）位于臀部深层的小肌肉（图5-38）如梨状肌、闭孔内肌、闭孔外肌、上孖肌、下孖肌都是止点附着于股骨大转子，主要作用是使下肢外旋，这些小肌肉群正是舞者外开的重要肌肉，芭蕾舞者了解了这些应该明白，胯部总有问题发生，正是因为这些小肌肉群的疲劳作战，训练之后我们没有及时地去解除它们的疲惫，久而久之这些肌肉过于紧张，造成髋关节间隙变小，引起摩擦产生髋关节内弹响的问题。

（3）髂股韧带在舞者后腿并外旋时与股骨头摩擦而产生弹响。

（4）髂腰肌过紧也会引起髋关节内弹响。一般都是在下肢外旋体位下，做前腿或者下前腰动作，使髂腰肌与股骨头或者髋臼摩擦产生弹响。严重时会牵扯到同侧腰部疼痛。

（四）症状表现

某些动作听得见弹响或感受到摩擦，开始不会造成疼痛。

严重时舞者在抬腿、控腿时因无力支配而影响动作控制，或者该部位肌肉软组织收缩、受到挤压以及大幅度拉伸时会有疼痛。

（五）预防建议

（1）及时解除髋关节周围肌肉及筋膜的疲劳与紧张是预防的第一要务。每次训练课后或每天的睡前，都可以对髂胫束、髋关节前、旁以及臀部及臀部深层小肌群进行按摩、拉伸或者利用泡沫轴放松，缓解肌肉筋膜紧张的状态。

（2）预防髋关节慢性损伤，一旦有髋关节的急性损伤不可小觑，需及时治疗，以免转为慢性损伤，贻误最佳治疗时机。

（3）训练前做好热身准备，对于髋关节周围的软组织要抻拉活动开，以防拉伤。

## 二、胯根痛

（一）损伤概述

胯根是舞蹈专业里常见的一个说法，实际就是解剖学中的髋关节，但是当舞者们说到胯根痛时，一般多指前胯根，就是髋关节前面位置。多数情况是髂腰肌损伤。

前腿是舞蹈训练每天都要练习的，有踢前腿、慢抬前腿、控前腿，所有不同幅度的前腿练习都需要髂腰肌工作，若没有好的用力方法和用力习惯，训练后又没有及时放松，髂腰肌就会劳损发炎。

（二）解剖结构

髂腰肌由两块肌肉组成：腰大肌和髂肌，两块肌肉起点不同但是最后汇合在一起，止于股骨小转子（见图5-36），其主要功能是屈髋，在舞蹈中作用所有前腿动作，还可以使大腿外旋。训练中髂腰肌是极其疲劳的，尤其是在前腿的慢抬和控制中，髂腰肌非常受累，所以课堂中常见舞者会去抻拉下后胯根，实质就是这个地方紧张，需要松弛拉伸，但她（他）们自己却没有意识到这个现象。

（三）损伤原因

反复屈髋，频繁练习各类前腿动作，无论是不同幅度还是前腿练习方式都会受损；跑、跳也是经过屈髋动作，尤其是深蹲动作也是牵拉髂腰肌的练习。

（四）症状表现

胯根前面痛；影响到某些伸展髋部动作或技巧的完成。

（五）预防建议

训练课前充分热身；加强课后髂腰肌的拉伸放松，及时解除疲劳。

# 三、坐骨结节痛

（一）损伤概述

坐骨结节部位疼痛，在舞者中也是常见的病症。坐骨结节痛与其周围的附着肌肉有关，坐骨结节是腘绳肌的附着点。在舞蹈训练时，长时间的超负荷耗前腿、踢前腿动作，反复、长期、甚至快速猛烈的抻拉刺激坐骨结节，导致坐骨结节处骺软骨血液循环不畅，形成慢性病变。

（二）解剖结构

　　腘绳肌是大腿后群肌肉股二头肌、半腱肌、半膜肌的总称（见图6-18），它们的起点都在坐骨结节，即这些肌肉都附着于坐骨结节；大收肌也有一部分附着于坐骨结节。腘绳肌的功能主要是抬后腿、屈小腿；大收肌功能是使大腿内收。

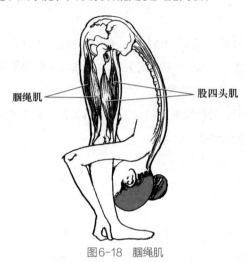

腘绳肌　　　　　　　　　　　　股四头肌

图6-18　腘绳肌

　　发育期间，坐骨结节有骺软骨，它的愈合在20~25岁，骺软骨强度较之肌腱、韧带更弱，受到牵拉时更容易先受伤害，故而坐骨结节痛在医学上更多地定义为"坐骨结节骨骺炎"。

（三）损伤原因

（1）股后肌群猛烈收缩或者耗前腿抻拉后群肌肉，都会对坐骨结节有牵拉应力。
（2）热身不充分就开始踢前腿、压前腿。

（四）症状表现

初始臀后部有酸胀感、各种前腿动作或下前腰时痛。

（五）预防建议

（1）训练课前尤其在天气寒冷时一定做好热身准备。
（2）教师要了解学生身体发育特点，训练循序渐进安排，不可急于求成；耗前腿或踢前腿时要依据学生能力个别要求，注意耗压时间及重复量的安排。

## 四、耻骨炎

### （一）损伤概述

舞者耻骨联合部位疼痛，与坐骨结节痛类似，也是因为牵拉肌肉、韧带附着点，导致耻骨部位有炎症、疼痛，只是部位不同而已。

### （二）解剖结构

耻骨是组成骨盆的髋骨发育期的一部分，发育期的髋骨分为三块骨头，借软骨连结，有髂骨、耻骨和坐骨。耻骨位于骨盆的前下方的凸起处，形成骨盆的两块髋骨前面借助耻骨相联结，而耻骨又是髋关节耻股韧带的附着点，也是下肢内侧肌肉：耻骨肌、长收肌、短收肌、大收肌、股薄肌的附着点，这些韧带有限制大腿过度外旋、外展的作用；内侧肌肉有内收、外旋及屈髋（如身体下蹲时的骨盆在胯根处的前倾动作）功能。

### （三）损伤原因

舞蹈软度训练的横叉、旁腿动作都要抻拉耻骨韧带和大腿内侧肌肉，长久的、超负荷拉伸或者猛烈地踢旁腿、空中"双飞燕"等练习，都会牵拉到这些肌肉及韧带的附着点耻骨联合处（见图6-19），发育期间会伤及耻骨的骨膜，有骨膜炎发生，此处的伤与坐骨结节痛原因相似。

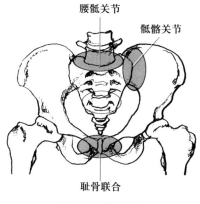

图6-19　耻骨联合

与跳跃技巧有关，所有跳起落地若没有缓冲，对耻骨联合有很大的冲撞。

内侧肌肉在芭蕾专业舞者使用极其频繁，所有动作都是在下肢外开的基础上完成，其过度使用劳损导致耻骨炎症。

（四）症状表现

耻骨联合处疼痛、压痛；外开站位腹股沟最下方不敢收紧；后腿、旁腿动作受限。

（五）预防建议

（1）耗压横叉时间要因人而异，舞者自身不可蛮干，有疼痛时不要坚持过久，疼痛是身体提醒你的信号。

（2）双飞燕等外开式跳跃一定要做到轻落缓冲，学会自我保护。

（3）芭蕾训练课结束要放松内侧肌群。

# ● 第四节　脊柱损伤

人体脊柱是由颈椎、胸椎、腰椎、骶椎和尾椎相连共同形成，人的脊椎形态基本相似。脊柱位于人体躯干后部正中，由26块椎骨借椎间盘、韧带和椎骨间关节面互相联结，其位于骨盆之上，支撑着胸廓，维持胸部和腹部的平衡。脊椎周围附着层次分明的丰富肌肉，有维持身体平衡，控制脊柱运动的作用。

## 一、腰部疼痛

（一）损伤概述

腰部是舞者最容易受伤的部位，在所有舞蹈损伤中排在第一位，在2019年底调研人群中比例高达68.8%。从基础结构看，无论我们坐着还是站着，腰部具有支撑人体直立、承受身体的重力、缓冲冲击力等作用，借助周围的韧带、肌肉等软组织维持着腰部稳定。而舞者丰富的舞姿、技巧几乎都离不开腰部的支持。古典舞讲究"起于心，发于腰，达于稍"，指的是身体动作需要通过腰部带动四肢乃至全身整体运动，不仅古典舞，所有舞种、所有身体运动都离不开腰部发力，可以说，腰部是舞者使用频率及运动幅度较大的部位之一，腰部的练习动作丰富多样，如大腰、波浪腰，练习方式有耗腰、甩腰、涮腰、担腰、压腰；相关腰部的动作还有软踹燕、探海、前桥、空翻……若训练中过度甚至错误使用腰部，会加重腰部负担，加之腰部自身的不稳定因素，易导致腰部发生损伤而产生疼痛。

常见的腰部伤害医学分类有：腰部韧带损伤、腰部软组织损伤、腰部椎间盘突出、腰部关节突关节错位、慢性下背痛等。

## （二）解剖结构

腰与腹相对，位于身体躯干的后面，腹部正对应的部位，是骨盆之上、肋骨之下的部分，由脊柱腰段五块腰椎以及周围韧带、肌肉等软组织等组成。人体脊柱有四个自然生理弯曲，分别是颈弯向前、胸弯向后、腰弯向前、骶弯向后（见图6-20），它像弹簧一样缓冲重力冲撞，保护脊柱及内里的脊髓神经组织。腰部包含了屈伸、侧倾、旋拧、环动以及被人忽略的椎间上下开合等运动方式。腰椎的运动有腰椎前屈，形成的动作为"下前腰"；腰椎后伸，形成的动作为"下大腰"；腰椎侧屈（或侧倾）形成的动作为"下旁腰"；腰椎还有拧转动作，古典舞称其为"横拧"；涮腰为腰部的环动；下胸腰练习先要头向上拎起来即是脊椎间"打开"动作。腰椎运动都会牵扯到下面的骨盆及上面的胸颈椎。

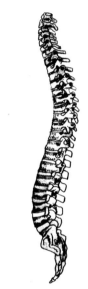

图6-20 脊柱生理弯曲

## （三）损伤原因

（1）热身准备不足，突然的动作发力过猛或快速拉伸腰部的类似前腿舞姿练习，或速度过快的拧转动作，或者深蹲扑闪技巧等，都是瞬间收缩或拉伸腰部软组织，因软组织自身黏滞性依然较大，导致拉伤腰部纤维组织。

（2）腰部受力过度。舞者细心体会自己的动作感受，尤其是在后仰身体时，若没有遵循动作要领，习惯将压力集中到腰部。这种用力习惯在更为复杂的动作练习时，使腰部在不知不觉中受力叠加增大，过度负担身体的各种力量，这也是舞者慢性腰痛的原因之一，它最明显的特征是没有明显外伤史。

（3）腰部伤痛没有及时治疗、治疗不当或反复微小损伤的积累而致。

（4）短时期内如整堂课都在练习腰部，如新疆舞、芭蕾等代表性课程的课堂上，频繁大幅度的腰部练习，会使学生腰部受累。

（5）腹背肌力量的平衡、脊椎周围肌肉力量等因素不能保证，必会引起腰痛。

（6）椎间盘老化、失去弹性，不能缓和腰部所受的冲击力，也是腰痛原因。

### （四）症状表现

腰部疼痛、活动受到局限、僵硬无力甚至手脚发麻。

腰部受伤后绷不上劲，动作质量下降，以致无法完成要求的动作。

疼痛多为隐痛，时轻时重，休息会减轻，劳累后加重；适当活动或改变姿势时减轻，前后腰动作加重；经常反复发作。

### （五）预防建议

（1）训练前热身非常重要。不能凭仗自身灵活，一开始活动就做大幅度的练习。热身是使身体温度提升，使身体、心理对训练课有充分的准备。

（2）教学过程中，教师要与学生有顺畅沟通，了解学生身体状况，对于课程有关腰部幅度上的练习，学生需了解动作要领、发力方式、动作路径，练习时想清楚后再做，不要盲目、不动脑筋地重复练习。

（3）训练时注意腰部的正确使用，立腰绷住劲是保护腰的重要方法。

（4）腹背部肌肉要加强，更要注意腹部力量训练，均衡背部紧张；训练课后加强背部肌肉放松，保证肌肉的良好弹性。

（5）做好腰部保暖，避免吹风着凉。

（6）腰部受伤要及时医治，以免延误为慢性腰部伤痛。

## 二、下背痛

### （一）损伤概述

非特异性下背痛（ Non-specific low back pain，NLBP ），也称为"下腰痛"，是一类临床找不到确切的组织病理结构改变，又不能通过客观检查确诊病因的下背部痛的总称。下背痛指腰下部、腰骶、骶髂、臀部等部疼痛的主观感觉。

舞者经常会有下背部疼痛，但是由于对身体认知不熟悉，一般笼统认为就是腰痛，对其细心体察询问发现并不是在腰部，而是上述的腰骶或骶髂或臀部深层。深究其疼痛原因，大致都没有具体的动作，也没有明确的原因。

天气阴冷寒凉时下背部会特别敏感，不自主地会去捶击疼痛区域，说明这个位置不舒服，这种莫名的痛苦与舞者长期发力、受力不当有直接关系。从内部讲是气血流通不畅。

（二）解剖结构

下背部包括腰部、腰骶关节、骶髂关节等联结部位（见图6-21）。腰骶关节、骶髂关节分别是第5腰椎与骶骨构成腰骶关节、骶骨与髂骨间构成骶髂关节。

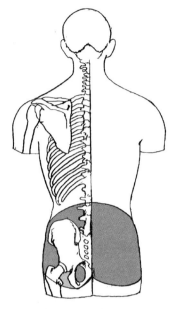

图6-21　下背部区域

腰骶关节是脊柱生理弯曲中向前的腰弯与向后的骶弯，在两个反向弯曲的交界处，此处相向的剪切力最大。骶髂关节由骶骨与髂骨相关联，关节面扁平，彼此联结相当紧密，属于平面关节；有关节囊和强韧的多条韧带维持此关节的牢固稳定，活动度极小，可以忽略不计。所以我们一般认为骶髂关节几乎不能够活动，其主要作用是支撑身体重量以及缓冲运动时的震动，减少骨盆、脊柱受到的冲击力。

力量从上至下传至骶骨又分散到骶髂关节；反过来，地面给予身体的作用力，从下至上传至髋骨，经骶髂传给骶骨、经腰骶一路向上经各级脊椎到头颅。腰骶部与骶髂部是人体运动力的集散地，若是训练中发力方式不对、力量频繁冲击此处，下背部就是损伤的隐患所在。


（三）损伤原因

搬后腿对腰及腰骶部的压力非常大。但是，为了完成任务，舞者一般会全身使劲，此时下背部的所有小关节，无论主力腿还是动力腿侧，紧张的那一侧的所有小关节就会受到挤压。后腿是舞者每天的必练动作，对于其腰、下背部都是极大的刺激。若是舞者刻苦训练，课上课下都在努力反复练习相关后腿、骨盆前倾、脊柱后伸等，所有这些大幅度的动作组合练习，屡次刺激这些部位，或挤压或拉伸或拧转等复合方向的力的施加，使舞者的这一核心部位屡屡受挫，长久以来或许没有类似肌肉拉伤或骨折类急性损伤的表现，但正是这种"冷水煮青蛙"式地麻痹身体，使身体所承担的代价极大。

下背部所包括的关节周围韧带松弛无力；周围最深层小肌肉群如腰骶部多裂肌、棘肌、胸最长肌等未被激活，都会造成关节失稳。慢性劳损导致下背部活动异常，如过度负重、反复长久的肌肉收缩，最为明显的是在单腿支撑舞姿时，主力腿的臀中肌就是如此持久用力。骨盆姿态不正导致下部腰椎、骶髂关节的小错位。

（四）症状表现

腰骶部酸痛、钝痛，训练后加重；阴寒天气加重、早上起床加重，活动开又减轻。

（五）预防建议

（1）激活并加强下背部深层肌肉是稳定下背部结构的关键。

（2）下背部处于身体力的传递的核心位置，汇聚能量并传达给四肢，尤其在动作的起始阶段承受巨大的力，类似蹲起、男性舞者托举，起始发力动作需要绷住腰椎，接住地面经下肢传递上来的反作用力，继续向上传递。避免蹲起弓背，使腰部松懈，导致伤害。

（3）训练课结束及时解除臀部、下背部周围肌肉的紧张和疲惫。

（4）避免长时间坐在座位上不动，以免导致下背部软组织长期牵拉无力，引起骶髂关节小错位。

# 三、颈部损伤

（一）损伤概述

舞者颈部也会经常遇到损伤问题，多数为软组织问题引起，导致颈部活动障碍，影响头部的转动、侧倾等动作。多出现在现代舞、国标舞、各舞种的旋转或双人舞训练中。

（二）解剖结构

颈椎有7块，负责旋转头部的主要是第一和第二颈椎，分别又称为寰椎和枢椎（见图6-22）。寰椎上

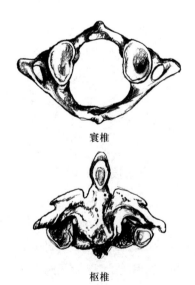

寰椎

枢椎

图6-22　寰椎与枢椎

面有上关节面直接与头颅骨相联结形成寰枕关节，第1第2颈椎形成寰枢关节，在头部转动过程中，主要是这两个关节联合运动，再由其他颈椎配合完成。颈部的运动也是全方位的，因为有椎间盘的存在，这个弹性小垫子可以使颈部做前屈（低头）、后伸（抬头）、左右旋转（转头）、外展（侧歪头）、环转（头画圈）以及上拔的运动方式。

虽然颈部椎体不大，但其周围的肌肉却不少，只是细小而已。颈部肌肉由内而外分四层，它们相互协调，保证颈部的正常活动。因为颈部关节、肌肉细小，如若训练或生活中有不良习惯，就会使得颈部肌肉发展不均衡，训练时的发力、颈部两侧及前后方肌肉的协调都会作用到头部位置的变化，继而会影响技术技巧乃至舞姿的改变。颈部浅层肌肉因为附着点多、相对面积也比深层广，引起颈部动作幅度变化更为明显，如肩胛提肌（见图5-28）、斜方肌上部纤维（见图5-27）。

### （三）损伤原因

训练时没有准备地突然甩头，如现代舞、国标中的探戈舞。在舞蹈旋转技巧练习时，要求留头甩头，当颈椎周围软组织发展不平衡时，就会影响椎间关节的功能，表现出颈部各种不适。双人舞中，托举顺势滑向肩部时配合不当、技术失误、颈部突然扭转、颈部肌肉骤然收缩或过度被拉伸所致。

### （四）症状表现

伤侧肿胀、疼痛，活动受限。

### （五）预防建议

天气寒冷时或者在有头部剧烈动作，或者双人舞排练上肩技术时，要充分活动好肩颈部。双人配合训练时，一定要想好动作再练习，忌讳盲目反复尝试。及时放松颈部周围软组织，预防肩颈肌肉僵紧。

## 四、腰椎间盘突出

对于舞者而言，腰痛是她（他）们经常发生的身体现象，遇到疼痛发生，多数会依然坚持训练，从而导致椎间盘突出。

（一）损伤概述

腰部椎间盘受力不均衡，使纤维环在薄弱点处破裂，髓核由此处膨出，更为甚者会脱出，突出的椎间盘压迫脊髓或神经根等，产生临床症状，腰背痛是最明显的表征。

（二）解剖结构

脊柱是由26块椎骨组成，分别是颈椎7、胸椎12、腰椎5、骶骨1、尾骨1，椎骨是躯干重要的骨性结构，它有承重和传递重力的功能。椎骨间有称为"椎间盘"的弹性小垫子（纤维软骨）存在，椎间盘因组织结构富有弹性，使其有减缓震动、增大脊柱运动幅度、保护脊柱及周围神经血管等作用。

椎间盘由纤维环和髓核构成（见图6-23），在纤维环与髓核上下各有一层软骨终板。髓核为白色胶状物质，富有弹性，当受压时向四周扩展，挤压纤维环延伸和膨胀。在脊柱运动时，中心的髓核似滚珠随脊柱的不同运动方向做反向的动态调整移动，如脊柱前屈，髓核后移；脊柱侧屈，髓核则被挤压至对侧方向。纤维环由多层交错排列的纤维软骨环组成，具有弹性及韧性，可承受压力。椎间盘的营养，主要通过软骨终板的渗透获得，这提示我们脊柱需要适度活动，以确保椎间盘的营养供给，但是，若过度使用却未经过充分休息，也会使椎间盘没有及时获得营养而产生退行性变化，导致弹性及韧性减弱，在突然的扭转或屈伸时用力过猛，引起椎间盘突出。

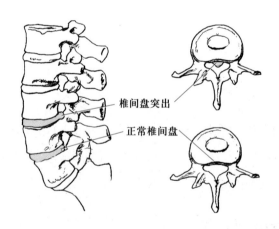

图6-23 椎间盘

（三）损伤原因

长期没有顺应脊柱结构运动的不良训练习惯，造成腰椎间盘突出。训练时腹背肌要共同协助发力维持身体姿态，若腹肌没有起到应有的作用，所有身体负荷由下背部肌群承担，更易导致椎间盘突出。脊柱深层小肌肉群肌力减弱，造成脊柱的稳定性下降；再有大幅度、大强度的舞蹈技术技巧练习时，易导致椎间盘突出问题；没有充分热身突然做旋转、变身、翻腾类技巧时引发椎间盘突出；平时舞蹈训练动作技巧发力不正确，也会引发椎间盘突出。

总之，外伤、长期劳累、劳损、用力不协调、姿势不当等导致椎间盘组织病变、损伤、纤维环破裂、髓核被挤压冲出破裂的纤维环，突出部分压迫到脊髓组织或脊神经。

（四）症状表现

腰椎间盘突出症的常见症状、体征包括：腰痛及下肢放射痛、麻木、凉、酸胀不适、腰部活动受限，腰肌保护性痉挛。

（五）预防建议

小幅度卷腹加腹部静力练习，减少腰部压力，同时提高腹部力量，平衡腰腹受力。

深层小肌肉群的专门训练，稳定脊柱，并能自我控制脊柱运动，起到保护作用。

舞者的腰椎间盘突出首先要评估其身体状况，对于背部肌张力过大者，需要松弛背肌；而腹部肌力弱者，则要加强腹肌力量训练。

腰部保暖是最基础的防护措施，训练前做好热身准备。

始终保持腰部的应力状态，腰部稳定是身体活动的根本。

# 第五节　上肢损伤

上肢损伤在舞者损伤中占比较低，在2019年底统计数据中所有上肢损伤占损伤总人数的11.82%，主要在男性舞者中多见，且多见于技巧练习中，尤其是肘关节与腕关节。

## 一、肩关节损伤

肩关节是典型的球窝型关节（见图6-24），而且肱骨头在关节盂上完成滚动和滑动运动。肩袖包括冈上肌腱、冈下肌腱、小圆肌腱和肩胛下肌腱，均起于肩胛骨，止于肱骨近端，包绕并维持肱骨头的稳定，控制肩关节的旋转。在肩主动抬起过程中，肩袖肌通过下压肱骨头使得上肢抬起，而肱骨头仍位于关节盂内。当关节头在固定的关节窝上运动时，凸出的关节面滑动方向与骨运动方向相反。中国舞舞者在舞台上或者武功课上有大量的翻腾技巧，比如扑虎、倒扑虎以及连续后串小翻，很多时候都出现肢体腾空手臂落地撑地技术，尤其技巧动作在翻腾时未完成，导致动作失败，跌倒时手臂撑地，造成肩峰与肱骨头撞击；芭蕾舞者双人舞表演与训练中的托举动作中，男演员大频次地托举，这种反复做上肢收、屈、旋内等托举技巧，也会产生此类撞击现象。这种撞击便会形成临床症状，即肩峰下撞击综合征，肩峰下表面与肱骨大结节、冈上肌腱、结节间沟的长头肌腱在肩关节上举活动时出现撞击，引起临床症状。

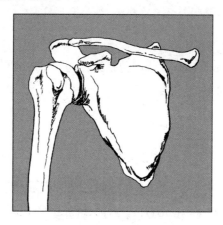

图6-24　肩关节

肩关节损伤原因还有局部负担过重，例如蒙古族舞的肩臂动作练习，在由不熟练到动作纯熟，舞者一定会每天反反复复练习，那么在这一阶段就有可能会使用过度，导致肩部劳损。训练时要讲究方法，肩部练习要从根部出发，由肩胛带动手臂到指尖并与外界沟通，能量转换，有进有出，让身体通过手指末梢贯通内外，使手臂运动似风吹杨柳，力量一以贯之，通顺流畅，可急可徐，控制自如。

## 二、肘关节损伤

肘关节的关节囊前后壁薄弱，如尺骨鹰嘴骨短则肘关节反屈，上肢在支撑时产生较大的分力，训练时过于劳累，屈伸与旋转时，构成肘关节的相邻骨的骺软骨最易损伤。当肘关节伸直时，肱骨内、外上髁与尺骨鹰嘴尖恰位于一条直线上，屈肘时，则形成以鹰嘴尖为顶角的等腰三角形，临床上常以此鉴别肘关节脱位或肱骨髁上骨折。肘关节在伸直的情况下，若受暴力如跌倒时一侧手掌撑地，使肱骨下端向前移位、尺骨鹰嘴则向后移，形成肘关节后脱位。当肘关节伸直，前臂处于旋后位时，大臂与前臂并不在一条直线上，前臂的远侧端偏向外侧，二者之间形成向外开放的钝角，称为"提携角"（见图6-25），我们又称"刀臂手"，舞者刀臂手的存在始终是一种隐患，尤其是有手臂支撑动作时，比如飞身技巧、变身叉技巧，常伴有单臂支撑，为了能够保护好舞者避免损伤，我们尽力多加强屈肘、前臂内外旋肌群的力量训练，以此保护关节的稳定性，减少损伤的出现。

避免肘关节损伤也需要身体灵敏素质，在跌倒时就势屈肘团身侧滚，是自我保护的方法之一，切忌用手撑地，那样必然会导致肘腕肩的损伤。

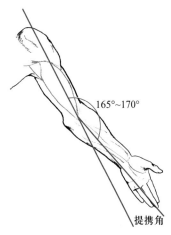

图6-25　肘关节提携角

## 三、腕关节损伤

桡腕关节的关节囊薄弱，比如舞蹈倒立翻身技巧，手腕撑地旋转时，关节容易受暴力产生损伤，如当桡骨远端绕尺骨小头旋前时，三角骨背侧纤维紧张；旋后时，掌侧纤维紧张，若突然发力，纤维板容易出现断裂，即可发生桡尺远端关节脱位。

手腕有"穹窿"，当舞者做冒小翻技巧、倒扑虎技巧时，手腕撑地用力过猛，或者重复训练，舞者因疲劳损伤导致穹窿结构发生力学改变，支撑力减弱，严重时会出现疼痛。

# ● 第六节　软组织损伤

软组织是指除去骨骼以外的组织，如人体的皮肤、深浅筋膜、肌肉、肌腱、腱鞘、韧带、关节囊、滑膜囊、椎间盘、周围神经、血管等。舞蹈专业里常见的软组织损伤，主要从以下内容解析。

## 一、梨状肌综合征

芭蕾舞者由于"开"是其训练的基础，每天训练时时刻刻的下肢转开，使得梨状肌处于高度紧张状态，会引发此症。梨状肌是臀部深层的扁平带状的小肌肉，因而梨状肌综合征是因梨状肌状态变化，压迫坐骨神经而引起的臀部及腿部的各种症状。

### （一）损伤概述

以臀部为主并向下肢放射的疼痛，是梨状肌综合征的主要表现。

### （二）解剖结构

梨状肌位于臀部后面深层，起于2—4骶骨前面，穿过坐骨大孔止于股骨大转子后面，而坐骨神经恰好从梨状肌下面由骨盆穿过坐骨大孔，延伸到大腿后面（见图6-26）。

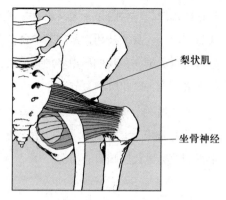

图6-26 梨状肌、坐骨神经

### （三）损伤原因

只要梨状肌出现劳损、紧张、肿胀、痉挛都会影响到坐骨神经，进而引发各种症状。梨状肌过度使用，紧张收缩、痉挛压迫到坐骨神经；梨状肌损伤；训练前后缺乏热身与放松拉伸。

### （四）症状表现

臀部有深层的疼痛并可放射到大腿后侧、小腿后侧或外侧，导致臀部疼痛无力，甚至大、小腿和脚也会出现疼痛和麻木，行走困难。同侧下肢的运动幅度受限。

### （五）预防建议

拉伸梨状肌。手法刺激按摩梨状肌，使其松弛。加强臀部周围肌肉如臀大中小肌的激活刺激、深层外旋小肌肉的激活，避免梨状肌代偿过度使用。掌握舞蹈外开动作的正确技术，避免梨状肌单打独斗。

## 二、腘绳肌拉伤

### （一）损伤概述

腘绳肌拉伤是比较常见的损伤，多见于肌腹拉伤，在猛然地踢前腿、大跨跳等幅度大的动作时，瞬间抻拉大腿后群，致使肌纤维撕裂或断裂。但是很多舞者虽然有肌肉拉伤，但不至于影响专业训练，就没作为损伤去认识。

### （二）解剖结构

腘绳肌指的是大腿后群肌肉，包括有股二头肌、半腱肌、半膜肌，是双关节肌，跨过髋关节、膝关节，其功能与大腿前群的股四头肌相拮抗，二者作用于大腿一屈一伸协调工作，协作共同维持膝关节稳定。腘绳肌的主要作用是伸髋（后腿动作）和屈膝，还可使小腿旋内、旋外。

### （三）损伤原因

缺乏训练前的有效热身，没有充分活动开，动作过猛抻拉到腘绳肌；

教师或同伴帮助耗搬时，用力过猛或过大，同时学生有紧张害怕心理，尚未松弛的肌肉在猛然用力时极易损伤。

因腘绳肌是双关节肌，其主动不足与被动不足都会带来损伤隐患，无论是在蹬地跳跃技巧（快速收缩腘绳肌）还是踢前腿类（腘绳肌拉伸）动作。

股四头肌与腘绳肌力量不匹配，使腘绳肌变得紧张和僵硬，容易拉伤和撕裂。

### （四）症状表现

疼痛、肿胀、压痛，影响部分动作完成；再严重者，膝部无法伸直、持续疼痛。

### （五）预防建议

加强腰、骨盆周围肌肉力量训练，避免下肢过度代偿使用。

合理热身，通过随意跑跳让身体热起来，再去拉伸练习，方可有效降低腘绳肌拉伸风险。

为保证下肢肌肉的良好弹性，及时做好训练课后的放松按摩、拉伸。

基训课堂组合练习要兼顾下肢肌肉能力的均衡分配，避免强弱不均导致的肌肉损伤。

## 三、股四头肌拉伤

### （一）损伤概述

肌肉拉伤是指在运动中肌肉急剧收缩或急速过度牵拉而形成的损伤。无论是主动还是被动拉伤，都是因为超出了肌肉本身所承担的能力，这个能力包括了急速收缩能力和伸展能力，股四头肌的拉伤对舞者而言，更多的是股直肌因急速收缩而致。

（二）解剖结构

股四头肌是全身最大的肌肉，起点有四个头，四束肌肉分别是股直肌、股内侧肌、股外侧肌、股中肌，向下合并为一个肌腱，跨过髌骨向下延伸是髌韧带，最后止于胫骨粗隆。股直肌具有屈髋（前腿动作）作用，与其他三头共同完成伸膝动作。

（三）损伤原因

猛力收缩致伤；热身不当，未能达到训练时所需的肌肉状态；训练水平不够、疲劳使肌肉能力下降，弹性或力量差。

（四）症状表现

压痛、疼痛、肿胀；主动收缩或被动拉伸时疼痛加重。

（五）预防建议

做好训练前的热身，让身体灵活可控；训练后重视及时放松，解除疲劳，保障肌肉良好状态；训练时注意力集中，即使是突然猛力的动作，也是受意识所控。

# 四、股四头肌肌腱炎

（一）损伤概述

股四头肌跨过膝关节止于胫骨上，其肌腱发炎主要表现是膝关节上方疼痛（见图6-27）。

（二）解剖结构

股四头肌肌腱是联结胫骨与肌肉的强韧而致密的结缔组织，股四头肌经过髌骨形成髌韧带连接于胫骨，它似宽胶带样包裹着髌骨。当膝关节屈伸时，髌

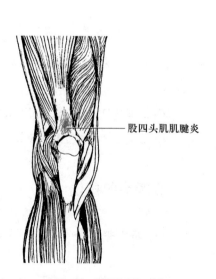

——股四头肌肌腱炎

图6-27　股四头肌肌腱炎

骨在股骨沟上下滑动。生命中每走一步都会牵扯到膝关节，因股四头肌反复伸缩持续的作用力、各类跳跃技巧的起与落都是由股四头肌在控制，如此频繁地动作，当超过了其承受能力，就会使肌腱撕裂损伤、产生炎症，即为股四头肌肌腱炎。

### （三）损伤原因

过度使用股四头肌，膝关节各种节奏的屈伸、拧屈、长期慢性劳损、劳累甚至着凉，引起肌腱的纤维组织退行性病变；屈伸膝时力线不正，即膝关节与脚尖方向不在一个方向上；股四头肌力量差、下肢内外侧肌力不平衡。

### （四）症状表现

膝关节上面疼痛、肿胀、明显压痛；屈膝时疼痛加重；膝关节僵硬，影响屈伸动作；突然蹬地起跳腿伸直的瞬间疼痛。

### （五）预防建议

运动前热身要充分，促进肌肉进入工作状态；舞者要关照自己身体，如若膝部出现不适状况，要适当减少训练量，避免频繁起跳、落地等动作练习。平时训练注意动作规范，一定要养成膝关节与脚尖在一个方向的良好训练习惯。

## 五、髂胫束综合征

### （一）损伤概述

舞者经常出现膝关节外侧痛，一般以为是膝关节损伤，但其实是"髂胫束综合征"（图6-28）。

### （二）解剖结构

髂胫束位于大腿外侧，联结骨盆与膝关节，是阔筋膜张肌和臀大肌沿大腿向下延续的筋膜，是强韧而有力的结缔组织，是加固膝关节重要的结构之一，并为膝关节减轻压力。其作用是限制小腿内旋，伸直膝关节，使大腿外展。

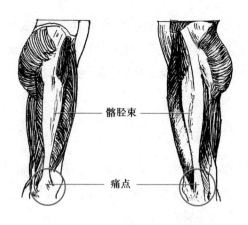

图6-28 髂胫束痛点

（三）损伤原因

摩擦是直接原因，髂胫束与股骨外上髁反复摩擦而引发；髋关节外展肌群弱；髂胫束过于紧张。

（四）症状表现

无论下肢落地还是蹬伸时，屈膝在20°~30°时疼痛最为明显，多为刺痛，还有膝关节肿胀表现。

（五）预防建议

加强并激活臀中肌训练，避免髂胫束代偿运动；避免引起疼痛的动作刺激，训练前后加强拉伸髂胫束；训练前做好充分热身，充分伸展髂胫束。训练时注意核心发力，使骨盆在正确的位置上。

## 六、小腿后群肌肉拉伤

（一）损伤概述

拉伤有细微损伤、也可能是部分撕裂，更严重者则是肌纤维断裂。小腿肌肉拉伤在舞者中也是常见的，只因为多是细微损伤，她（他）们一般也没有特别在意，依然坚持训练，虽然有些动作会受影响，但过段日子好了也就没有作为损伤去认识。

## （二）解剖结构

小腿后群肌肉分有几层，由浅入深分别为腓肠肌、比目鱼肌、胫骨后肌、趾长屈肌、拇长屈肌等；腓肠肌与比目鱼肌向下合并为一条跟腱止于跟骨结节；胫骨后肌向下跨绕内踝止于足底的舟骨及中外侧楔骨；拇长屈肌则止于拇趾底；趾长屈肌止于四个脚趾底侧。所有绷脚、立半脚尖儿、立脚尖儿、小跳、大跳都需要以上小腿后群肌肉工作。

## （三）损伤原因

快速立半脚尖练习，快速起落，若没有充分活动开小腿肌肉，容易导致小腿后群肌肉拉伤；疲劳是小腿拉伤的隐患。

## （四）症状表现

疼痛、肿胀、压痛、肌肉硬而僵；严重者会有淤血，若肌纤维断裂者还有局部凹陷。

## （五）预防建议

强度大的训练前一定做好热身；起跳、蹬地、立半脚尖儿、立脚尖等动作前需要注意力集中，也要避免用力过猛；低年级的学生训练时，注意量力而行、循序渐进，没有能力完成的动作不可以强行练习；防止训练过度疲劳；肌肉拉伤后更要避免再度拉伤，需要自己对身体有敏锐的觉知。

## 思考题

1. 分析舞者踝关节扭伤的原因。
2. 为什么舞者常会出现跖骨痛？
3. 舞者为什么常见髌骨脱位发生？
4. 分析背痛与腰部疼痛的区别。
5. 如何预防腘绳肌拉伤？

第七章
Chapter

7

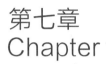

舞者体能
训练方法

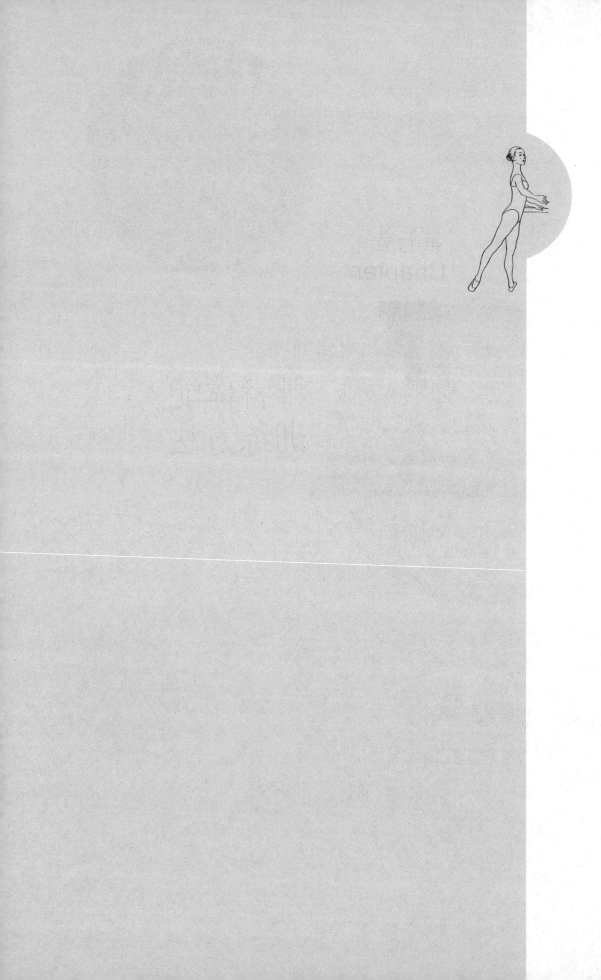

体能训练是结合舞蹈专业需要并通过合理运动量的动作练习，来改善舞者的身体形态，提高机体各器官系统机能，充分发展身体运动素质，促进表演能力提高的训练过程。

舞者表演与教学训练，必须具备忧患意识，通过合理有效的体能训练，提高舞者素质能力，是有效防护舞蹈损伤的重要保障。良好的身体素质可以降低损伤发生率，即使发生损伤也可以降低损伤的严重性，而且有助于预防再损伤。

# ● 第一节　舞者柔韧素质训练

本节主要讲述舞者柔韧素质的影响因素、柔韧性训练注意事项，以及解决舞者柔韧训练最有效的方法——拉伸。拉伸是舞者提高或者保持最佳关节活动度的有效练习手段，尤其是对有多年训练的舞者而言，提升肌筋膜柔韧能力显得格外重要。一个优秀的舞者在舞台上表演，力与美、形与姿，乃至动与静的结合一定揉进了舞者对身体的控制以及与外界的交流。

## 一、何谓柔韧素质

舞者的柔韧素质有别于体育运动项目对运动员的要求。良好的柔韧性可以增加舞者关节的活动幅度，有利于发挥舞者的动作速度、力量、协调能力以及动作表现力；可以增加肌筋膜的延展性，降低肌肉、韧带和筋膜损伤。

"柔韧素质"是指人体可以自主掌控的动作幅度，舞蹈业界常称其为"软度能力。"它包含了软组织的伸展性能，同时还有伸缩自如的韧性。关节的活动幅度又称活动范围，它是一个重要的指标，在进行舞蹈软度训练时，不可忽略两个活动范围，那就是关节的主动活动度和被动活动度，而拉伸是解决舞者关节活动范围（活动度）的一个行之有效的办法。关节主动活动度是舞者在关节活动范围内主动移动肢体；关节被动活动度是指舞者借助外力在关节活动范围内移动肢体。

## 二、影响柔韧素质的因素

（一）关节类型和结构

关节结构决定了关节的活动度。比如肩关节和髋关节是典型的球窝关节，均可以在各个方向上做任何活动。为什么肩关节活动范围比髋关节活动范围大？原因在于关节面大小的差异，构成肩关节相邻的肱骨头和肩胛骨关节盂关节面大小差异大，这类关节活动范围比较灵活；而构成髋关节的股骨头和髋臼关节面大小差异小，这类关节相对于肩关节而言其活动范围就略显不足，所以我们在进行此类关节软度训练时，势必要考虑舞者自身的关节结构特点。

### （二）关节周围的结缔组织

关节周围的结缔组织有关节囊、韧带、肌腱以及筋膜结构，这些都是制约关节活动范围的软组织。关节囊的作用是加固关节；韧带在骨与骨之间起连接作用，协助关节囊维持关节稳固；肌腱联结肌腹和骨骼，既作用关节外力传动，也是稳固关节的重要结缔组织。这些结缔组织的被动拉长回缩能力和被动拉长的承受能力，都是影响关节活动范围的重要因素，舞蹈训练对这些结缔组织被动牵拉承受能力的影响极大。

### （三）关节周围肌肉强弱

关节周围附着的肌肉具有牵动骨骼产生移动、保护关节的作用。不同的肌肉作用不同，如臀中肌具有稳固髋关节，防止大腿内收的作用，保护舞者避免髋、膝关节损伤。肌肉是成双成对存在于身体的，有屈必有伸，例如腘绳肌过紧势必会影响到膝关节的伸直状态，所以关节活动范围大小也就与关节周围主动肌与拮抗肌的强弱有一定的关系。在解决关节活动度训练中，最好采用兼顾拮抗肌伸展能力，同时还要加强主动肌收缩能力的练习。

## 三、柔韧素质训练方法

舞者的柔韧素质、力量素质和耐力素质是构成舞者体能的重要运动素质，而最先要解决的就是柔韧素质，因而会看到所有舞者无论大小，都会从软度开始练习，这是她（他）们每天不可或缺的素质训练，而解决软度最有效的方法就是拉伸。

### （一）拉伸在舞者训练中的重要地位及其优势

#### 1. 提升肌肉收缩速度和收缩力量

对于舞者而言，拉伸结合力量训练可以有效提升肌肉收缩速度和收缩力量，例如舞者控前腿技术，一方面可以通过加大髋关节伸髋肌群（大腿后群肌肉）的拉伸，提高活动范围、增加控腿高度；另一方面，伸髋肌群的活动受限，阻碍屈髋（前腿）肌群力量的发展，通过有针对性的拉伸，能把伸髋肌群放松拉长，并配合屈髋肌群的力量发展，从而达到一个比较合理的髋屈伸肌力平衡，最终改善舞者体态和动作效率。

### 2. 消除肌肉疲劳与肌肉酸痛

科学地安排舞者在训练课后进行拉伸练习，是帮助学生加快消除肌肉疲劳与肌肉酸痛的有效途径，也是提高舞者运动能力、技术水平的有效手段。拉伸能够有效放松肌肉、减少肌肉训练后的酸痛，降低肌肉僵硬度，增强血液循环，有利于修复机体组织和排除运动后的代谢产物。

### 3. 拉伸有预防伤病的可能

舞者强大的运动表现能力和超高的身体感知觉之间的特殊连接，离不开对本体感受器和内感受器的刺激，而这些感受器存在于筋膜组织内，对于舞者肌肉以及筋膜的拉伸都是舞蹈伤病预防的重要途径。

## （二）拉伸方法分类

不同的拉伸方法都有其针对性和适用的技术范围。为使拉伸效果显著，我们在此不做展开阐述，主要介绍对于舞者行之有效的拉伸方式——动态拉伸和静态拉伸，以及在康复治疗中我们熟知的PNF（本体感受神经肌肉促进拉伸法）拉伸。

### 1. 动态拉伸

动态拉伸，顾名思义是指肢体在拉伸时有位移动作，常出现在准备活动中，舞者根据需要把关节逐渐从小幅度的慢速运动，过渡到大幅度的快速活动。动态拉伸是准备活动最有效的部分。在进行动态拉伸时，舞者把肢体模拟成舞蹈动作，轻微拉伸对抗肌肉，重复8~12次，每次逐步加大幅度、力度和速度。重复1~3组。目标是要把肌肉活动至专项活动所需要的关节活动范围，所以不用把肌肉完全伸展。

### 2. 静态拉伸

静态拉伸是利用自身体重或外力持续拉伸软组织，而在拉伸动作确定后，没有产生肢体的位移，只是持续一定时间。静态拉伸将肌肉顺着肌纤维的走向拉长，当肌肉拉伸到一定的紧张度时，维持15~30秒，重复2~3次，让肌肉的长度增加从而增加关节的活动幅度。

拉伸的重点是动作缓慢并配合正确的呼吸。为了增加效果，可以在呼气时进一步把肌肉拉长。

### 3. PNF牵伸

PNF牵伸[1]是遵循本体感觉神经肌肉易化技术的基本理论和原则的主动—助力牵伸技术，是一种常见的物理治疗方法，其特点是在拉伸前，先有靶向肌肉的等长收缩，这比单独拉伸肌肉有更好的效果。我们选择PNF牵伸法的目的就是放松，此处介绍两种方式："保持—放松技术"和"收缩—放松技术"。两种方式均可以自我操作，不需要同伴的协助。

PNF牵伸练习方法较之静力拉伸增加了目标肌群的主动收缩，而后，再放松进行静力拉伸，拉伸以及主动收缩时间都有明确要求。PNF牵伸法主要利用反牵张反射和交互抑制从而达到肌肉放松的目的。练习不只是静力拉伸，它兼顾了肌肉静力拉伸与肌肉的主动收缩，使神经支配更为具体、有靶向性，使神经与肌肉连接更为紧密，支配更为直接有效。

（1）保持—放松技术。

以大腿后群的腘绳肌为例，仰卧在地面，借助弹力带将腿抬到最高位（10秒），等长收缩腘绳肌，保持6秒钟，然后放松，再主动抬高下肢到新的高度保持30秒（即增大了髋关节的活动范围）。重复3~5次。

对于舞者看似简单的拉伸练习，关键在于拉伸练习时不可有代偿动作的发生，拉伸到其最大程度即可。地面前腿时舞者一般会搬到180°，其实这样会有骨盆及腰椎的代偿动作配合完成，因此在PNF拉伸训练时一定要注意姿态的准确，方有效果。

（2）收缩—放松技术。

依然以大腿后群的腘绳肌为例，仰卧在地面，借助弹力带将腿抬到最高位（10秒），外旋或内旋下肢，同时等长收缩腘绳肌，保持6秒钟，然后放松，再被动抬高下肢到新的高度，反复练习几次，再主动抬高下肢到新的高度30秒（即增大了髋关节的活动范围）。如此重复3~5次。同上要求注意避免出现代偿动作。

## 四、拉伸原则

（1）找准独立被拉伸的靶肌肉。

（2）选择合理的体位进行拉伸。

（3）运用正确的呼吸方式。

（4）保持牵拉全范围无痛或者微痛，避免牵张反射。

（5）PNF拉伸通过收缩对抗肌牵拉靶肌肉，选择交互抑制训练。

## 五、柔韧素质训练注意事项

（1）避免过度拉伸致使关节稳定性失衡。

---

[1] PNF（Proprioceptive Neuromuscular Facilitation）本体神经肌肉促进技术，直译为"本体感觉神经肌肉促进法"，这种方法对训练后的放松非常有益且安全。

（2）静力拉伸与动力拉伸必须交替进行才更有效果。

（3）避免在拉伸过程中挤压关节。

（4）拉伸时要把握拉伸力度、持续时间、组别和间歇时间。

（5）避免过分牵拉肌力较弱肌群。

# 六、身体各部位拉伸

### 1. 腹部

动作要领：准备姿势，舞者俯卧位，双腿并拢，双臂屈肘撑于体侧；双手推地，脊柱从颈椎开始依次后伸，拉伸腹部肌群。

视频7-1

（1）1-4拍，推起，脊柱后伸、拉长腹部；5-8拍，做静态拉伸。

（2）1-da；2-da；3-da；4-da；5-da；6-da；7-da；8-da；地面担腰，做动态拉伸腹肌。

### 2. 背部肌群

（1）背阔肌拉伸。

动作要领：舞者站立位，双脚分开与肩同宽，双臂上举靠近耳朵，身体向左侧旋转至30度角的位置，右侧手臂沿着手指指向的方向进行伸展，同时伴有脊柱左旋侧倾，拉长背阔肌。15~30秒/次，重复操作4~8次，左右交替进行。

视频7-2

（2）竖脊肌拉伸。

练习一

动作要领：舞者坐姿，双腿伸直勾脚，保持骨盆中立位，双手交叉，放在颈椎位置，1-4拍，缓慢吸气、延长脊柱，5-8拍，慢慢吐气，同时双臂带着脊柱完成前屈，并伴有卷腹动作，体会每一节脊椎的前屈带动竖脊肌肌纤维的拉长，可以有效完成竖脊肌的拉伸，动作注意要缓慢执行，切忌伤了颈椎。

视频7-3（1）

练习二

动作要领；舞者团身坐姿（或蹲），屈髋屈膝，双手臂抱住大小腿，做充分叠加，然后做背部前后滚动，在滚动过程中，时刻保持团身抱紧，这样才可以做到深层竖脊肌拉伸效果。滚动8个/组，4~8组为宜。

视频7-3（2）

### 3. 臀部肌群

（1）臀大肌拉伸。

动作要领：准备姿势，舞者仰卧位，双臂放于体侧，双腿屈膝屈髋，将

视频7-4

右腿屈膝外旋，脚踝放在左腿膝关节靠近大腿位置上，双手抱住左腿大腿，将左腿大腿拉向胸前，以此拉伸右侧臀大肌。

动作节奏：

1~4拍，将左腿拉向胸前，做臀大肌拉伸；

5~8拍，静态拉伸；

第2个1~4拍，呼吸畅通，耗住，继续保持静态拉伸；

5~8拍，还原动作拉伸前体位。

2个8拍完成一个动作周期，一般做4~8个周期即可。

视频7-5

（2）臀中肌拉伸。

动作要领：准备姿势（以右侧臀中肌拉伸为例），舞者面向把杆，双手扶把正步位站好，右腿做支撑腿，左腿经过右腿在前面向右腿外侧横跨一步，形成交叉步站立，重心落在左腿上，左腿屈膝，开始拉伸右腿臀中肌。同理交替拉伸左侧臀中肌。

动作节奏：

1~4拍，重心向右，向下转移，缓慢拉伸臀中肌，注意保持骨盆中立位；

5~8拍，左腿蹬地，还原动作。

1个8拍为一个拉伸周期，一般4~8个周期为宜，也可在动态拉伸中保持30秒的静态拉伸，效果很好。

### 4. 胯根及大腿前侧

（1）胯根拉伸（髂腰肌拉伸）。

视频7-6

动作要领：准备姿势，舞者面对把杆弓步位站立，左脚在前，右脚在后。保持骨盆中立位，动作开始重心前移，缓慢拉伸髂腰肌。

动作节奏：

1~4拍，重心前移拉伸髂腰肌；

5~8拍，耗住、静态拉伸，保持呼吸畅通；

第2个1~4拍，左脚蹬地，向后转移重心，臀部坐在右小腿上，放松拉伸的髂腰肌肌群；

5~8拍，动作还原。

2个8拍一个动作周期，重复4~8个动作周期，效果更明显。

（2）大腿前侧（股四头肌拉伸）。

视频7-7

在拉伸髂腰肌基础之上，再做股四头肌的拉伸。弓步位左脚在前，右脚在后，右膝着地，保持骨盆中立位。

动作要领：2个8拍完成一个动作周期，重复4~8次，效果更明显。

动作节奏：

1-4拍，重心前移拉伸髂腰肌，伴随拉伸股四头肌；

5-8拍，耗住、静态拉伸，保持呼吸畅通；

第2个1-4拍，固定骨盆，右手抓住右小腿近踝处做小腿屈曲动作，进而拉伸股四头肌中的股直肌；

5-8拍，伸小腿脚落地，放松股直肌。

拉伸注意事项有两点：① 骨盆时刻在中立位；② 考虑股直肌的多关节肌"被动不足"现象，拉伸时注意动作节奏和动作幅度，避免因屈膝被动幅度过大出现屈髋现象。

视频7-8（1）

### 5. 大腿后侧（腘绳肌）拉伸

练习一：主动拉伸

动作要领：准备姿势，舞者仰卧在地面上，屈膝抱紧大腿，尽可能贴于腹部。

动作节奏：

1-4拍，维持大腿体位不变，缓慢伸膝，拉伸大腿后群肌肉；

5-8拍，控制住，保持自然呼吸；

2-4拍，缓慢屈膝；

5-8拍，伸髋膝伸，恢复仰卧位。

练习二：被动拉伸

动作要领：选择超级弹力环一个，周长根据舞者腿长而定。舞者坐姿位，双腿伸直并拢，骨盆保持中立位，将超级弹力环从左脚的足底兜住，向舞者后背方向牵拉，绕过腰背部，并兜住右脚足底，超级弹力环在腰部位置分为上下两段，其中一段放在腰部上，另一段放在背部上，做静态拉伸腘绳肌。30秒/组，重复动作4~8组。

视频7-8（2）

练习三：主动拉伸

动作要领：准备姿势，舞者面对把杆站立，支撑腿膝盖和脚尖朝前，保持髋外展肌群收紧，固定骨盆中立位，动力腿脚踝处搭在把杆上，膝盖和脚尖朝上，保持动力腿和骨盆处于垂直位。

2个8拍为一个动作周期，重复4~8组。

视频7-8（3）

动作节奏：

1-4拍，保持膝盖伸直，躯干和骨盆同时做前屈动作，吐气并拉伸腘绳肌；

5-8拍，保持前屈体位，呼吸畅通，不可憋气；

2-4拍，躯干和骨盆还原动作；

5-8拍，呼吸畅通，不可憋气。

拉伸时注意腘绳肌不要出现牵张反射性疼痛和避免多关节被动不足，减少动作代偿。

6. 小腿后侧（小腿三头肌拉伸）

练习一

动作要领：准备姿势，选择半轴一个，平面朝上，舞者单手扶把直膝双脚脚掌站在半轴平面位置上。

视频7-9（1）

4个8拍为一个动作周期，重复动作4~8组。

动作节奏：

1-4拍，保持膝盖伸直足跟下压，拉伸小腿三头肌；

5-8拍，动作还原；

2-4拍，继续足跟下压，拉伸小腿三头肌；

5-8拍，动作还原。

练习二：有效解决多关节肌被动不足。

动作要领：2个8拍为一个动作周期，重复动作4~8组。准备姿势，选择宽弹力带一条，坐姿位，将宽的弹力带从脚心位置兜住脚掌，弹力带两端同时向后拉长，从屈膝位开始，借助弹力带完成勾脚动作；缓慢伸膝，拉长小腿三头肌。

视频7-9（2）

动作节奏：

1-4拍，弹力带保持勾脚位，缓慢伸膝，拉伸小腿三头肌；

5-8拍，保持静态拉伸，吸气吐气；

第2个1-4拍，缓慢屈膝；

5-8拍，放松小腿三头肌，完成一个动作周期。

7. 小腿前侧（胫骨前肌拉伸）

动作要领：准备姿势，舞者坐立位，将半轴放在脚踝下边，半轴圆面和跟腱跟骨凹面接触，同伴蹲坐在旁边，一手压住舞者膝盖，一边抓住脚背，向下压脚背，拉伸胫骨前肌，单次拉伸30秒为宜，一般4~8次为宜。

视频7-10

8. 大腿内侧（内收肌群拉伸）

动作要领：准备姿势，舞者仰卧地面，双腿并拢，屈膝屈髋，双脚踩地，同伴蹲坐其脚前地面，用双手放在舞者膝盖外侧。舞者双腿向旁分开，同伴给予阻力对抗其双膝分开；当舞者双腿分开后，同伴顺势下压其双腿充分拉伸大腿内侧肌群。抗阻10秒，拉伸30秒；抗阻和拉伸40秒为一个周期，一般做8个周期为宜。

视频7-11

这个动作的训练包括两个过程：第一个过程是激活髋外展肌群；第二个是拉伸髋内收肌群。

### 9. 胸部肌群拉伸

动作要领：舞者坐于地面，双腿直膝自然分腿，双手十指交叉，置于头部后侧，大臂与地面平行；同伴双脚分开站其背后，双膝顶住舞者的两个肩胛骨，固定舞者脊柱；同伴躯干前倾，将双臂从前面压住舞者双臂（固定其双臂外展位），屈膝缓慢向前顶膝盖，完成胸部肌群的拉伸。

视频7-12

1个8拍完成一个动作周期，8次/组，重复4~8组。

动作节奏：

1-4拍，固定舞者大臂，顶膝拉伸胸部肌群，被拉伸者吐气放松；

5-8拍，动作还原，舞者吸气放松。

视频7-13

### 10. 颈部肌群拉伸

（1）颈前拉伸。

动作要领：2个8拍为一个周期。舞者坐（站）姿位，慢慢仰头，完成颈椎伸展，同时慢慢张开嘴，固定仰头姿势，完成下颌咬合动作，做颈阔肌等拉伸。

动作节奏：

1-4拍，慢慢仰头；

5-8拍，下颌咬合；

第2个8拍，保持姿势不变，用鼻进行吐气吸气。

一般4~8个组周期为宜。

（2）颈前侧拉伸。

动作要领：舞者双腿盘坐，同伴蹲坐其身后，舞者头向右转，同伴左手臂压住舞者左侧肩膀，右手经舞者头后绕到前面，用手托住舞者下颌，做胸锁乳突肌拉伸，拉伸持续时间15~30秒/次为宜，4~8次即可。

视频7-14

（3）颈侧拉伸。

动作要领：舞者坐在椅子上，右侧手抓握同侧椅子上以固定肌肉一端，左手上举绕过头按住被拉伸肌肉的另一端。两侧颈部交替拉伸。

动作节奏：

1-4拍，拉伸斜方肌、肩胛提肌；

5-8拍，放松肌群。

视频7-15

15~30秒/次，4~8次为宜。

（4）颈后拉伸。

动作要领：1个8拍为一个拉伸周期一般做8次为宜。舞者坐（站）姿位，双手十指交叉，置于头的后部，随着低头前屈，双手缓慢用力向下压低头部，同时颈椎从第七颈椎向上依次向后发力，充分拉伸靶肌肉群。

动作节奏：

视频7-16

1–4拍，低头拉伸，伴有吐气；

5–8拍，从第七颈椎向上逐节拉伸每一块颈椎，伴有吸气。

### 11. 体侧肌群（肋间肌、腰方肌拉伸）

视频7–17

动作要领：舞者分腿坐于地面，骨盆中立位，两手臂水平外展，同伴在其身后蹲立，右手压住舞者右侧骨盆，左手臂拉住舞者右侧手臂，向左侧拉伸舞者的脊柱，拉长右侧肋间肌和右侧腰方肌。双侧各拉伸8次。

动作节奏：

1–8拍，完成1次拉伸；

4次拉伸之后换另一边，反方向拉伸，技术同上。

## ● 第二节　舞者力量素质训练

舞者的柔韧素质、力量素质和耐力素质是构成舞者体能的重要运动素质，教师根据舞者的力量素质进行完整的评估分析与特点评价，这样更有利于舞者技术的发挥。比如，舞蹈不同动作技术需要建立肢体不同的运动模式以及参与的肌肉群；舞者薄弱关节、疲劳关节肌肉损伤程度与形成因素需要综合考虑等，这些都是舞者在动作训练中必须考虑的重点问题。

### 一、力量素质

力量素质是指人的机体或机体的某一肌肉工作时克服或对抗阻力的能力，优质的力量素质使舞者具有更强的腾空能力和控制能力。有效的力量训练不仅提高动作效率，更能加固关节稳定、保护关节，有效预防损伤的发生。人体克服阻力的能力源于肌肉收缩，通过不同类动作组合将舞者所需各类力量得以有目的的训练，即是提升舞者肌肉对抗阻力的能力。

### 二、影响肌肉力量的因素

（1）骨骼肌收缩前的初长度。

（2）骨骼肌生理横断面。

（3）募集肌纤维数量的多少。

（4）运动关节的牵拉角度。

（5）中枢神经系统的控制。

# 三、力量训练的方法

## （一）腹部肌群力量训练

### 1. 仰卧起坐

（1）低负荷练习。

动作要领（2人一组）：准备姿势，舞者仰卧位，双腿分开与肩同宽，屈膝双脚踩地，双臂置于体侧，双手掌心向下，同伴骑坐在舞者脚背上，双手抱住其小腿；向心力量训练，动作开始：

视频7-18（1）

1-2拍，双手在地面向脚底方向前伸，躯干部位由颈椎、胸椎、腰椎依次做屈曲动作；

3-4拍，躯干部位由腰椎、胸椎、颈椎依次落地，直至仰卧地面。

匀速练习，4次/组，重复训练4~8组。

离心力量训练，动作开始：

1-2拍，双手在地面向脚底方向前伸，躯干部位由颈椎、胸椎、腰椎依次离地直至坐起；

视频7-18（2）

3-4拍，腹肌控制2拍；

5-8拍，躯干部位由腰椎、胸椎、颈椎依次有控制地落地，离心力量训练动作，直至躯干完全着地。

快起慢落，4次/组，重复训练4~8组。

（2）中负荷练习。

动作要领（2人一组）：准备姿势，仰卧位，双腿分开与肩同宽，屈膝双脚踩地，双臂屈肘置于胸前；同伴骑坐在舞者脚背上，双手抱住其小腿；

向心力量训练，动作开始：

1-2拍，躯干部位由颈椎、胸椎、腰椎依次起；

3-4拍，躯干部位由腰椎、胸椎、颈椎依次落地，直至仰卧。

匀速练习，4次/组，重复训练4~8组。

视频7-19（1）

离心力量训练，动作开始：

1-2拍，躯干部位由颈椎、胸椎、腰椎依次起；

3-4拍，腹肌控制2拍；

5-8拍，躯干部位由腰椎、胸椎、颈椎依次慢落地，离心力量训练动作，直至躯干完全着地。

视频7-19（2）

快起慢落，4次/组，重复训练4~8组。

（3）高负荷练习。

动作要领：准备姿势，仰卧位，双腿分开与肩同宽，屈膝双脚踩地，双臂直臂贴住耳朵，同伴骑坐在舞者脚背上，双手抱住其小腿；

视频7-20（1）

向心力量训练，动作开始：

1-2拍，躯干部位由颈椎、胸椎、腰椎依次起；

3-4拍，双臂直臂贴住耳朵，躯干部位由腰椎、胸椎、颈椎依次回落，直至躯干着地。

起落速度一致，4次/组，重复训练4~8组。

离心力量训练，动作开始：

视频7-20（2）

1-2拍，躯干部位由颈椎、胸椎、腰椎依次做屈曲动作；

3-4拍，双臂直臂贴住耳朵，腹肌控制2拍；

5-8拍，躯干部位由腰椎、胸椎、颈椎依次落地，离心力量训练动作，直至躯干完全着地。

快起慢落，4次/组，重复训练4~8组。

（4）超级弹力环抗阻练习。

视频7-21

动作要领（2人一组）：2个8拍一个周期。准备姿势，舞者仰卧位，双腿分开与肩同宽，屈膝双脚踩地，双臂置于体侧，双手掌心向下，同伴骑坐在脚背上，双手抱住其小腿固定，将超级弹力环经后背至腋下绕至肩膀之上，向后拉到其自然长度，另一端固定在把杆立柱上或同伴脚踝处。

动作节奏：

1-4拍，双手在地面向脚底方向前伸，躯干部位由颈椎、胸椎、腰椎依次起，完成向心力量练习；

5-8拍，控制在收腹姿势，做等长力量练习（静止保持不动）；

第2个1-4拍，躯干部位由腰椎、胸椎、颈椎依次着地，做离心力量练习；

5-8拍，吐气，吸气，完成呼吸外界气体交换。

2个8拍为一个周期，一般4~8个周期为宜。


2. 仰卧卷腹提臀

（1）低负荷卷腹。

动作要领：准备姿势，舞者仰卧位，屈髋屈膝，小腿与地面平行位置，保持基本姿势不变，双臂旋内，掌心向下置于地面（图7-1）。

动作节奏：

视频7-22

1-2拍，膝盖向胸部运动，带动翻臀，骨盆、腰椎、胸椎依次离开地面（见图7-1），依靠下腹肌群上固定做向心收缩；

3-4拍，胸椎、腰椎、骨盆依次着地，还原动作。

4次/组，重复4~8组为宜。

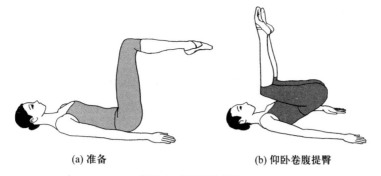

(a) 准备                    (b) 仰卧卷腹提臀

图7-1　仰卧卷腹提臀

（2）弹力带抗阻卷腹。

动作要领（2人一组）：4拍完成一个动作周期。准备姿势，屈髋屈膝，小腿与地面平行位置，保持基本姿势不变，双臂旋内，掌心向下置于地面。将弹力带从髋关节处拉向脚尖方向，另一端有同伴牵拉。

视频7-23

动作节奏：

1-2拍，膝盖向胸部运动，翻臀，骨盆、腰椎、胸椎依次离开地面，依靠下腹肌群上固定做弹力带抗阻向心收缩力量练习；

3-4拍，胸椎、腰椎、骨盆依次着地，还原动作，完成一次训练周期。

4次/组，重复4~8组为宜。

### 3. 仰卧对角线腹肌训练

（1）左侧链向心力量练习。

动作要领：4拍完成一个动作周期。准备姿势，仰卧位，舞者左侧手臂伸直贴紧耳朵，右侧手臂置于体侧地面，以骨盆为支点。

视频7-24

动作节奏：

1-2拍，左侧手臂连同左侧腹部肌群和左腿同时完成前屈的向心收缩练习；

3-4拍，左侧手臂连同左侧腹肌和左侧腿部同时下落做离心收缩练习。

4次/组，4~8组为宜。

（2）右侧链向心力量练习。

动作要领：4拍完成一个动作周期。准备姿势，仰卧位，舞者右侧手臂伸直紧贴近耳朵，左手臂屈臂放在体侧地面，以骨盆为支点。

视频7-25

动作节奏：

1-2拍，右侧手臂连同右侧腹部肌群和右腿同时完成前屈的向心收缩练习；

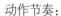

3-4拍，右侧手臂连同右侧腹部肌群和右腿同时下落做离心收缩练习。

4次／组，4~8组为宜。

（3）左-右对角线向心力量练习。

动作要领：4拍完成一个动作周期。准备姿势，仰卧位，舞者左侧手臂伸直贴近耳朵，右侧手臂自然置于体侧，以骨盆为支点。

动作节奏：

视频7-26

1-2拍，左侧手臂连同左侧腹部肌群和右腿同时完成前屈的向心收缩练习；

3-4拍，左侧手臂连同左侧腹部肌群和右腿同时下落完成离心收缩练习。

4次／组，4~8组为宜。

（4）右-左对角线向心力量练习。

动作要领：4拍完成一个动作周期。准备姿势，仰卧位，舞者右侧手臂伸直贴近耳朵，左侧手臂自然置于体侧地面，以骨盆为支点。

动作节奏：

视频7-27

1-2拍，右侧手臂连同右侧腹部肌群和左腿同时完成前屈的向心收缩练习；

3-4拍，右侧手臂连同右侧腹部肌群和左腿同时下落完成离心收缩练习。

4次／组，4~8组为宜。

## （二）背部肌群力量训练

### 1. 背肌离心力量低负荷

动作要领：4个8拍动作完成一次对称性的训练周期。准备姿势，俯卧位，双臂伸直夹住耳朵。

动作节奏：

视频7-28

预备口令，双臂屈肘俯卧撑姿势；

1-4拍，地面推腰，脊柱从头开始向腰椎依次伸展；

5-8拍，控制身体，吸气吐气，保持呼吸畅通；

2-2拍，左手臂伸直向后放在左腿后侧；

3-4拍，右手臂伸直向后放在右腿后侧；

5-8拍，脊柱从腰椎开始向头的方向依次落地，完成背部肌群的离心练习。

8个训练周期即可。

### 2. 背肌离心力量中负荷

动作要领：4个8拍动作完成一次对称性的训练周期。准备姿势，俯卧位，双臂直臂伸直夹住耳朵。

动作节奏:

预备口令,双臂屈肘俯卧撑姿势;

1-4拍,地面推腰,脊柱从头开始向腰椎依次伸展;

5-8拍,控制身体,吸气吐气,保持呼吸畅通;

2-2拍,左手臂屈肘放在头后;

3-4拍,右手臂屈肘放在头后;

5-8拍,脊柱从腰椎开始向头的方向依次落地,完成背部肌群的离心练习。

8个训练周期即可。

视频7-29

### 3. 背肌离心力量高负荷

动作要领:4个8拍动作完成一次对称性的训练周期。准备姿势,俯卧位,双臂直臂伸直夹住耳朵;

动作节奏:

预备口令,双臂屈肘俯卧撑姿势;

1-4拍,地面推腰,抬起上身,脊柱从头开始向腰椎依次伸展;

5-8拍,控制身体,吸气吐气,保持呼吸畅通;

2-2拍,左臂伸直夹住耳朵;

3-4拍,右臂伸直夹住耳朵;

5-8拍,上身落地,脊柱从腰椎开始向头的方向依次落下,完成背部肌群的离心练习。

8个训练周期即可。

视频7-30

### 4. 背肌向心力量低负荷

动作要领:2人一组练习,4拍为一个动作周期。准备姿势,俯卧位,舞者双臂直臂放在大腿后侧;同伴跪坐在舞者小腿上,保持舞者背肌训练的下固定方式。

动作节奏:

1-2拍,舞者手臂沿大腿向小腿方向移动,脊柱从颈椎至腰椎依次向后伸展,完成背肌向心力量训练;

3-4拍,手臂从小腿回到大腿位置,脊柱从腰椎至颈椎依次落地,完成一次低负荷向心力量训练周期。

8次/组,4~8组。

视频7-31

### 5. 背肌向心力量中负荷

动作要领:2人一组练习,4拍为一个动作周期。准备姿势,俯卧位,舞

视频7-32

者双臂屈肘放在头的后面；同伴跪坐在舞者小腿上，保持舞者背肌训练的下固定方式。

动作节奏：

1-2拍，舞者脊柱从颈椎至腰椎依次向后伸展，完成背肌向心力量训练；

3-4拍，舞者脊柱从腰椎至颈椎依次落地，完成一次中负荷向心力量训练周期。

8次/组，4~8组。

6. 背肌向心力量高负荷

视频7-33

动作要领：2人一组练习，4拍为一个动作周期。

准备姿势，俯卧位，舞者双臂直臂夹住耳朵；同伴跪坐在舞者小腿上，保持舞者背肌训练的下固定方式。

动作节奏：

1-2拍，舞者脊柱从颈椎至腰椎依次向后伸展，完成背肌向心力量训练；

3-4拍，舞者脊柱从腰椎至颈椎依次落地，完成一次高负荷向心力量训练周期。

8次/组，4~8组。

7. 背肌"离心—向心"力量练习

视频7-34

动作要领：1个8拍完成一个动作周期。准备姿势，俯撑位置开始，舞者直臂推地，挺胸沉肩。

动作节奏：

1-4拍，手臂夹住耳朵前伸，腹部、胸部、颈部、下颌依次着地，同时向后上方撩腿，完成上固定的背肌向心力量训练；

5-8拍，伸髋（向后伸腿）、脊柱后伸，控制收紧，双腿下落，完成下固定，同时背肌向心收缩力量练习。

4次/组，4~8组。

8. 背肌对角线交叉练习

视频7-35

（1）左侧链向心力量练习。

动作要领：4拍完成一个动作周期。准备姿势，俯卧位，舞者左侧手臂伸直贴紧耳朵，右侧手臂屈臂放在同侧臀部位置，以骨盆为支点。

动作节奏：

1-2拍，左侧手臂连同脊柱左侧肌群和左腿同时完成后伸的向心收缩；

3-4拍，左侧背肌和左腿同时下落完成离心收缩（有控制地下落）练习。

4次/组，4~8组为宜。

（2）右侧链向心力量练习。

动作要领：4拍完成一个动作周期。准备姿势，俯卧位，舞者右侧手臂伸直贴紧耳朵，左侧手臂屈臂放在同侧臀部位置，以骨盆为支点。

动作节奏：

1-2拍，右侧手臂连同脊柱右侧肌群和右腿同时完成伸展的向心收缩；

3-4拍，右侧背肌和右腿同时下落做离心收缩（有控制地下落）练习。

4次/组，4~8组为宜。

视频7-36

（3）左-右对角线向心力量练习。

动作要领：4拍完成一个动作周期。准备姿势，俯卧位，舞者右侧手臂伸直紧贴住耳朵，左侧手臂屈臂置于臀部上，以骨盆为支点。

动作节奏：

1-2拍，右侧手臂连同脊柱右侧肌群和左侧大腿同时完成伸展的向心收缩；

视频7-37

3-4拍，右侧手臂连同脊柱右侧和左侧大腿同时下落，做离心收缩（有控制地下落）练习。

4次/组，4~8组为宜。

（4）右-左对角线向心力量练习。

动作要领：4拍完成一个动作周期。准备姿势，俯卧位，舞者左侧手臂伸直紧贴住耳朵，右侧手臂屈臂置于臀部上，以骨盆为支点。

动作节奏：

1-2拍，左侧手臂连同脊柱左侧和右侧大腿同时完成伸展的向心收缩；

视频7-38

3-4拍，左侧手臂连同脊柱左侧和右侧大腿，同时下落，做离心收缩（有控制地下落）练习。

4次/组，4~8组为宜。

（三）体侧肌群力量练习

体侧肌群我们主要考虑体侧线筋膜链（见图7-2），其中包括头夹肌/胸锁乳突肌、肋间内肌/肋间外肌、腹外斜肌、臀大肌、阔筋膜张肌、腓骨肌等。

1. 侧屈练习

动作要领（以右侧为例）：4拍完成一个动作周期。舞者右侧卧位，右腿屈髋屈膝，右侧小腿与躯干成垂直体位（90°），右手臂屈肘抱头，左腿和躯干保持直线位，左手臂直臂置于左腿侧面。

视频7-39

动作节奏：

1-2拍，左侧手臂沿左腿伸向膝盖，上身抬起，完成体侧肌群向心收缩练习；

3-4拍，左侧手臂沿左腿回到髋部，完成体侧肌群离心收缩（有控制地下落）练习。

4个/组，4~8组为宜。左侧动作要求同右侧，组别和次数保持一致。

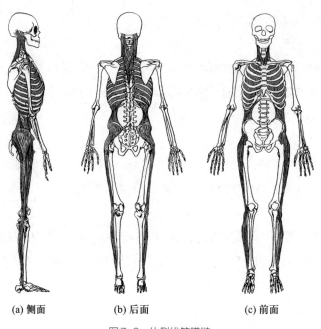

| (a) 侧面 | (b) 后面 | (c) 前面 |

图7-2　体侧线筋膜链

### 2. 沙袋抗阻练习

视频7-40

动作要领（以右侧为例）：4拍完成一个动作周期。准备姿势，2人一组。舞者右侧卧位，右腿屈髋屈膝，右侧小腿与躯干成垂直体位，右手臂屈肘抱头；左腿和躯干保持直线位，左手臂直臂置于左腿侧面，同伴骑坐在左腿上，沙袋固定在舞者左侧腋窝下。

动作节奏：

1~2拍，左侧手臂沿左腿伸向膝盖，完成左侧肌群抗阻向心收缩练习；

3~4拍，左侧手臂沿左腿回到髋部，完成体侧肌群离心收缩（有控制地下落）练习。

4个/组，4~8组为宜。

### （四）螺旋肌群力量练习

螺旋线筋膜链（见图7-3）我们主要考虑以下肌群：夹肌、菱形肌、前锯肌、腹外斜肌、腹内斜肌、阔筋膜张肌、胫骨前肌、腓骨长肌等。

视频7-41

#### 1. 弹力带螺旋肌群正向抗阻练习

动作要领：站立位，舞者双腿分开站立略宽于肩，将弹力带对折，对折处弹力带在左侧肩位置向后沿着左侧肩胛向右后下方腹部缠绕，经过右侧腹部向前缠绕至左侧脚踝处，用脚踩住弹力带，躯干向右侧旋转，做螺旋肌群的正向向心力量练习，8次/组；重复4~8组。

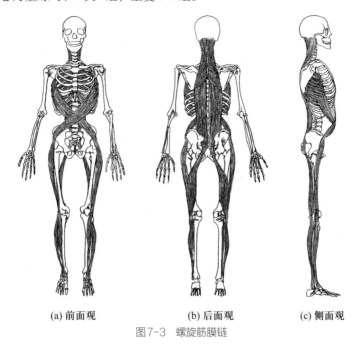

| (a) 前面观 | (b) 后面观 | (c) 侧面观 |

图7-3　螺旋筋膜链

2. 弹力带螺旋肌群反向抗阻练习

动作要领：站立位，舞者双脚分开站立略宽于肩，将弹力带对折，弹力带对折处在右侧肩膀后侧向前进行缠绕，经过左侧下腹，再绕过左侧臀部向右后缠绕至右脚踝位置，右脚踩住弹力带，躯干向右侧旋转，做螺旋肌群的反向向心力量练习，8次/组，重复4~8组。

视频7-42

（五）跳跃训练

1. 踝关节力量训练

（1）半脚尖儿（提踵）练习。

动作要领：4拍为一个动作周期。准备姿势，站立位，舞者双手扶把，双脚并拢。

视频7-43

动作节奏：

1-2拍，双脚推地，完成立半脚尖儿（提踵）动作；

3-4拍，足跟下落，但未触及地面，完成一个动作周期。

8次/组，4~8组。

（2）抗阻提踵（半脚尖儿）。

动作要领：2人一组，4拍为一个动作周期。准备姿势，站立位，舞者双

视频7-44

手扶把，双脚并拢，将弹力带从脚踝前侧向后拉住，同伴在后边踩住并固定。

动作节奏：

1~2拍，双脚推地抗阻，完成立半脚尖儿（提踵）动作；

3~4拍，足跟下落，但未触及地面，完成一个动作周期。

8次/组，4~8组。

（3）半脚尖儿（提踵）"离心-向心"转换。

视频7-45

动作要领：4拍为一个动作周期，但节奏有变。

准备姿势：舞者站立位双手扶把，双脚并拢。

动作节奏：

准备拍5~8：双脚推地，完成立半脚尖儿（提踵）动作；

1~3拍，足跟缓慢下落，完成小腿三头肌离心收缩力量训练；

第4拍，快速推地完成立半脚尖儿小腿三头肌向心收缩力量训练，完成一个动作周期。

8次/组，4~8组。

## 2. 膝关节力量训练——弹力带抗阻练习

视频7-46

动作要领：4拍为一个动作周期。准备姿势，舞者坐在椅子上，将弹力带一端系在脚踝处，另一端在椅子下边拉向椅背处固定，在膝盖和椅子中间放一个半轴，起到杠杆支点的作用；

动作节奏：

第1拍，舞者快速伸膝，大腿股四头肌完成向心收缩；

2~4拍，缓慢屈膝完成离心收缩。

根据舞者股四头肌肌力选择弹力带磅值，一般8次/组，4~8组为宜。

## 3. 髋关节力量训练——髋后伸（后腿）弹力带抗阻练习

视频7-47

动作要领：站立位，舞者双脚并拢，将弹力带一端系在左脚踝处，另一端踩在右脚下，左腿做向后伸髋动作（后腿），尽可能增加后踢腿高度，完成伸髋肌群的力量练习。

4次/组；4~8组为宜。

## 4. 原地高跳

视频7-48

动作要领：准备姿势，舞者双脚分开与肩同宽，双臂自然下垂，起跳前一刻预蹲，向上带臂，由脚踝、膝关节快速发力跳起；尽量保证滞空高度，落地后与开始姿势保持一致，并快速完成下一次起跳。8次/组，4~8组。

5. 原地团身跳

动作要领：准备姿势，舞者双脚分开与肩同宽，双臂自然下垂；起跳前一刻先预蹲，双臂向后预摆，快速向上领手，并快速蹬地起跳，当跳至最高点时，双膝快速向胸部靠拢，完成团身技术。身体自然下落时，打开身体完成落地后的下蹲缓冲，落地后成开始姿势，立即接第二次起跳。

视频7-49

6. 软梯跨越跳（见图7-4）

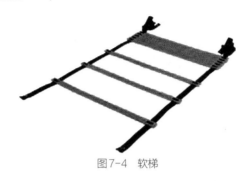

图7-4　软梯

视频7-50（1）

动作要领：

（1）单腿跳：前进方向，面对软梯，舞者吸左腿，右腿作为训练腿，按照软梯的小格，单腿按照单格顺序进行跳跃。

视频7-50（2）

（2）并腿跳：前进方向，面对软梯，舞者双手叉腰并步站立准备，按照软梯小格顺序，并步向前进行跳跃。

（3）分腿跳：前进方向，面对软梯，舞者双手叉腰并步站立准备，按照小格顺序，先分腿，再并腿，进行跳跃，分腿时双脚落在格子外侧，并腿时双脚落在格子里边。

视频7-50（3）

（4）进二退一跳：前进方向，面对软梯，舞者双手叉腰并步站立准备，按照小格顺序，先向前跳出两格，再向后退回一格，然后再跳出两格，退回一格，完成进二退一方式跳跃。

视频7-50（4）

7. 双腿连续纵跳障碍

动作要领：选10个30~40cm高度的跨栏架。1.5米距离连续直线排列，面对跨栏架，连续跳跃跨栏架。或者把5~10个跨栏架按照直线顺序摆放，然后向前进行行进吸腿跳和行进绷跳。

视频7-51（1）

视频7-51（2）

# ● 第三节　舞者平衡与稳定训练方法

平衡能力是舞者完成动作控制的必要条件，如果舞者不能很好地保持平衡，势必对舞蹈动作完成质量造成阻碍，甚至会出现损伤。舞蹈诸多单脚站立控制、旋转技巧、翻身技巧，不仅需要很好的平衡感，更需要很好的稳定能力，稳定能力指的是舞者在对抗外界干扰后，能够主动回到理想的平衡位置或者保持良好的舞蹈动作运动轨迹的一种能力。

我们常常要求舞者站立稳、动作敏捷、控制力强，这些要求看似简单，但要做到却异常艰难。之前在调研报告中发现，膝关节和踝关节损伤的大概率数据警醒大家预防损伤的重要意义，正所谓"一分预防胜过十分治疗"，为了避免舞者下肢诸多关节损伤，我们如何进行训练来预防并改善舞者的稳定与平衡能力呢？

## 一、平衡与稳定

"平衡"，是舞者身体重心处在支撑面上的能力。

"稳定"，是舞者身体在受到外界干扰或出现异常时，主动回归姿势或运动轨迹的一种能力。

## 二、平衡与稳定的训练方法

（一）Y型地毯平衡稳定训练方法

舞蹈基本功训练课主要训练舞者应具备的各种能力，为提升训练效果，需要开动脑筋、打开思路。

1. Y型地毯平衡稳定（初级）训练方法

视频7-52

选择一张带有Y线地毯（或者在地板上用彩色胶带按图示黏成Y字）（见图7-5）。单脚（左脚）站在Y的中心位置上，舞者面向1点方向，双臂自然下垂，右腿旁吸腿。

第1次：左腿下蹲，同时右腿伸膝绷脚沿着1点方向向前伸，且右脚尖不能接触地面，控制住身体的平衡与稳定；左腿起，右腿吸腿还原，完成第1次练习；

第2次：左腿下蹲，同时右腿向右后方伸膝绷脚，沿着2点方向向远伸，且右脚尖不能接触地面，控制住身体的平衡与稳定；左腿起，右腿吸腿还原，完成第2次练习；

第3次：左腿下蹲，同时右腿伸膝绷脚向左后方沿着3点方向远伸，且右脚尖不能接触地面，控制住身体的平衡与稳定；左腿起，右腿吸腿还原，完成第3次练习。

单侧3组交换另一侧练习。

2. Y型地毯和半轴平衡稳定（中级）训练方法

本训练包括4种不同方向的训练级别，其训练的功能也各有不同，下面我们就训练的要求和方法为大家做进一步的讲解。

（1）训练1。

器械：半轴、Y型地毯（见图7-6）。

目的：此训练旨在建立左右方向的稳定与平衡。

舞者面向1点方向，双臂自然下垂，单脚（左脚）站在Y的中心位置上，右腿旁吸腿。

视频7-53（1）

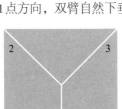

图7-5　Y型地毯

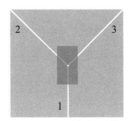

图7-6　Y型地毯-半轴

第1次：左腿下蹲同时右腿伸膝绷脚沿着1点方向向前伸，且右脚尖不能接触地面，控制住身体的平衡与稳定；左腿站起，右腿吸腿还原，完成第1次练习；

第2次：左腿下蹲同时右腿向右后方伸膝绷脚，沿着2点方向远伸，且右脚尖不能接触地面，控制住身体的平衡与稳定，左腿站起，右腿吸腿还原，完成第2次练习；

第3次：左腿下蹲同时右腿伸膝绷脚向左后方沿着3点方向远伸，且右脚尖不能接触地面，控制住身体的平衡与稳定，左腿站起，右腿吸腿还原，完成第3次练习。

单侧3组交换另一侧练习。

（2）训练2（见图7-7）。

器械：半轴、Y型地毯。

目的：此训练建立前后方向的稳定与平衡训练。

面向1点方向，舞者双臂自然下垂，单脚（左脚）站在Y的中心位置上，右腿旁吸腿。

视频7-53（2）

第1次：左腿下蹲同时右腿伸膝绷脚沿着1点方向前伸，且右脚尖不能接触地面，控制住身体的平衡与稳定，左腿站起，右腿吸腿还原，完成第1次练习；

第2次：左腿下蹲同时右腿向右后方伸膝绷脚，沿着2点方向远伸，且右脚尖不能接触地面，控制住身体的平衡与稳定，左腿站起，右腿吸腿还原；

第3次：左腿下蹲同时右腿伸膝绷脚向左后方，沿着3点方向远伸，且右脚尖不能接触地面，控制住身体的平衡与稳定，左腿站起，右腿吸腿还原，完成第3次练习。

单侧3组交换另一侧练习。

（3）训练3（见图7-8）。

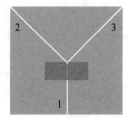
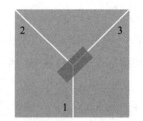

图7-7　Y型地毯－半轴横放　　　　　图7-8　Y型地毯－半轴斜向3点

视频7-53（3）

器械：半轴、Y型地毯。

目的：此训练建立左前和右后对角线方向的稳定与平衡训练。

面向1点方向，舞者双臂自然下垂，单脚（左脚）站在Y的中心位置上，右腿旁吸腿。

第1次：左腿下蹲同时右腿伸膝绷脚，沿着1点方向的黄线向前伸，且右脚尖不能接触地面，控制住身体的平衡与稳定，左腿站起，右腿吸腿还原；

第2次：左腿下蹲同时右腿向右后方伸膝绷脚，沿着2点方向远伸，且右脚尖不能接触地面，控制住身体的平衡与稳定，左腿站起，右腿吸腿还原；

第3次：左腿下蹲同时右腿伸膝绷脚向左后方，沿着3点方向远伸，且右脚尖不能接触地面，控制住身体的平衡与稳定，左腿站起，右腿吸腿还原。

单侧3组交换另一侧练习。

（4）训练4（见图7-9）。

视频7-53（4）

器械：半轴、Y型地毯。

目的：此训练建立右前和左后对角线方向的稳定与平衡训练。

面向1点方向，舞者双臂自然下垂，单脚（左脚）站在Y的中心位置上，右腿旁吸腿。

第1次：左腿下蹲同时右腿伸膝绷脚，沿着1点方向前伸，且右脚尖不能接触地面，控制住身体的平衡与稳定，左腿站起，右腿吸腿还原；

第2次：左腿下蹲同时右腿向右后方伸膝绷脚，沿着2点方向远伸，且右脚尖不能接触地面，控制住身体的平衡与稳定，左腿站起，右腿吸腿还原；

第3次：左腿下蹲同时右腿伸膝绷脚，向左后方沿着3点方向远伸，且右脚尖不能接触地面，控制住身体的平衡与稳定，左腿站起，右腿吸腿还原。

单侧3组交换另一侧练习。

视频7-54

3. Y型地毯和气垫平衡稳定（高级）训练方法

器械：气垫、Y型地毯（见图7-10）。

目的：此训练建立整体稳定与平衡训练。

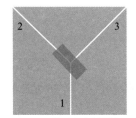

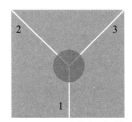

图7-9　Y型地毯-半轴斜向2点　　　　图7-10　Y型地毯-气垫

将气垫放于Y的中心位置上，舞者面向1点方向，双臂自然下垂，单脚（左脚）站在气垫上，右腿旁吸腿。

第1次：左腿下蹲同时右腿伸膝绷脚沿着1点方向前伸，且右脚尖不能接触地面，控制住身体的平衡与稳定，左腿站起，右腿吸腿还原；

第2次：左腿下蹲同时右腿向右后方伸膝绷脚，沿着2点方向远伸，且右脚尖不能接触地面，控制住身体的平衡与稳定，左腿站起，右腿吸腿还原；

第3次：左腿下蹲同时右腿伸膝绷脚，向左后方沿着3点方向远伸，且右脚尖不能接触地面，控制住身体的平衡与稳定，左腿站起，右腿吸腿还原。

单侧3组交换另一侧练习。

### （二）米型地毯平衡稳定训练方法

#### 1. 米型地毯平衡稳定（初级）训练方法

器械：米型地毯（或用彩色胶带在地板上粘出米字）。

面向1点方向，舞者双臂自然下垂，单脚（左脚）站在米的中心位置上（见图7-11），右腿旁吸腿。

视频7-55

第1次：左腿下蹲同时右腿伸膝绷脚沿着1点方向前伸，且右脚尖不能接触地面，控制住身体的平衡与稳定，左腿站起，右腿吸腿还原；

第2次：左腿下蹲同时右腿伸膝绷脚，沿着2点方向向远伸，且右脚尖不能接触地面，控制住身体的平衡与稳定，左腿站起，右腿吸腿还原；

第3次：左腿下蹲同时右腿伸膝绷脚，沿着3点方向远伸，且右脚尖不能接触地面，控制住身体的平衡与稳定，左腿站起，右腿吸腿还原，完成第3次练习；

第4次：左腿下蹲同时右腿伸膝绷脚，沿着4点方向往远伸，且右脚尖不能接触地面，控制住身体的平衡与稳定，左腿站起，右腿吸腿还原；

第5次：左腿下蹲同时右腿伸膝绷脚，沿着5点方向往远伸，且右脚尖不能接触地面，控制住身体的平衡与稳定，左腿站起，右腿吸腿还原；

第6次：左腿下蹲同时右腿伸膝绷脚，沿着6点方向往远伸，且右脚尖不能接触地面，控制住身体的平衡与稳定，左腿站起，右腿吸腿还原；

第7次：左腿下蹲同时右腿伸膝绷脚，沿着7点方向往远伸，且右脚尖不能接触地面，控制住身体的平衡与稳定，左腿站起，右腿吸腿还原；

第8次：左腿下蹲同时右腿伸膝绷脚，沿着8点方向往远伸，且右脚尖不能接触地面，控制住身体的平衡与稳定，左腿站起，右腿吸腿还原。

单侧腿3组交换另一侧练习。

2. 米型地毯和半轴平衡稳定（中级）训练方法

视频7-56（1）

本训练包括4种不同方向的训练，其训练的功能也各有不同，下面我们做详细的讲解。

（1）训练1。

器械：米型地毯（或用彩色胶带在地板上粘出米字）、半轴。

将半轴置于米字中心位置（见图7-12），舞者面向1点方向，双臂自然下垂，单脚（左脚）站在半轴上，右腿旁吸腿。

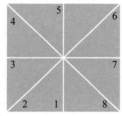

图7-11　米型地毯

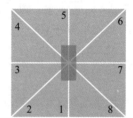

图7-12　米型地毯－半轴

第1次：左腿下蹲同时右腿伸膝绷脚，沿着1点方向向前伸，且右脚尖不能接触地面，控制住身体的平衡与稳定，左腿站起，右腿吸腿还原；

第2次：左腿下蹲同时右腿伸膝绷脚，沿着2点方向向远伸，且右脚尖不能接触地面，控制住身体的平衡与稳定，左腿站起，右腿吸腿还原；

第3次：左腿下蹲同时右腿伸膝绷脚，沿着3点方向远伸，且右脚尖不能接触地面，控制住身体的平衡与稳定，左腿站起，右腿吸腿还原；

第4次：左腿下蹲同时右腿伸膝绷脚，沿着4点方向往远伸，且右脚尖不能接触地面，控制住身体的平衡与稳定，左腿站起，右腿吸腿还原；

第5次：左腿下蹲同时右腿伸膝绷脚，沿着5点方向往远伸，且右脚尖不能接触地面，控制住身体的平衡与稳定，左腿站起，右腿吸腿还原；

第6次：左腿下蹲同时右腿伸膝绷脚，沿着6点方向往远伸，且右脚尖不能接触地面，控制住身体的平衡与稳定，左腿站起，右腿吸腿还原；

第7次：左腿下蹲同时右腿伸膝绷脚，沿着7点方向往远伸，且右脚尖不能接触地面，控制住身体的平衡与稳定，左腿站起，右腿吸腿还原；

第8次：左腿下蹲同时右腿伸膝绷脚，沿着8点方向往远伸，且右脚尖不能接触地面，控制住身体的平衡与稳定，左腿站起，右腿吸腿还原。

单侧腿3组交换另一侧练习。

（2）训练2。

器械：米型地毯（或用彩色胶带在地板上粘出米字）、半轴。

将半轴横向置于米字中心位置（见图7-13），舞者面向1点方向，双臂自然下垂，单脚（左脚）站在半轴上，右腿旁吸腿。

视频7-56（2）

第1次：左腿下蹲同时右腿伸膝绷脚，沿着1点方向向前伸，且右脚尖不能接触地面，控制住身体的平衡与稳定，左腿站起，右腿吸腿还原；

第2次：左腿下蹲同时右腿伸膝绷脚，沿着2点方向向远伸，且右脚尖不能接触地面，控制住身体的平衡与稳定，左腿站起，右腿吸腿还原；

第3次：左腿下蹲同时右腿伸膝绷脚，沿着3点方向远伸，且右脚尖不能接触地面，控制住身体的平衡与稳定，左腿站起，右腿吸腿还原；

第4次：左腿下蹲同时右腿伸膝绷脚，沿着4点方向往远伸，且右脚尖不能接触地面，控制住身体的平衡与稳定，左腿站起，右腿吸腿还原；

第5次：左腿下蹲同时右腿伸膝绷脚，沿着5点方向往远伸，且右脚尖不能接触地面，控制住身体的平衡与稳定，左腿站起，右腿吸腿还原；

第6次：左腿下蹲同时右腿伸膝绷脚，沿着6点方向往远伸，且右脚尖不能接触地面，控制住身体的平衡与稳定，左腿站起，右腿吸腿还原；

第7次：左腿下蹲同时右腿伸膝绷脚，沿着7点方向往远伸，且右脚尖不能接触地面，控制住身体的平衡与稳定，左腿站起，右腿吸腿还原；

第8次：左腿下蹲同时右腿伸膝绷脚，沿着8点方向往远伸，且右脚尖不能接触地面，控制住身体的平衡与稳定，左腿站起，右腿吸腿还原。

单侧腿3组交换另一侧练习。

（3）训练3。

器械：米型地毯（或用彩色胶带在地板上粘出米字）、半轴。

将半轴置于米字中心位置，2-6点方向斜置（见图7-14），舞者面向1点方向，双臂自然下垂，单脚（左脚）站在半轴上，右腿旁吸腿。

视频7-56（3）

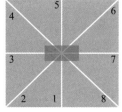

图7-13 半轴横向

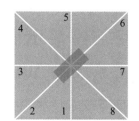

图7-14 米型地毯－半轴2-6点斜放

第1次：左腿下蹲同时右腿伸膝绷脚，沿着1点方向向前伸，且右脚尖不能接触地面，控制住身体的平衡与稳定，左腿站起，右腿吸腿还原；

第2次：左腿下蹲同时右腿伸膝绷脚，沿着2点方向向远伸，且右脚尖不能接触地面，控制住身体的平衡与稳定，左腿站起，右腿吸腿还原；

第3次：左腿下蹲同时右腿伸膝绷脚，沿着3点方向远伸，且右脚尖不能接触地面，控制住身体的平衡与稳定，左腿站起，右腿吸腿还原；

第4次：左腿下蹲同时右腿伸膝绷脚，沿着4点方向往远伸，且右脚尖不能接触地面，控制住身体的平衡与稳定，左腿站起，右腿吸腿还原；

第5次：左腿下蹲同时右腿伸膝绷脚，沿着5点方向往远伸，且右脚尖不能接触地面，控制住身体的平衡与稳定，左腿站起，右腿吸腿还原；

第6次：左腿下蹲同时右腿伸膝绷脚，沿着6点方向往远伸，且右脚尖不能接触地面，控制住身体的平衡与稳定，左腿站起，右腿吸腿还原；

第7次：左腿下蹲同时右腿伸膝绷脚，沿着7点方向往远伸，且右脚尖不能接触地面，控制住身体的平衡与稳定，左腿站起，右腿吸腿还原；

第8次：左腿下蹲同时右腿伸膝绷脚，沿着8点方向往远伸，且右脚尖不能接触地面，控制住身体的平衡与稳定，左腿站起，右腿吸腿还原。

单侧腿3组交换另一侧练习。

（4）训练4。

器械：米型地毯（或用彩色胶带在地板上粘出米字）、半轴。

将半轴4-8点斜放，置于米字中心位置（图7-15），舞者面向1点方向，

视频7-56（4）双臂自然下垂，单脚（左脚）站在半轴上，右腿旁吸腿。

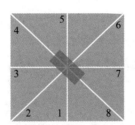

图7-15 米型地毯——半轴4-8点斜放

第1次：左腿下蹲同时右腿伸膝绷脚，沿着1点方向向前伸，且右脚尖不能接触地面，控制住身体的平衡与稳定，左腿站起，右腿吸腿还原；

第2次：左腿下蹲同时右腿伸膝绷脚，沿着2点方向向远伸，且右脚尖不能接触地面，控制住身体的平衡与稳定，左腿站起，右腿吸腿还原；

第3次：左腿下蹲同时右腿伸膝绷脚，沿着3点方向远伸，且右脚尖不能接触地面，控制住身体的平衡与稳定，左腿站起，右腿吸腿还原；

第4次：左腿下蹲同时右腿伸膝绷脚，沿着4点方向往远伸，且右脚尖不能接触地面，控制住身体的平衡与稳定，左腿站起，右腿吸腿还原；

第5次：左腿下蹲同时右腿伸膝绷脚，沿着5点方向往远伸，且右脚尖不能接触地面，控制住身体的平衡与稳定，左腿站起，右腿吸腿还原；

第6次：左腿下蹲同时右腿伸膝绷脚，沿着6点方向往远伸，且右脚尖不能接触地面，控制住身体的平衡与稳定，左腿站起，右腿吸腿还原；

第7次：左腿下蹲同时右腿伸膝绷脚，沿着7点方向往远伸，且右脚尖不能接触地面，控制住身体的平衡与稳定，左腿站起，右腿吸腿还原；

第8次：左腿下蹲同时右腿伸膝绷脚，沿着8点方向往远伸，且右脚尖不能接触地面，控制住身体的平衡与稳定，左腿站起，右腿吸腿还原。

单侧腿3组交换另一侧练习。

3. 米型地毯和气垫平衡稳定（高级）训练方法

器械：米型地毯（或用彩色胶带在地板上粘出米字）、气垫。

将气垫置于米字中心位置（见图7-16），舞者面向1点方向，双臂自然下垂，单脚（左脚）站在气垫上，右腿旁吸腿。

视频7-57

第1次：左腿下蹲同时右腿伸膝绷脚，沿着1点方向向前伸，且右脚尖不能接触地面，控制住身体的平衡与稳定，左腿站起，右腿吸腿还原；

第2次：左腿下蹲同时右腿伸膝绷脚，沿着2点方向向远伸，且右脚尖不能接触地面，控制住身体的平衡与稳定，左腿站起，右腿吸腿还原；

第3次：左腿下蹲同时右腿伸膝绷脚，沿着3点方向远伸，且右脚尖不能接触地面，控制住身体的平衡与稳定，左腿站起，右腿吸腿还原；

第4次：左腿下蹲同时右腿伸膝绷脚，沿着4点方向往远伸，且右脚尖不能接触地面，控制住身体的平衡与稳定，左腿站起，右腿吸腿还原；

第5次：左腿下蹲同时右腿伸膝绷脚，沿着5点方向往远伸，且右脚尖不能接触地面，控制住身体的平衡与稳定，左腿站起，右腿吸腿还原；

第6次：左腿下蹲同时右腿伸膝绷脚，沿着6点方向往远伸，且右脚尖不能接触地面，控制住身体的平衡与稳定，左腿站起，右腿吸腿还原；

第7次：左腿下蹲同时右腿伸膝绷脚，沿着7点方向往远伸，且右脚尖不能接触地面，控制住身体的平衡与稳定，左腿站起，右腿吸腿还原；

第8次：左腿下蹲同时右腿伸膝绷脚，沿着8点方向往远伸，且右脚尖不能接触地面，控制住身体的平衡与稳定，左腿站起，右腿吸腿还原。

单侧腿3组交换另一侧练习。

（三）圆型地毯平衡稳定训练方法

1. 圆型地毯平衡稳定（初级）训练方法

（1）训练1。

视频7-58（1）

舞者支撑脚（左）单腿站立在中心点上，脚尖朝向1点方向（见图7-17），右腿旁吸腿站立，双手叉腰；当左腿开始下蹲时，右腿缓慢伸直向1点方向前伸，当左腿蹲在最大能力范围时，右腿顺时针沿着地面做画圈动作，做到最大极限角度位置后，左腿开始蹬伸站立，同时右腿旁吸腿，完成1次训练动作。

单侧腿3组交换另一侧练习。

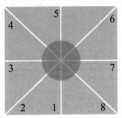

图7-16 米型地毯+气垫

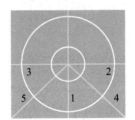

图7-17 圆形地毯

（2）训练2。

视频7-58（2）

舞者支撑脚（以左侧为例）单脚站立在中心点上，髋外开呈小八字，脚尖朝向4点位方向（图7-17），右腿旁吸腿站立，双手叉腰；当左腿开始下蹲时，右腿缓慢伸直向1点方向前伸，当左腿蹲在最大能力范围时，右腿顺时针沿着地面做画圈动作，做到最大极限角度位置后，左腿开始蹬伸站立，同时右腿吸腿，完成1次训练动作。

单侧腿3组交换另一侧练习。

（3）训练3。

视频7-58（3）

舞者支撑脚（以左侧为例）单脚站立在中心点上，髋外开呈"一字位"，脚尖朝向2点位方向（见图7-17），右腿旁吸腿站立，双手叉腰；当左腿开始下蹲时，右腿缓慢伸直向1点方向前伸，当左腿蹲在最大能力范围时，右腿顺时针沿着地面做画圈动作，做到最大极限角度位置后，左腿开始蹬伸站立，同时右腿吸腿，完成1次训练动作。

单侧腿3组交换另一侧练习。

2. 圆型地毯和半轴平衡稳定（中级）训练方法

（1）训练1。

器械：圆型地毯、半轴。

舞者支撑脚（以左侧为例）单腿站立在中心点上，脚尖朝向1点方向（见图7-18），右腿旁吸腿站立，双手叉腰；当左腿开始下蹲时，右腿缓慢伸直向1点方向前伸，当左腿蹲在最大能力范围时，右腿顺时针沿着地面做画圈动作，做到最大极限角度位置后，左腿开始蹬伸站立，同时右腿旁吸腿，完成1次训练动作。

视频7-59（1）

单侧腿3组交换另一侧练习。

（2）训练2。

器械：圆型地毯、半轴。

舞者支撑脚（以左侧为例）单脚站立在位于中心点4点位置的半轴上（见图7-19），髋外开呈小八字，脚尖朝向4点位方向，右腿旁吸腿站立，双手叉腰；当左腿开始下蹲时，右腿缓慢伸直向1点方向前伸，当左腿蹲在最大能力范围时，右腿顺时针沿着地面做画圈动作，做到最大极限角度位置后，左腿开始蹬伸站立，同时右腿旁吸腿，完成1次训练动作。

视频7-59（2）

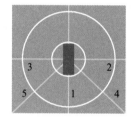

图7-18　圆形地毯-半轴1点

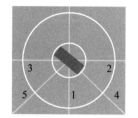

图7-19　圆形地毯-半轴4点

单侧腿3组交换另一侧练习。

（3）训练3。

舞者支撑脚（以左侧为例）单脚站立在中心点2点位置的半轴上（见图7-20），髋外开呈"一字位"，脚尖朝向2点位方向，右腿旁吸腿站立，双手叉腰；当左腿开始下蹲时，右腿缓慢伸直向1点方向前伸，当左腿蹲在最大能力范围时，右腿顺时针沿着地面做画圈动作，做到最大极限角度位置后，左腿开始蹬伸站立，同时右腿旁吸腿，完成1次训练动作。

视频7-59（3）

单侧腿3组交换另一侧练习。

3. 圆型地毯和气垫平衡稳定（高级）训练方法

（1）训练1（见图7-20）。

支撑脚（以左侧为例）单腿站立在位于中心点的气垫上（见图7-21），脚尖朝向1点方向，右腿旁吸腿站立，双手叉腰，当左腿开始下蹲时，右腿

视频7-60（1）

缓慢伸直向1点方向前伸，当左腿蹲在最大能力范围时，右腿顺时针沿着地面做画圈动作，做到最大极限角度位置后，左腿开始蹬伸站立，同时右腿旁吸腿，完成1次训练动作。

训练建议：单侧腿3组交换另一侧练习。

同样的动作做3组，然后换另一侧进行练习，动作做3组。

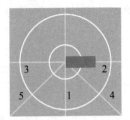

图7-20　圆形地毯+半轴2点

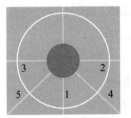

图7-21　圆形地毯-气垫

（2）训练2。

视频7-60（2）

舞者支撑脚（以左侧为例）单脚站立在位于中心点的气垫上（见图7-21），髋外开呈小八字，脚尖朝向4点位方向，右腿旁吸腿站立，双手叉腰，当左腿开始下蹲时，右腿缓慢伸直向1点方向前伸，当左腿蹲在最大能力范围时，右腿顺时针沿着地面做画圈动作，做到最大极限角度位置后，左腿开始蹬伸站立，同时右腿旁吸腿，完成1次训练动作。

单侧腿3组交换另一侧练习。

（3）训练3。

视频7-60（3）

舞者支撑脚（以左侧为例）单脚站立在位于中心点的气垫上（见图7-21），髋外开呈"一字位"，脚尖朝向2点位方向，右腿旁吸腿站立，双手叉腰，当左腿开始下蹲时，右腿缓慢伸直向1点方向前伸，当左腿蹲在最大能力范围之内时，右腿顺时针沿着地面做画圈动作，做到最大极限角度位置后，左腿开始蹬伸站立，同时右腿旁吸腿，完成1次训练动作。

单侧腿3组交换另一侧练习。

## 思考题

1. 影响柔韧素质的因素是什么？
2. 腘绳肌、股直肌等多关节肌拉伸需要注意哪些问题？
3. 影响力量素质的因素有哪些？
4. 如何把握力量训练和动作技术之间的关联？
5. 如何训练连续跳跃动作技术的落地与起跳？
6. 二位站不稳定，需要进行哪些训练来实现稳定平衡？

第八章
Chapter

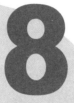

舞蹈训练中的
热身与放松

舞蹈艺术发展至今，已形成了固定的教学模式。舞蹈教学正是经过日复一日的教学训练、排练，通过期末考试、舞蹈比赛及剧目演出来检验教学成果。其中，一堂完整的训练课不仅包括训练主课，也包括训练主课前的热身活动和训练主课结束后的放松活动。热身活动作为舞蹈训练主课的前奏，有助于舞者预热身体、提高身体机能，以适应课堂需要的训练强度和训练量，在提高训练质量和效率、增强舞者身体表现力的同时，还可以有效规避不必要的舞蹈损伤。同理，舞蹈比赛和表演同样不能缺失热身活动。

# ● 第一节　热身的原理

　　任何练习都需要遵从身体结构与功能，不能盲目地耗压踢腿、甩腰肩，做好训练或表演的准备，我们首先要了解热身的概念、原理及遵从的原则。

## 一、热身的概念

　　热身又叫准备活动，在英文中为warm-up，含义为"让身体热起来"，在舞蹈训练中一般是指在进行各类训练、排练、演出、比赛之前，先以较轻的活动量对肢体或相关部位进行活动，其主要目的是使舞者做好生理及心理准备，为随后正式的训练或演出打下基础，提高动作效率，规避损伤风险。

　　合理的热身是正常训练课程、排练、比赛以及演出的开始，是全身范围肌肉与关节的运动，好的热身不仅是生理上的热身，还包括心理上的准备。调查研究表明，大多数舞者都能意识到热身的重要性，但多数舞者并不了解究竟如何做热身更为有效，甚至还有一部分舞者忽视课前热身，一般表现在做准备活动时漫不经心，看似也在做准备，实际上没有起到真正热身的作用，更像是在完成一项任务，热身的内容也不全面、不充分。如今，舞者大多独立完成热身活动，并且对热身的内容和顺序有自己的一套惯有方法，但往往缺乏科学的认识和正确的指导。所以舞者和老师都应该充分认识热身活动的重要性，并在实际操作中认真执行，从而为训练做好身体和心理的准备，提升舞蹈训练的效果。

## 二、热身的原理

　　从人体运动规律来看，一堂完整的舞蹈专业课应该包括热身活动、训练主课及课后放松三个部分，缺一不可。作为教师，应该把课前的热身活动、课后的放松这两项与主课贯穿到一条主线上，但是现在多数舞蹈课堂却是"掐头去尾"，只有中间的主课，而忽略了准备与放松两个部分。人体从自然安静状态进入运动状态，需要有一个渐进的过程，这个过程使各个器官系统能够承受一定的运动强度与运动量，所以热身活动必不可少。

（一）降低软组织黏滞性

骨骼肌除具有伸展性和弹性之外，还有个特性——黏滞性，这是骨骼肌自身肌纤维分子间摩擦产生的阻力，它会影响肌肉的快速收缩与快速放松。骨骼肌的黏滞性会受到温度的影响，它与温度呈反比关系，在天气寒冷、气温低的情况下，黏滞性会加大，阻碍肌肉的快速收缩和快速拉伸。当温度升高，黏滞性自然就会下降，伸展性和弹性就会增加。通过热身活动，提高身体温度，可以降低骨骼肌黏滞性，提高肌肉的伸展性和弹性，有助于舞者软度素质的提高；提高肌肉收缩舒张速度，从而增加肌肉力量和爆发力。因此，我们在训练或表演前，应遵从骨骼肌特性的需求，让身体热起来，提升肌肉性能避免肌肉拉伤。

（二）心肺功能适应

在人体运动时，循环系统（心脏、血管、淋巴管等）与呼吸系统（肺、气管、支气管等）都要参与进来为人体提供急需的能量，加快新陈代谢。相对于运动系统（骨骼、关节、肌肉等），循环和呼吸系统从安静状态转入运动状态，必须经过逐渐加速，才能达到运动的要求。热身活动可以使血液循环速度加快，体温逐渐升高，让身体从静止状态转换为运动状态，使得心肺器官逐渐适应强烈运动的需求。因此，在训练和表演前，要使身体能够快速进入运动状态，从参与协助运动的系统方面考虑，也需要有时间做热身。

（三）增大关节灵活度

关节使舞蹈动作丰富多姿，是肢体动作灵活多变的关键，之所以如此，主要是其结构决定了功能。关节在活动时，会刺激滑膜和滑液囊产生滑液，进入关节腔（关节内的空隙）内，如同机器上了润滑油，使关节运动起来时减少骨骼相互间摩擦，同时滑液滋养关节面软骨，使其保证一定厚度，为运动提供了一个相当好的预备条件。因此，通过科学合理的热身，可以促进舞者的身体关节在短时间内达到最大限度的活动度。

（四）唤醒运动神经

运动神经的作用是产生和控制身体的紧张与运动。训练之前，我们的运动神经尚未兴奋起来，所以需要通过热身活动来启动它。舞蹈是人体极为协调的动作艺术，动作有速度、有节奏、有舒缓、有控制，通过全身复合型动作可以唤醒运动神经，调动全身肌肉工作，达到快速适应训练与表演所需的刺激强度，从而敏锐地调配神经输出，提升神经传导速度，改善神经与肌肉的紧密联系，增加大脑对身体的动作控制，引发肌肉有效工作。强化正确的动作模式，可以使训练效益最大化地迁移到训练主课中，提升训练课的效率。

### （五）唤醒、激活肌肉中的本体感受器

为了响应训练课及表演对肢体的要求，在热身环节身体也需要在稳定与不稳定状态之间进行动态转换，本体感受器就是依据来自外部负荷的变化及时调整身体姿势。因此，通过这种稳定与不稳定的方式能够唤醒、激活肌肉中的本体感受器，有效加强身体在运动中的关节位置感觉和肌肉运动感觉，从而在训练课及表演中可以更好地调整肌肉力量，并协调不同肌肉之间的用力程度，同时增强身体意识和控制能力，进而提高肢体运动能力与效率，在整体上提升身体表现。

### （六）激活肌肉、有效拉伸肌肉

因为人体的动作发生不是某一块肌肉完成的，它是全身运动系统及相关系统协调合作完成的。所以在教学和训练中，身体的运动也不只是四肢肌肉工作，还需要核心的稳定支撑配合。在训练前需要激活全身肌肉进入工作状态，某些核心肌肉看似没有大的动态变化，但其作用不可小觑。热身活动就是需要调动它们，使全身肌肉明晰自己的功能作用，使舞者自身的核心更稳定、肢体幅度更大、控制能力更强。

热身环节常出现的误区是，舞者常优先以静态拉伸的练习来提升关节的动作灵活。选择优先以静态的方式进行拉伸的一个主要原因就是，多数舞者认为"僵硬的"肌肉韧带组织不容易被拉伸到很大的幅度，通过静态拉伸的方式可以改善这种情况。但过长时间的静态拉伸会使得舞者的身体产生生理惰性，机体兴奋性得不到积极调动。因此在热身环节可以通过动态伸展，同时预演各种基本动作模式，使其在神经系统中留下有效痕迹，使运动器官可以更快地进入工作状态，有利于提高肌肉工作能力。

## 三、热身的原则

热身活动是在进入正式训练之前先活动身体，让身体准备进入工作状态的阶段，因此动作强度、重复次数等不宜繁多，热身活动的内容和强度取决于舞者个人的需要和课堂正式训练的需要，每位舞者可以依据自身的现状酌情加减。同时热身活动中应该要遵循以下

原则。

## （一）循序渐进原则

热身环节首先要注意的是循序渐进。结合人体形态结构和机能特点，从本质上讲，热身活动的原理就是借助于训练中练习的负荷量（强度、密度、时间）对机体产生的刺激作用，使舞者的身体形态结构、生理机能状态以及心理调控能力等产生一系列的适应性变化。具体表现为：从对内外环境条件变化的不适应到适应，再由新的平衡和不适应逐渐过渡到新的适应，螺旋上升。因此，热身活动的强度、幅度和密度要由小到大、由易到难。在热身的初始阶段，要先进行全身性的活动，由易于激活的大肌肉群到较难激活的小肌肉群，循序渐进地展开。

## （二）因材施教原则

教学上的因材施教同样适用于热身环节。主要体现在：

（1）注意观察和总结每一节、每一周甚至每一月训练主课的规律及侧重点，在热身活动中有针对性地对相关素质、能力、常见问题进行练习；

（2）针对学生的长处与不足，有侧重地在热身环节中强化不足之处，避免自身能力和素质"两极分化"严重。

## （三）全面发展原则

热身环节的全面发展原则一方面包括对训练内容的合理分配，例如对于身体各部位、训练课、演出等所需的能力、素质都要全面照顾到；另一方面体现在对于训练负荷的合理分配，首先，要注意将热身活动所需训练量和强度与训练主课做一个明显的区分，其次，合理分配不同部位的训练负荷量，可以从以下几个方面进行把握：

### 1. 上下结合

指的是注意上下肢素质训练相结合，确保上下肢得到全面、均衡的锻炼，同时也使训练强度分布更合理，避免长时间集中于只练下肢柔韧、力量等素质的情况。

### 2. 屈伸结合（松紧结合）

指的是将发展身体不同部位屈伸肌群相结合，确保身体不同部位的屈伸肌群所需的柔韧、耐力等素质都可以得到全面的发展。避免只练习常用身体部位的屈伸肌群或某一单一功能的肌群。如舞者因长久的直立，中段背部肌群相对比较僵硬，那么在热身环节，除了注意中段腰部的柔韧练习以外，更要注意放松中段僵硬部位，使其屈伸肌群活动更灵活，更有助于提高中段的表现能力。

### 3. 内外搭配

指的是将发展内在心血管、呼吸系统等的内脏机能与身体外部形态所需的多种素质练习相结合。如通过热身过程，让身体"热"起来有助于改善内在供氧机能，再加上内在不同物质代谢水平的提高，有助于克服机体内在生理惰性，提高内在储能，以此来满足身体外在不同负荷强度的训练。

### 4. 大小搭配

指的是在热身环节要注意将大肌肉群与深层小肌肉群的训练相结合，使其得到均衡发展，有助于提高肌肉的本体感觉，从而更精准、精细地把握身体空间位置、动作用力大小、机体自身不同部位所能承受的负荷强度。

舞者自身要具备对热身活动的把控能力，因热身活动的内容与形式是灵活多变的，舞者可以通过自行练习或集体练习，根据训练课的内容以及个人的训练需求完成热身活动。但无论热身的形式和内容如何变化，都应该遵循循序渐进、因材施教、全面发展三个原则，使热身活动成为舞蹈教学训练中不可或缺的一部分。

## 四、心理准备过程

心理准备的过程可以称为"心理热身"，舞蹈专业人才的培养对舞者技术的难度和强度提出了更高的要求，舞者是否具备良好的心理调节能力和承受能力是影响训练、演出及比赛的重要因素。"心理热身"不是单独的一项热身活动，而是贯穿于整个机体热身活动过程中，身体活动的同时也是心理准备的过程。心理准备主要包括提升注意力、激发动机、降低情绪上的压力与焦虑。

### （一）提升注意力

在舞蹈训练与表演中，注意力是成功完成表演和技术动作的重要能力。舞蹈中的注意力区别于平常的注意，舞者所需的注意力是指在训练中长时间地按动作要求完成技术动作，让自身始终处于最佳的注意状态中。这种最佳的注意状态就是舞蹈中所说的"投入"，主要在于舞者的注意力完全在当下所表演的动作技术中，而不被表演以外的任何事物所干扰。舞蹈是身体综合素质的运动，注意力可以提升舞者的反应速度，让自己的身体处于正确的动作与精准的节奏中，甚至在出现动作技术错误时，可以快速做出技术调整，避免肢体损伤以及减轻肢体损伤程度。舞者在训练、演出及比赛前对这种注意力进行调动，使得舞者的心理活动逐渐向训练内容靠拢和集中，建立自身完整的注意力机制。

训练前进行的热身活动，对舞者注意力的稳定性有延时影响[1]，它是掌握动作技能的基础，对动作技术的掌握起促进作用，符合心理活动和智力发展规律[2]。在正式训练前，可以通过简单复习、回顾已学组合，或是着重练习已学单一动作，使得自己的注意力转移到课堂训练的内容中来从而进入训练状态。此外，也可以通过在头脑中反复回忆和想象动作情境和动作技术，来提高动作技能和对自身情绪的控制能力。也就是说在正式开始训练前，应当在每堂专业课之前至少留出3~5分钟的时间，通过外在与内在的练习、回顾以及内模仿，提升注意力帮助舞者进入训练状态。

（二）激发动机

良好的心理暗示可以起到鼓励、激活的作用。暗示是指通过言语或手势、表情等暗示控制情绪和行为的方法。暗示一般分为自我暗示与他人暗示。比如在舞者比赛或是演出之前，一般采用自我暗示更多一些，意在为自己树立信心。舞者在自我暗示时避免使用消极词语，要学会使用词语替代法。比如用"我心态平和"代替"我不紧张"，用"我能站稳"代替"千万别摔倒"，用"我可以的"代替"我可以吗"等。舞者在比赛或演出前找准自己的角色定位，摆正自己的心态，无论结果如何，赛后或演出后要对自己进行重新定位[3]。

舞者若想在舞蹈教学训练中发挥最佳水平，需在训练前实现某种精神状态的转化，舞者在训练前要在思想上做好训练准备，也就是让自己的身心活跃起来。舞者需要对即将开始的正式教学训练强度和密度有心理上的准备和承受力，尤其是一些心理比较自卑或是面对即将训练的内容"提不起劲儿"、感觉比较泄气的舞者，积极的心理暗示可以激发舞者身体潜能，使得舞者快速地进入训练状态。出现这种情况的舞者在热身活动时尽量采取集体分组热身的形式，通过他人的带动帮助克服自身的惰性，促进血液循环加快，让运动神经中枢处于兴奋状态。

舞者在训练前之所以产生消极状态，一般是受训练内容、训练强度、自身伤病、生活琐事等影响，从而会出现一定的心理压力与消极情绪。这种状态是一种个体非特异性反应，是个体对客体认识能力不足、问题处理能力欠缺的消极心理反应。古言之"情动于衷而形于外"，情绪的产生会经过一系列生理过程的变化，会引起面部表情、肢体动作的改变，舞者在焦虑、沮丧时可能会伴随肌肉松弛、软弱无力等。由此，情绪与肢体有着密切的联系，那就可以通过改善外在肢体的动作状态来改善情绪状态。例如，可以伴随速度快的音乐节奏做一些中速走跑跳、长吸气与有力的呼吸，以及联想近期发生的开心的事情来

---

① 赵永升：《体育热身活动对注意力影响的实验研究》，成都体育学院体育教育训练学专业硕士论文，2018年。
② 吴霞：《浅谈表象训练如何运用于射击训练》，《当代体育科技》2017年第19期，第20页。
③ 张力为，毛志雄：《运动心理学》，高等教育出版社2015年版，第275页。

改变情绪状态。

## ● 第二节　舞者热身现状与误区

　　舞者在训练与表演前，需要做适当的活动，避免伤害事故发生。为此，有必要了解舞者的热身现状与误区，认识到有关热身存在的问题，才能更加切实明了合理且有效的热身方法。

### 一、舞者热身现状

　　2019年底对舞者调研数据显示，95.77%的舞者具有热身意识，已基本养成自己比较完整、系统的热身方式与热身内容，会根据自身感觉把身体活动开。舞者的热身方式主要依据：

　　（1）教师要求舞者在上课前应自觉解决肩、腰、腿、胯的软度问题，目的是为了提高课堂训练进度和效率；

　　（2）基于舞者自身训练经验所积累的热身习惯；

　　（3）基于舞者对自身优势与不足之处的了解。虽然舞者通过不同的方式、渠道养成了热身意识和方式，但由于缺乏对热身原理的理解，仅仅将热身看作提高软度的环节，造成舞者的热身过程缺乏有效的针对性。在2019年底的调研结果中显示，因热身活动不充分/不正确导致损伤的发生率占28.81%。

　　本科以上阶段的舞者大多表示，中专启蒙阶段无人教、无人领，舞者只能自己摸索着进行热身，一般都会进行自己认为比较重要、自身较难活动开的内容。因此，教师在中专甚至更早阶段就要带领学生认识与学习正确合理的热身方法，在学习舞蹈初期建立科学热身的理念后，随着舞者进入更高阶段的学习，舞者可以针对自己的情况，在热身的形式与内容上自由发挥，灵活多变地展开热身活动，

　　目前舞者的主要热身内容大多以拉伸为主，有些舞者认为热身时身体还没有活动开，先进行跑跳动作担心会造成身体损伤，因此大多会先选择耗、踢软度来活动身体。舞者进入专业教室后，在肢体和精神上通常有一个逐渐进入训练状态的过程，一般会先进行没有较大难度的、就近方便练习的静态拉伸，比如压腿、耗腿、压后胯根以及趴横叉等。静态拉伸虽然在提升韧带、肌肉的活动度与灵活性上有不可代替的作用，也是舞者在热身时的首选方式，但有些舞者在进行静态拉伸之后，并没有觉得身体状态更佳，反而会出现无力感，这是因为静态拉伸时间过长，身体出现了倦怠感。一个好的热身活动，静态拉伸只应是其中一项，依据热身原理，还需要激活唤醒机体的其他内容，以及针对教学训练、演出

及比赛的专门热身练习。

## 二、舞者热身误区

### （一）静态拉伸替代热身

有研究表明，有超过60%的舞者在进行热身时是以拉伸为主。拉伸可以扩大动作范围、增强身体灵活性，改善肌肉控制能力。目前舞者在热身时出现的普遍问题大多是长时间被动的静态拉伸，只进行静态拉伸的不足之处在于：舞者的拉伸方式主要是通过对腰、胯、足踝及下肢整体活动幅度的拉伸，因强调对于柔韧素质的拉伸，身体肌肉产热不足，机体温度升高效果不明显，无法较高地达到热身的目的。有些舞者混淆了热身与平时练功的区别，热身是为后续有更好的身体发挥而准备，因此热身的过程要更加全面、有效。在进行静态拉伸时，要控制好拉伸的时长，一般拉伸20~30秒为宜，超过60秒则会使运动表现降低。

### （二）热身时间过长

舞者在上专业课之前一般会提前进入专业教室，换好衣服后便逐渐开始活动，一般情况下均无固定、准确的热身时间。有些舞者会认为热身时间越长越好，也有舞者是为了热身而热身，无目的性，效仿他人的动作，而内心对于热身的概念以及目的比较模糊。所以就会产生低效的热身活动，不仅达不到热身的目的，也耗费了时间、体力和精力。

### （三）热身内容重复性过高

大部分舞者在自身多年的专业训练过程中已基本形成了个人的热身习惯，因热身活动的形式与内容灵活多变，舞者在进行热身时就会做很多功能相似的动作，比如竖叉抬高耗腿、把杆内耗腿等重复性耗腿的练习；压完腰的柔韧性后去压腿、踢腿与搬腿，然后感觉腰的柔韧性降低再压一次腰的软度等。因此有些舞者的热身活动大多是在做重复的练习，徒增身心的疲惫感。

### （四）热身时注意力不集中

由于热身活动是在正式训练之前，舞者的机体还存在惰性，进入训练状态还需要一个过程，因此在个人进行自由热身时，往往会出现注意力不集中的现象。有些舞者即使提前进入专业教室，也会在静态耗压的过程中左顾右盼，边聊天边耗压、边活动，依据教师进入专业课堂准备上课确定结束热身活动，热身时间忽长忽短，没有起到热身作用，这会在一定程度上影响舞者在正式教学训练中的动作表现，增加损伤风险。

因此，对于舞者来说，了解热身的原理、目的，熟悉身体结构特点，分析自身的长处与不足，更有计划、有针对性地展开热身活动将会事半功倍。

# ● 第三节　舞者热身方式选择

热身方式灵活多样，依据专业特征、课程内容、舞者个人身体状况，既要全身各部位活动开，肌肉软组织充分准备，激活深层肌肉，重点关注个人身体薄弱部位。依据个人具体状况参考下面内容，选择适合自己的恰当热身方式。

## 一、舞者热身内容

基于相关热身理论的梳理，下面对舞者如何热身的问题给出一些建议与参考。舞者在所给出的原有热身动作的基础上，可依据个人需要与课堂教学训练的需要灵活选用和设计。

一套完整的热身，必然包含全身动态性练习，激活核心肌肉、腿、肩和腰的活动与拉伸，膝踝及其他各关节部位的活动与拉伸以及心理准备过程几个部分。

在热身活动中加入全身移动性练习是十分必要的，可以有效激活全身关节肌肉的发力，提高身体温度，提升肌肉工作效率。全身移动性练习通常包括慢跑、各类小跳、踢腿、四肢协作的立卧撑等动态活动方式，每个动作的练习次数不必太多，重复4~6次而已，目的是活动身体，而不是素质训练，避免因热身时运动量过大导致正课或演出时体力不足。

静态拉伸是以缓慢的动作在肌肉放松时进行拉伸，是提高身体柔韧性和缓解肌肉酸痛的常用方法，对于舞者自身的本体感觉来说可以达到一种"身体被拉开了""关节活动开了"的舒展感。但是只进行静态拉伸是不行的，在训练前长时间进行静态拉伸会影响肌肉力量的发挥，拉伸时间过短不会改变肌肉的黏滞性与拉伸的耐受度。因此，舞者在训练前要先进行简单的全身活动，然后进行5~10分钟的动态拉伸与静态拉伸，再进入正式的活动阶段，才能让全身肌肉群充分地活动起来，帮助提高肌肉温度、心率、柔韧性及灵活性。

最后，心理准备过程是舞者能否完成训练任务、达到训练目标的关键，一位优秀的舞者是否能够有效地控制自我情绪、调动自我动机是参与训练、演出及比赛的重要基础。

## 二、舞者热身顺序

舞者可以根据个人状况或训练习惯来安排热身的顺序。通常情况下，在进行热身活动之前，动态的热身活动应先于静态拉伸，因为体温的上升可使心率加快，促进肌肉血液循环，降低肌肉黏滞性，使肌肉的灵活性与可伸展性、弹性增加，便于后续训练的展开。因此，舞者在换好服装准备热身时，可借鉴的顺序如下：

（1）天冷的时候，可以先搓热身体各个部位，如肩颈、手臂、腰腹、大小腿及脚踝；

（2）进行简单的跑跳练习，快速让身体热起来，调动大脑和身体的兴奋性；

（3）再进行动静结合的拉伸；

（4）重点加强自身相对处于弱势的素质训练；

（5）快速温习上节训练主课的重点、难点组合和常犯的错误。

## 三、热身的时长及强度

因年龄、水平、性别的不同，热身活动持续的时长也有所不同。一般训练水平较高的舞者，热身的时长相对可能短一些。此外，热身持续时长也与天气温度有关，一般冬季温度低，肌肉黏滞性高，热身活动所需时间要长于夏季。

一般来说是否热身充分，即舞者常说的"活动开了"，可以通过以下两点来判断：

（1）体察身体是否轻微出汗同时伴随体温上升、心率加快；

（2）体感身体各部位关节的活动度是否可以获得充分、自如的运动。

舞者通过体察与体感热身后的状态变化，具备以上两点特征基本表示"活动开了"，身体已经进入最佳准备状态，可以进行后续的正式训练。

但要注意，出汗要适度，不是大汗淋漓，而是身体微汗的程度，前者虽然也会体温上升，但身体也许已经是活动过量的状态；后者表示体温正在上升，是准备训练的最佳状态。所以舞者在热身时强度要适中，其目的是让身体有所准备，而不要在热身活动中消耗过多的身体能量，所以舞者对自己的身体表征要敏感，感受自己各个部位的活动状况，肌肉是否进入良性状态，关节是否灵活自如。

即使是正确的热身，在热身后停顿过长时间，体温也会下降，甚至会返还到热身之前的身体状态。体温的升高是正式开始训练的前提，可以使得能量生产更加高效，从而促进肌肉收缩；还能增加关节灵活性，实现更快的肌肉收缩和放松；同时促进神经信息传递。也就是说，热身活动让身体在正式训练中变得灵活、有力且好用。而舞者在课堂中是否能发挥自己的最佳状态取决于多种内外部因素，这就意味着并非所有舞者在完成热身后都能发挥出最佳水平，但是通过正确、合理的热身活动，让舞者的身体各部位可以做到各尽其职，那么在训练与表演时便有了可以发挥最佳水平的基础。

# 四、热身具体内容的实施

本教材对热身每一环节的练习内容列举了多种练习方式，舞者可根据个人情况各选其一或其二，对于热身内容可以按照列举的方式进行，也可以在原有基础上自由发挥与设计更适合自身需求的动作。

## （一）全身移动性练习

### 1. 喊数"抱团"游戏

（1）准备姿势。

舞者围成圆圈，顺时针方向小八字位站立，双手自然下垂，等待教师口令。

（2）动作要领。

做顺时针环形慢跑，教师随机说出数字"3"，学生快速以3人抱成一团，少于或多于3人均为失败。然后再回到圆圈的位置，重复以慢跑、半脚尖行走、高吸腿等方式环形运动。

（3）训练建议。

游戏持续时间约2分钟，教师可喊任意数字。

### 2. 慢跑+横追步跑跳

（1）准备姿势。

视频8-1

舞者顺时针方向小八字位站立，双手自然下垂。

（2）动作要领。

学生围成一个圆圈，慢跑2个8拍，接面向圈内横追步跑跳2个8拍，反向逆时针横追步跑跳2个8拍。可灵活变换方向与节拍，让身体放松跑跳热起来。

（3）训练建议。

持续2~3分钟。

### 3. 变向踢步慢跑

（1）训练方法。

视频8-2

舞者以小踢步慢跑、向后屈膝绷脚踢、原地侧向踢、垫步"之字形"踢等形式运动，慢跑时注意绷脚。

（2）训练建议。

持续慢跑2~3分钟。

### 4. 立卧撑

（1）准备姿势。

视频8-3

正步位站立，双臂自然下垂。

（2）动作要领。

原地向上绷跳一次，同时双手向旁伸平，落地后俯身下蹲，双手扶地支撑，双腿向后蹬伸，然后收腿起身再次向上绷跳。注意俯身时腹背肌用力，身体尽量放平。

（3）训练建议。

做5次即可。

视频8-4

### 5. 俯身爬

（1）准备姿势。

双脚与肩同宽，身体前俯，膝微屈，双手撑住地面。

（2）动作要领。

双手双脚交替向前爬行，直至身体持平，腹部收紧。

（3）训练建议。

4拍向前，4拍收回，做2次

视频8-5

### 6. 原地绷跳

（1）准备姿势。

正步位站立，双臂自然下垂。

（2）动作要领。

原地向上绷跳，注意起跳与落地时脚尖与膝盖方向一致，虽不要求绷跳的高度，但在完成时身体不要松懈。

（3）训练建议。

1拍/次，连续跳2个8拍。

### （二）激活核心肌肉

视频8-6

### 1. 仰卧卷腹

（1）准备姿势。

仰卧，双腿并拢，屈髋且屈膝90°，双手环抱头部、双臂屈肘向旁打开。

（2）动作要领。

起上身至肩胛骨离地。连续做10次。

（3）训练建议。

背部始终贴地，腹背肌用力，可以在瑜伽垫上完成。

2. 地面交替摆腿

（1）准备姿势。

仰卧，双臂伸直上举。侧卧，头枕一侧手臂，另一手于胸前轻触地；俯卧，双臂向前伸直，头与胸腰抬起。

视频8-7

（2）动作要领。

双腿离开地面约45°，上身固定，双脚左右或上下交替打击。动作完成时顺序为仰卧、左侧卧、俯卧和右侧卧，动作过程中上身固定，双腿离开地面约45°交替打击，打击过程中大腿内侧肌肉收紧。

（3）训练建议。

1拍/次，每个方向各打击8次，做1组。

3. 平板支撑

（1）准备姿势。

俯卧，屈肘撑地，肩肘关节垂直于地面；脚掌踩地，身体离开地面，让头、肩、胯、膝、踝部位保持在同一平面，眼视地面斜前方，头部是脊柱的延伸。

（2）动作要领。

肩胛骨撑开，腹肌和臀肌收紧。

（3）训练建议。

每组保持30秒，休息20秒，做两组即可。

（三）膝与足踝活动练习

舞者在热身活动中，腿与腰的柔韧性练习会占据绝大部分时间，尤其是柔韧度较差的舞者，会更加注重对软度的活动。由此可能会忽视对膝与踝关节的活动，而关节部位有损伤的舞者更应注意膝与踝的热身。

1. 膝的活动

抱吸腿

（1）准备姿势。

小八字位站立，双臂自然下垂。

视频8-8

（2）动作要领。

动力腿完全屈膝于胸前，双手抱动力腿的小腿部位，动力腿吸起时，腿向身体靠拢。

（3）动作节奏。

1拍，吸腿；

2拍，落腿；

3拍，吸腿；

4拍，落腿；

5-8拍，重复前4拍的动作。

（4）训练建议。

2拍/次，做2个8拍。

半蹲移动重心

（1）准备姿势。

正步位站立，双臂自然下垂。

（2）动作要领。

视频8-9

动力腿向旁迈步，同时主力腿半蹲，经移动重心后动力腿变为主力腿，然后交替移动重心。向右移动时，右腿负重，左腿伸直；向左移动时，左腿负重，右腿伸直。

（3）训练建议。

2拍/次，做2个8拍。过程中控制脚尖与膝关节方向一致，双膝要保持平稳移动，不要上下起伏。

弓步俯身转腰

（1）准备姿势。

双脚与肩同宽站立，双臂自然下垂。

（2）动作要领。

视频8-10

左脚向前迈出呈弓步状，双脚脚尖注意朝前，双手撑地，左手向上带动身体旋转，然后收回。

（3）动作节奏。

1拍，左腿向前迈步呈弓步状；

2拍，躯干前俯，双手撑地；

3-4拍，左手抬起带动上身向左侧旋转；

5拍，收手转回同2拍；

6拍，起身；

7-8拍，收脚站立。

训练建议

左右弓步做4次，动作速度尽量放慢。

2. 踝的活动

扶把立半脚尖

（1）准备姿势。

视频8-11

面向把杆，小八字位站立，双手扶把。

（2）动作要领。

半脚尖要立到最高点，上身直立。

（3）训练建议。

2拍/次，双脚同时立起半脚尖，做1个8拍。然后立住不动，双手松开把杆，在半脚尖上控制重心1个8拍。上述动作重复2遍。

### 3. 足的活动

勾绷脚

（1）准备姿势。

坐位，正步位绷脚，手指尖点地。

视频8-12

（2）动作要领。

勾绷脚到最大限度，转开时要从胯根部转开，感受大腿内侧肌肉的发力感。勾脚和绷脚时，遵循训练中教师强调的一节一节勾绷。

1-2拍，勾脚趾；

3-4拍，勾脚背；

5-6拍，胯根转开，双脚呈大八字位；

7-8拍，胯根关回，双脚回到正步位；

2-4拍，重复前面5-8拍的动作；

5-6拍，绷脚背；

7-8拍，绷脚趾。

（3）训练建议。

上述动作为1组，做2组即可。

### （四）肩部活动练习

### 1. 把杆压肩

（1）准备姿势。

面向把杆正步位站立，双手自然下垂。

视频8-13

（2）动作要领。

身体前俯，将肘部搭在把杆上，身体向下施压，肩关节放松。拉伸肩关节周围肌肉和韧带，增加肩部活动范围，感受胸口向两端撑开。

（3）训练建议。

连续压肩2个8拍。

视频8-14

## 2. 站立甩肩

（1）准备姿势。

站立，双脚与肩同宽，双手自然下垂。

（2）动作要领。

手臂上下交替向身后甩动，甩肩时肩关节要放松，身体立直不要塌腰。

（3）训练建议。

两拍1次，连续做2个8拍。

视频8-15

## 3. 手扶地拉肩

（1）准备姿势。

双脚打开宽度超过肩膀，膝关节伸直，上身前俯，双手扶地与肩同宽。

（2）动作要领。

手臂推地同时抬臂，上身和肩关节放松，向下颤动拉伸肩关节，然后重心移向前，手臂伸直撑住地面，使身体放平。

（3）训练要领。

2拍拉伸，2拍身体放平，上述动作为1组，做4组。

### （五）腰的活动练习

#### 1. 把杆内甩腰

视频8-16

胸腰

（1）准备姿势。

舞者钻进把杆里侧，身体背靠把杆双腿微屈，双手举过头顶，然后身体后倾，将胸腰部分担在把杆上，双手上下震颤以带动胸腰运动。

（2）动作要领。

舞者背靠把杆身体向后甩腰，向后活动时要吐气放松，开始动作要缓慢。

（3）训练建议。

静态拉伸约10秒，甩腰2拍/次

视频8-17

大腰一

注意学生应在固定把杆上练习，活动前先检查把杆，确认稳固不晃动后再进行练习。

（1）准备姿势。

舞者钻进把杆里侧，背靠把杆，双手撑住把杆使自己坐在把杆上，膝盖微屈，绷脚顶墙，双手向前轻扶墙面，然后身体后倾，直至上身完全垂直于地面。

（2）动作要领。

舞者坐在把杆上身体向后甩腰，用脚背顶住墙面。甩腰时，双手尽可能去碰触墙面，起身时，腹背部用力由双手向上带起。

（3）训练建议。

不起身甩腰，2拍一次，做4次；起身甩腰，2拍一次，做4次。

大腰二

（1）准备姿势。

背对把杆，身体距把杆约一竖脚的距离，双脚与肩同宽，双臂伸直举过头顶。

视频8-18

（2）动作要领。

身体向后下大腰，双手握住把杆给予身体支撑，在此基础上活动腰部。重心向前移动时，手臂伸直，胸腰与大腰同时向前向上顶起。

（3）训练建议。

静态拉伸5秒，重心前移拉伸5秒为一组，起身重复一组。

2. 波浪腰

（1）准备姿势。

自然直立体态，七位手准备，双脚与肩同宽，脚尖冲前站立。

视频8-19

（2）动作要领。

深吸一口气，吐气的同时，七位手带着上身下前腰，注意后背呈半圆状，然后起身，身体直立过程中，脊柱自下往上一节节地抻拉。

（3）训练建议。

重复做2次，四拍下去，四拍起身，然后在前腰位置，小幅度的前后颤晃一个八拍，最后脊椎一节节缓慢直立。

3. 旁腰

（1）准备姿势。

自然直立体态，小八字位站立，单手扶把，动作手三位。

视频8-20

（2）动作要领。

向把杆方向下旁腰，拉抻身体外侧肌肉，拉抻旁腰时，注意先向上提气再下旁腰，手与身体划一个最远的弧线。

（3）训练建议。

向旁下腰，慢慢恢复自然直立体态，重复做4次。然后换另一边，重复练习。

## （六）胯的活动与拉伸练习

视频8-21

1. 盘坐压胯

（1）准备姿势。

对脚盘坐，膝盖打开，后背直立，双手扶在双膝上。

（2）动作要领。

胯根放松，上身向前时后背要拉长。

（3）训练建议。

双手自行向下颤压10秒，上身向前俯身，使腹部紧贴脚，手臂伸直向远延伸，保持10秒。重复一次。

视频8-22

2. 仰卧打叉

（1）准备姿势。

仰卧，双腿平行打开横叉，双手分别放于膝关节处。

（2）动作要领。

打胯过程中膝关节伸直，胯根放松，腰部紧贴地面，屁股不要抬起。

（3）训练建议。

双手向下颤压10秒，然后双腿伸直并拢，同时举高90°，双腿分开向旁快速打叉5次，勾脚、绷脚均可。

## （七）腿的活动与拉伸练习

1. 活动胯根：弓步压后胯根

视频8-23

（1）准备姿势。

主力腿屈膝呈弓步，动力腿向后伸直，脚尖向前。

（2）动作要领。

动力腿伸直，膝关节正放于地面，后胯根向下尽力贴地，抻拉大腿根前侧肌肉与韧带，同时手臂可以带着上身向下施压。

（3）训练建议。

震颤压1个8拍，上身后仰向下施压1个8拍，重复一次。

视频8-24

2. 耗、压腿

竖叉垫高耗腿

（1）准备姿势。

竖叉，前腿垫高，双手撑地。

（2）动作要领。

前腿垫高40~50cm，膝盖伸直，让后胯根尽量着地，上身可贴腿下压。

（3）训练建议。

双腿交替练习，每条腿持续时间2~3分钟为宜。

坐立体前屈

（1）准备姿势。

勾脚伸坐，双腿并拢，双手放于体两侧。

（2）动作要领。

视频8-25

双手交叉相握，手心朝外于头顶，指根推出。俯身向前压腿，身体向前屈时固定勾脚状态，将手放于脚外侧。

（3）训练建议。

4拍/次，反复做4个8拍。向前压腿时，要抬头挺胸，手臂往远放。

3. PNF压前腿

（1）准备姿势。

两人一组练习。练习者仰卧，双手打开45°放于身体两侧，腰部贴地，双腿保持外旋。

（2）训练建议。

练习者动力腿先主动屈髋至最大限度停留8秒，助练者手扶练习者动力腿脚踝处，在不改变练习者屈腿幅度的同时给予阻力，练习者持对抗阻力约6秒，放松再重复一次。第二次腿的屈髋幅度可大于第一次。

4. 悠腿

悠前腿

（1）准备姿势。

单手扶把，小八字站好，叉腰手准备，动力腿后点地。

视频8-26

（2）动作要领。

身体直立，骨盆放正。悠腿以髋关节为轴前后摆动，腹背肌收紧固定躯干不要晃动；主力腿伸直踩地，动力腿力量通过脚后跟或脚尖放出去，胯根放松。

（3）动作节奏。

1拍，向前勾脚45°悠腿一次，da 向后勾脚摆动；

2拍，向前勾脚大幅度悠腿一次，da 向后勾脚摆动；

3拍，向前勾脚45°悠腿一次，da 向后勾脚摆动；

4拍，向前勾脚大幅度悠腿一次。

（4）训练建议。

以上述节奏重复做8次，两条腿交替进行练习，勾脚与绷脚各做一组。

悠旁腿（以右腿为例）

（1）准备姿势。

双手扶把，小八字位站好右脚左前点地。

（2）动作要领。

身体直立，骨盆放正。悠腿以髋关节为轴左右摆动，腹背肌收紧固定躯干不要晃动；主力腿伸直踩地，动力腿力量通过脚后跟放出去，胯根放松。

（3）动作节奏。

1拍，向右旁勾脚45°悠腿一次，da 向左旁勾脚摆动；

2拍，向右旁勾脚大幅度悠腿一次，da 向左旁勾脚摆动；

3拍，向右旁勾脚45°悠腿一次，da 向左旁勾脚摆动；

4拍，向右旁勾脚大幅度悠腿一次。

（4）训练建议。

以上述节奏循环2个8拍，两条腿交替进行练习，勾脚与绷脚各做一组。

悠后腿

（1）准备姿势。

双手扶把，小八字位站立，动力腿绷脚前点地。

（2）动作要领。

身体直立，骨盆放正。悠腿以髋关节为轴前后摆动，腹背肌收紧固定躯干不要晃动；不要将身体重量压在手臂上。主力腿伸直踩地，动力腿力量通过脚尖放出去，落回来时向前悠腿45°，胯根放松。

（3）动作节奏。

1拍，向后绷脚45°悠腿一次，da 向前绷脚摆动；

2拍，向后绷脚大幅度悠腿一次，da 向前绷脚摆动；

3拍，向后绷脚45°悠腿一次，da 向前绷脚摆动；

4拍，向后绷脚大幅度悠腿一次。

（4）训练建议。

以上述节奏连续做2个8拍，两条腿交替进行练习。

5. 踢腿

踢前腿

（1）准备姿势。

小八字站好，单手扶把，动力腿后点地，山膀撑开。

（2）动作要领。

身体直立，骨盆放正。踢腿以髋关节为轴，腹背肌收紧固定躯干不要晃动；主力腿伸直踩地；动力腿向前勾脚或绷脚踢到最大幅度，快到最高点时再二次发力，落回至后点地，再经过擦地向前踢出。快踢慢落、快踢快落，各种节奏都应练习。

（3）训练建议。

勾脚和绷脚各做一组，左右腿交替练习，每组做8次，两组即可。

踢旁腿（以右腿为例）

（1）准备姿势。

小八字位站好，双手扶把，动力腿绷脚左前点地。

（2）动作要领。

踢旁腿以髋关节为轴，腹背肌收紧，固定躯干不动，主力腿伸直踩地，动力腿勾脚或绷脚踢到最大幅度，快到最高点时再二次发力，落回至左前点地，再经擦地踢出。快踢慢落、快踢快落，各种节奏都应练习。

（3）训练建议。

勾脚和绷脚各做一组，左右腿交替练习，每组做8次。

踢后腿

（1）准备姿势。

小八字位站立，双手扶把，动力腿绷脚前点地。

（2）动作要领。

踢腿时身体直立，骨盆与肩膀摆正，主力腿站直踩地，动力腿向后绷脚踢到最大幅度，踢完落回至前点地，再经过擦地向后踢出。快踢慢落、快踢快落，各种节奏都有练习。

（3）训练要求。

绷脚踢一次，踢完落前点地，重复做8次，左右腿交替练习，两组即可。

十字腿

（1）准备姿势。

小八字位站好，单手扶把，动力腿后点地，山膀撑开。

（2）动作要领。

视频8-27

十字腿是在踢前腿的基础上，踢腿路线从正前方变为踢到身体的内斜前方。踢十字腿以髋关节为轴，腹背肌收紧固定躯干稳定，主力腿伸直踩地，动力腿向斜前勾脚踢到最大幅度，动力腿力量通过脚后跟放出。

（3）训练建议。

十字腿勾脚踢一次，踢完落后半脚掌点地，重复做5次。

视频8-28

蹁腿

（1）准备姿势。

小八字站好，单手扶把，动力腿后点地，山膀撑开。

（2）动作要领。

蹁腿是在十字腿的基础上，动力腿快速从身体一侧向另一侧做运动轨迹为圆弧环动的踢腿动作。踢腿过程中，动力腿从身体内斜前方绷脚踢出，经正前方划到正旁落下点地，在身前划最大幅度的立圆，由于踢腿过程有方向变化，更强调骨盆固定，身体直立。

（3）训练建议。

蹁腿绷脚踢一次，踢完落旁点地，重复做5次。

视频8-29

盖腿

（1）准备姿势。

小八字位站好，单手扶把，背手准备。动力腿后点地，山膀撑开。

（2）动作要领。

盖腿和蹁腿的运动路线正相反。踢腿时主力腿伸直踩地，动力腿从正旁绷脚踢出，经正前方划到身体内斜前方落下点地，在身体前划最大幅度的立圆。由于踢腿过程有方向变化，更强调骨盆固定，身体直立。

（3）训练建议。

盖腿绷脚踢一次，踢完落斜前方点地，重复做5次。

教师是学生的引路人。对于一些课堂学习任务较重的训练课来说，作为教师可以要求学生提早进入教室进行热身，而不是占据课堂时间进行热身，一定不要把热身活动看作是负担。在舞者的损伤部位调查中，腰、胯、膝、踝部位分别位居舞蹈损伤部位的前列，大多集中在身体中段及下肢部分，而热身活动不足、局部负荷过大等因素成为导致这几个部位损伤高发的原因。有的舞者该部位有损伤，在热身时可能刻意避开对该部位的活动，这样在训练中反倒更易产生损伤或使旧伤复发。因此，热身对于舞者来说是必不可少、因人而异的，身体的不适以及损伤部位是更需要个人关注的部分，要有意识解决它，并建立关于热身的正确和全面的认识。

总之，课前热身不只是提高体温、增加心率次数和呼吸深度，更重要的是激活身体各个关节周围的肌肉和软组织，使身体进入训练准备状态。相对来说，舞者更为注重在耗腿踢腿、耗腰甩腰等腰与腿活动中将身体活动开，却忽视了对核心肌群的唤醒；也有舞者觉得课前只需大概活动一下，上课时在把杆组合的练习中身体就活动开了，认为刻意去做热身很耗费体力；夏天天气热，依据热身原理自以为软组织黏滞性低不必热身，草率地活动下关节就开始上课……所有这样的热身都是对热身认识不全面的表现。舞者热身活动种类多样，虽没有固定的模式，对于每个人来说，我们要充分了解自己的身体状况，比如在学期初、学期中、学期末，身体的肌肉状态在不同阶段是不一样的，学期初，我们可以适当多增加一些单一关节的热身动作，唤醒自己的身体，增强动作记忆；学期中，我们可以将动作重点、难点的分解融入热身活动中，促进身体形成正确的动力定型；学期末，身体肌肉多数处于疲劳状态，那么我们在热身环节便可以多增加拉伸活动，在热身的同时，协助肌肉放松。从实际情况出发选择动作，不能"拿来就用，盲目效仿"，也可以自行设计出适合自己的热身动作。值得注意的是，热身只是活动并不是训练，激活唤醒身体是目的，过于注重软度会消耗肌肉的力量，影响训练课程的学习效果。

场地对热身活动的影响不容小觑。一般舞蹈训练在专业舞蹈教室开展，如果是演出或比赛，场地发生改变，舞者对于地板、灯光、舞台等都需要进行适应，那么在这种情况下，舞者更要在实战场地进行热身活动，以此来适应演出环境，让整个机体在热身的同时，达到良好的演出效果。

# ● 第四节　舞蹈训练后的放松

训练后的放松往往被舞者忽略，不仅仅是因为身体疲惫，更主要的原因是没有课后放松意识。放松的意义在于使机体由紧张状态逐渐转入相对平静状态，有利于消除疲劳、尽快恢复体力，同时解除训练时的精神疲惫。本节将太极放松及动作放松两种方式推荐给大家，帮助舞者以点带面开发适合自己的放松模式。

## 一、太极放松

舞者身体的松弛状态是舞者完成好舞蹈动作的基础。放松目的旨在帮助舞者在做动作时合理、高效地运作身体，从而达到松而不懈、紧而不僵的良好状态。

舞者历来重视身体素质的训练，但却常常忽略了身体运行机制是否合理，当对身体运行规律认识不清，就会导致身体运作不当，动作状态效率低下，形成事倍功半的运动结果。太极放松技术就是另辟蹊径，换一种思维方式，依旧是身体在动，但是神经支配方式不同，舞者的思维与常规的规范动作思维不同，打破原先惯性思维下的用力习惯，换另外一个神经传导通路，获得身体常用肌肉的放松，但不会影响身体的发挥运用，这样的训练更为有效、更为合理。

如何合理高效地运作自己的身体？《孙子兵法》里的一句话——"知己知彼，百战不殆"，在舞蹈训练中同样适用。其中"知己"，指舞者要了解人体动作构成的点、线、面、体以及意、气、力等要素；"知彼"是指客观的时、空、力等动作要素和缓冲发力、膨开缩合等运动规律。在"知己知彼"的基础上，舞者才能依据动作达其目的，进入"松紧相宜，自然灵动"之境界。

因而，太极松弛技术课程的动作练习，着重强调练习时要对动作要素和规律有明确的认知，建立起动作意识；充分调动人体的意念、想象、气息、劲力、形体等各个层面，最大限度地开发舞者身体动作的潜能。

（一）人体动作构成

1. 人体的点、线、面、体

（1）点。

人体中心点：位于腹腔内、骶骨前3cm处，为人体动作的启动原点。

人体中节点：从人体中心延伸至身体四肢末节间各个关节点。

（2）线。

人体中心线：沿人体中心点所做的前后、上下、左右的直线。

人体动作传导线：人体动作从中心点启动，经各个中节点向身体末梢传导的运动路线。

人体动作轨迹线：在动作过程中，人体中心、中节、末梢各点在体外空间所经过的线路轨迹。

（3）面。

中心水平面：水平横向沿人体中心所做的将人体分为上下两半的剖面。

中心矢状面：纵向沿人体中心所做的将人体分为左右两半的剖面。

中心额状面：纵向沿人体中心所做的将人体分为前后两半的剖面。

人体其他关节等部位均可以做以上三个方向的切面，由此扩展出来会有很多面如：各个关节的基本剖面（前后、左右、上下）、由内至外的剖面：骨髓层、骨骼层、骨膜层、肌肉层、脂肪层、皮肤层等等。

（4）体。

以上点、线、面共同构成人体的三维立体存在

2. 人体动作的"意、气、力"

（1）人体动作的"意"。

本技术中的"意"是指动作的意念与想象，人类所有感知到的一切自然、人文事物都可以成为动作意念想象的内容。意念想象触发人体动作，从根源上决定着人体呼吸、力、形体的运作状态，人体动作是意念想象内容的形体外化。

（2）人体动作的"气"。

"气"，是人体运动能量的转化和推进剂，本技术的"气"特指人的呼吸，有胸式呼吸与腹式呼吸之分。

胸式呼吸：以胸廓运动为主的呼吸方式。

腹式呼吸：以横膈膜与腹肌运动为主的呼吸方式。腹式呼吸时，横膈膜会升降，直接影响肺通气量，并且横膈膜与肋间肌也会得到锻炼，提升人体的活力与耐力。

（3）人体动作的"力"。

本技术的"力"，指人体神经、肌肉、骨骼、关节等各个部分共同有机地运作而产生的作用力。不同的意、气运作使人体产生不同力的表现。

3. 人体的运作机制

（1）以意行气，以气运力，催力成形，形完神足。

不同的意念产生不同的气血运动，气血运动为劲力的产生提供能量；不同的意念和气血运动使人体发出不同质感的劲力，从而产生不同质感的形体姿态；各种不同质感的形体姿态使人显现出不同的神采。而不同的神采、劲力、形体姿态以及气血运动又会反过来对意念产生影响。

（2）由点生线，由线生面，由面生体。

人体的运作由人体某一点引发，然后由点生线、由线生面、由面生体，向身体的各个部位蔓延、贯通。

（二）动作要素——空间、时间、力

1. 空间

空间中有无数的点，无论是有边界的教室、舞台或人体内部，我们可以自由设置空间中心点。

2. 时间

包含有具体的时间点（时刻）、时间长度、时速、时律（时间单位循环、音乐节奏）等。

3. 力

力的三要素：大小、方向、作用点；作用力与反作用力；地心引力；力的效果有动力、阻力、压力、支持力等。

（三）人体动作规律

1. 缓冲与发力

人体的动作就是地心引力不断对人体产生作用力，人体不断地以缓冲或者发力来顺应或对抗地心引力。

2. 膨胀与收缩

从人体内部看，吸气与呼气动作使人体产生膨胀与收缩。

3. 展开与聚合

从人体外在的运动形态看，人体动作呈现为不断向外展开（从身体中心点启动，将气力节节贯穿直至身体末梢）或向内聚合（从身体中心点启动，将气力从身体末梢节节收回）的形态。

4. 人体动作规律的运作关系

一切缓冲与发力、膨胀与收缩、展开与聚合都如影相随地同时存在；或正或反地对应存在；或长或短地对应存在。

舞者每一个动作及连接具有人体点、线、面的与空间点、线、面的重合与联通。

想象立体空间就是立体人体的扩大，立体人体就是广大立体空间的缩小。

（四）地面动作练习

在了解了舞蹈动作要素与规律等基础概念之后，形成个人的理性认知，下一步就需要在具体动作中进行感性的体验与把握。本技术着重强调：舞者在练习时，以动作规律为纲，以意念为帅，气息、劲力等身体各个层面的要素都要在"意念"的主导引领下，遵循动作规律而协调运作。

太极放松技术练习分七个部分逐次展开，舞者练习时建议从第一部分开始，首先建立正确的点、线、面、体的概念，学会自如调控自己的气息，依据人体运作规律逐渐沟通自身及与外界交流，达到意气形贯通自如。

视频 8-30

1. 一元初生——意念与气息

动作要素：意、气；人体中心点；体重、地心引力。

动作规律：膨胀与收缩；缓冲与发力。

动作引导：

（1）意守身体中心点，吸气如细烟源源不断、缓慢均匀地经鼻、气管、胃等部位最后吸入腹腔。

（2）气于腹腔聚集似气球样膨胀，继续扩张至周身末梢，至极后屏息片刻。

（3）吐气亦如细烟，源源不断、缓慢均匀地经原路径最后由口腔吐出体外，至极后屏息片刻。

（4）反复练习六至九次。

身体动作可以自己自由练习，体会动作要素及动作运行规律总则。

2. 万物复苏——自我疏通（抖动）

俯卧、仰卧、侧卧等基本姿势练习。

动作要素：人体中心点、线；意气力；地心引力与身体重量；作用力与反作用力。

视频8-31

动作规律：缓冲与发力；展开与聚合。

动作引导：

身体放松，体重彻底交给地板，配合腹式呼吸，身体中心点左右晃动，幅度由小到大，频率由慢到快。感受地面源源不断地产生对人体的反作用力。借助地面反作用力，身体中心借力发力，由中心至末梢，节节贯穿，如同湖水涟漪不断向四周扩散蔓延。

3. 镜台菩树——身体沉降平衡练习

动作要素：人体的点、线、面；意、气；重力与重量。

动作规律：缓冲与发力；展开与聚合

视频8-32

动作引导：

（1）左腿在前屈膝开胯，右腿于后伸直，躯干前俯、手臂前伸伏地。想象这个动作的正面与反面叠加，人体中心线重合。

（2）人体中心点与头顶百会穴①（见图8-1）与脚底的涌泉穴②（见图8-2）呈一条直线，配合腹式呼吸。想象这条线在无限延伸的同时拓宽成面，并将不断扩大的面沉降入地。

4. 中流击水——身体持中拓展练习

动作要素：空间水平中心面。

动作规律：展开与聚合。

视频8-33

动作引导：

（1）仰卧，屈左腿双手抱左膝。手换位，右手托脚背、左手抓脚踝，提脚端腿，脚背"别"住腹股沟。

（2）在此屈左膝状态下将左腿放下，右腿屈膝至臀脚踩地，左手向上手心向下贴地面

---

① 百会穴：后发际正中向上与两耳尖直上交界处即为百会穴。

② 涌泉穴：位于足底部，绷脚时足前部凹陷处。

伸出，右手向下经胸前支撑向左翻身俯卧，右手心向下伸直于地面，右腿伸直。想象伏地平展的身体如满天的星辰，全身平面层层松沉入地。

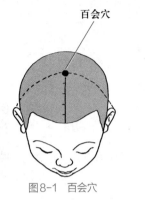

图8-1　百会穴

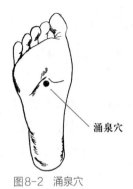

图8-2　涌泉穴

（3）俯卧脊柱右侧弯，双手心与右脚心呈一直线；双手胸前支撑变换反向姿势，脊柱左侧弯双手心和右脚心成一条直线。想象弯曲的人体中心线与空间中心线的偏移、曲线形态以及与中心线的作用关系。

（4）脊柱回正，双手胸前支撑、起上身，深呼吸后落下上身，左手向前伸出，右腿屈向后带动身体翻转回到练习的起始姿势。

（5）双手抓脚踝，将外开弯曲的左腿旋回胸前，此时左手扶膝右手抓踝；而后松手，两手臂回到身侧，左腿伸直，四肢自然打开。

视频8-34

5. 九龙纵横——身体空间维度练习

动作要素：意、气；人体点、线；立体人体；三维空间。

动作规律：展开与聚合。

动作引导：见表8-1

表8-1　身体各部位动作方式

| 全身 | 上肢 | 下肢 |
| --- | --- | --- |
| a. 仰卧 | 手臂贴地面伸直于头上，两手相叠手心向上 | 左腿斜向15度伸展；右腿贴地向后屈膝 |
| b. 右侧弯脊柱 | 左臂在上伸直与左腿在一条线上，右臂在下于身旁，两掌心向上。 | 同上 |
| c. 左侧弯脊柱 | 右臂在上伸直与右弯曲腿在一条线上，左臂在下于身旁，两掌心向上。 | 同上 |

分别在这个姿势上把立体身体和三维空间进行融合想象，同时配合以三组（见下述）、每组九次的腹式呼吸。

第一组呼吸的第一次吸气，想象身体中心点向尾椎和头顶、纵向发射出两道无限延伸的激光线；呼气时，这两道激光线收回身体中心点。此后八次呼吸，依次想象从身体中心点的前、后、左、右，以及四个斜角的身体末梢点，分别向各自的上、下两端，发射出两道与地面平行的无限延伸的激光线；呼气时，这道激光线依次收回各自的起点。

第二组呼吸的第一次吸气，想象身体中心点向左、右髋关节，横向发射出两道与地面平行的激光线，穿越无垠的空间；呼气时，这两道激光线收回身体中心点。此后八次呼吸，依次想象从身体中心点的下、上、前、后，以及四个斜角的身体末梢点，分别向各自的横向两端，发射出两道与地面平行的激光线，穿越无垠的空间；呼气时，这道激光线依次收回各自的起点。

第三组呼吸的第一次吸气，想象身体中心点向尾椎和头顶、纵向发射出两道与地面平行的激光线，穿越无垠的空间；呼气时，这两道激光线收回身体中心点。此后八次呼吸，依次想象从身体中心点的下、上、右、左，以及四个斜角的身体末梢点，分别向各自的纵向两端，发射出两道与地面平行的激光线，穿越无垠的空间；呼气时，这八道激光线依次收回各自的起点。

6. 鸾凤展翅——肢体对应贯通练习

动作要素：人体中心线；动作传导线；动作轨迹线。

动作规律：展开与聚合。

视频 8-35

动作引导：

仰卧，双臂水平外展、掌心向上；右腿伸直，左腿向右下15°伸出。

（1）吸气，腹部发力，气力节节贯穿脊柱与髋关节，左腿贴地画圈。

手臂配合：

① 左手臂贴地以肘为轴向下向内方向画圈；

② 右手臂贴地以肘为轴向下向内方向画圈；

③ 左右手臂贴地的同时以肘为轴向下向内方向画圈；

④ 左右手臂贴地分别依次以肘为轴向下向内方向画圈。

（2）同（1），只是手臂及左腿均反方向画圈，a.b.c.d四种方式配合腿画圈练习。

动作练习时想象双臂、腿脚如凤凰展翅、撩尾，君临九空。

7. 潮涨潮落——意、气、力、形贯通练习

动作要素：人体中心点；空间上下中心线；空间水平面。

动作规律：开展与合聚；缓冲与发力。

视频 8-36

动作引导：

（1）后板腰躺地，重心位于腰部命门穴[①]（见图8-3），双臂自然外展。

① 命门穴：第2、3腰椎棘突间位置。

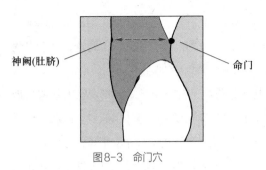

神阙(肚脐)　　　　　　　　　　　命门

图8-3　命门穴

（2）腹部发力，带动脊柱向左、右侧弯，双臂随动。

想象身体如一座拱桥，上身及手臂左右摆动如桥下清波，随风轻涌。

以上练习完成后，最后以仰卧全身放松抖动，想象在节节贯穿的抖动中，身体如洪钟向广阔天地间传播，最后结束整个练习。

## 二、身体动作放松

舞者每天的训练强度大，训练时间长，且基于服务舞台表演欣赏的艺术目的，为了达到更高（关节柔韧）、更快（肌肉力量）、更长（动作幅度）的可视化艺术追求，舞蹈动作大都是在挑战身体关节与肌肉运动极限的、全可动范围内的整合运动。但是，当意识、呼吸、核心控制力、身体连接与动作没有契合时，就会出现因大脑失去对动作的控制与保护而发生关节挤压/滑脱、表层肌肉过度疲劳、屏息、重心失衡等导致的运动损伤。

因此，课前热身与课后放松都是基于维护舞者身体健康为初始点。此章节的课后放松，旨在舞者从追求外在动作幅度与动作结果的状态中，转换到观察自身呼吸与关节对位排列，身体连接与核心控制的内观状态。让舞者对自身动作产生细致深入的观察，探测与了解自己关节的运动极限，感受呼吸诱发动作的配合，建立深层呼吸肌群和表层动作肌群的协同工作，改善动作与呼吸模式，放松身心。从而可以更加安全、高效且富有质感地完成大幅度、快速度、高强度的舞蹈动作，保护舞者身体，预防舞蹈损伤。

（一）放松动作设计理念（动作编排逻辑）

（1）呼吸先行，通过呼吸诱发动作。通过呼吸让表层肌群放松、深层核心稳定，保护腰椎骨盆。此外，通过呼吸打开关节与肌肉间的空间，做动作更有空间与延伸力。因此要关注呼吸与动作的连接。

（2）舞蹈动作均为身体全可动范围的最大化，动作转换速度快且复杂。放松动作旨在让舞者重新关注呼吸与动作的关系与配合，以及调动本体意识的观察力与细微感受力来达到身心整合与放松。动作幅度放小、节奏放慢，在身体某一部位保持相对稳定的基础上完成另一身体部位的动作任务，在一定的运动限制中创造关节内的空间与稳定。

（3）其一，先通过呼吸练习改善肌肉弹性，打开关节空间，为放松动作做好准备。其二，脊椎分节与肩胛解离（脊柱与上肢带的放松），腿髋解离（骨盆与下肢带的放松）。

（二）放松动作的原理

1. 中轴延伸

中轴，即为靠近身体中线的部分。比如中轴骨（脊椎），是从头顶到尾椎骨的这条中线。但中轴不只局限在脊椎，还包含身体四肢的中线。中轴是让身体产生最佳动作的理想位置，中轴延伸为关节创造空间，从而产生关节最大活动范围，让动作质感更好，避免不必要的压力，让动作更省力有效。

2. 呼吸

呼吸是身体内部净化与放松的最好方式。好的呼吸可以促进血液循环，放松肌肉与神经，打开关节空间，缓解疼痛。本章节放松动作的呼吸方式均为鼻吸鼻吐，因为鼻吸鼻吐可以让呼吸更和缓，更容易调动副交感神经使身体放松，同时可以杀菌，提高吸入空气的温度和湿度。本章节的呼吸模式为肋廓全式呼吸[1]，通过呼吸强化主要呼吸肌：膈肌（横膈膜）、骨盆底肌、腹横肌、后锯肌的肌肉弹性，协调呼吸配合放松动作的完成。

3. 核心控制

即便是放松动作，亦需要深层核心的控制力，因为只有深层核心启动工作，表层肌群才能放松与协调工作，用最少的力做最高效的动作。本章节的深层核心指的是横膈肌（横膈膜）、骨盆底肌、腹横肌、多裂肌，也称为"内核心"。

4. 关节对位分节[2]

骨骼关节之间的顺位滑动与分节顺序性尤为重要，需要中枢神经系统对于肌肉的协调控制，与自我身体感知力的观察与调整。基于正确骨骼排列与中轴延伸意识中完成的关节解离，让动作呈现出连贯流畅的动作质感，避免关节之间不必要的压力与损伤。

5. 身体排列

良好的身体骨骼排列贯穿于完成动作任务的始终，起始位的良好排列帮助身体在最舒适的位置上开始运动，减少表面肌肉的预张力，为目标肌群的工作做好准备；动作过程中的良好排列为身体创造最省力高效的理想动作模式，精准练习到目标肌群；动作退出时的良好排列可保证深层核心仍在持续工作，预防肌肉突然放松而导致的运动损伤。

---

[1] 肋廓即为肋骨架。肋廓全式呼吸是指吸气时肋骨架向四面八方向外向上移动，呼气时肋骨架向下向内移动，从而调动深层呼吸肌——膈肌、骨盆底肌、腹横肌与多裂肌的肌肉弹性、稳定性与协同工作的能力。
[2] 关节对位分节是指在正确骨骼排列的基础上的关节解离，比如肱骨与肩胛骨关节盂的解离；股骨与髋关节的解离。关节对位分节同时强调关节的稳定性与灵活性。

### 6. 和谐联结

本章节强调的和谐联结是指意识与动作的联结，呼吸与动作的联结，核心与上肢带的联结，核心与下肢带的联结，深核心与浅核心的联结，视线与脊柱运动方向的联结。在全身心和谐联结中完成的动作是最理想的动作，也是最省力高效有质感的动作。

### （三）放松动作练习

#### 1. 呼吸练习（肋廓全式呼吸）

（1）练习好处。

改善呼吸深度，放松大脑神经，调动副交感神经让身体进入放松状态；

改善膈肌等深层呼吸肌群收缩与扩展的能力，释放表层肌肉紧张，减轻肩颈承担的呼吸负担；

通过全式呼吸的练习可以增强肋骨弹性，打开脊椎空间，为伸展动作做准备；

形成良好的胸腔与腹腔压力，更好地维持腰椎与骨盆稳定。

视频8-37

（2）动作描述。

站立或坐立，闭眼，双手放肋骨架两侧，吸气时感受肋骨架向外向上移动，吐气时感受肋骨架向内向下的移动。

呼吸时观察两侧肋骨架扩张与收缩的幅度与速度差异。

（3）动作要求。

在舒适放松的站姿或坐姿下进行呼吸练习；

鼻吸鼻吐，或鼻吸嘴吐；

吸气要轻柔，不要刻意用力吸气。吐气时喉咙、舌根要放松。

（4）想象提示。

肋骨像水桶把手或者雨伞架，吸气时向外向上，吐气时向下向内；

吸气时感觉闻一杯很香的咖啡，吐气时像在叹气，在玻璃上哈气。

（5）触感提示。

用手，或者毛巾、弹力带、衣服为辅具包裹住肋骨架，感受肋骨架在呼吸时的运动情况。

（6）练习时长：1~5分钟。

#### 2. 站立重心移动

（1）练习好处。

视频8-38

在呼吸中进行身体重心的转移，挑战身体在空间排列的意识感，增加本体意识，让身体找到中垂线上的站立中立位置。

（2）动作描述。

站立，吸气中轴延伸，吐气重心来到前脚掌，但脚后跟不翘起来。吸气重心经过中间来到脚后跟，但脚趾不翘起来。吐气重心回到中间，重心左右分配1:1。吸气重心向右移动，重心来到右脚，吐气来中间，吸气重心来到左脚，吐气来到中间，重心前后分配1:1。

（3）动作要求。

在中轴延伸与关节对位排列的基础上完成重心转移；

重心前后左右移动时维持脊柱的长度与高度不发生改变；

呼吸配合动作完成重心转移，几乎没有肌肉的张力与控制。

（4）想象提示。

站立海里，被动地被海浪推动；

头顶有一根线，在头顶悬吊在天花板上，身体整个骨架（（剔除掉肌肉））顺应地心引力垂下去，有一阵风吹来，骨架随着风吹动的方向移动。

（5）练习时长。

1~5分钟。


3. 站立脊柱屈曲

（1）练习好处。

借助地心引力做脊柱屈曲，改善身体后侧筋膜的伸展能力，缓解背部与腘绳肌紧张；

改善脊椎在前弯屈曲的灵活度，让脊柱分节更有空间，更有方向，更放松，更有控制；

上半身的分节前弯会增加每一节椎骨之间的空间，这时吸气到后背，增加下背部肌肉筋膜的弹性，改善呼吸深度，放松下腰部；

挑战脊椎在空中排列的意识感。

（2）动作描述。

站立，闭眼，吸气中轴延伸，吐气时从第一节颈椎开始逐节向下分节前弯屈曲，重心移到前脚掌，膝盖微屈。吸气到后背，吐气核心控制，脚向下踩地，重心后移，骨盆带动脊椎逐节向上卷起。

视频8-39

（3）动作要求。

分节屈曲时，感受每一节椎体向上滑再向前倾的关节滑动意识。分节卷起时，感受椎体向下滑向后倾的意识；

卷下与卷上均要在核心控制下完成；

保持头颈排列，下巴和胸口保持一拳间距。

（4）想象提示。

前弯屈曲时后背的棘突像剑龙的骨骼一样打开，呈现长C形；

像墙纸从墙壁上顺滑的剥离下来；

卷下时胸骨融化，腹部挖空，身体前侧绕过很大一个健身球。

（5）练习组数。

3~4组。

4. 仰卧呼吸练习（皮脂钳式呼吸[①]）

（1）练习好处。

舞者因经常用腰，腰肌紧缩，腰椎过度延伸且骨盆前倾的情况较为常见。引导吸气到后背让下背筋膜得到放松，过度伸展的腰椎回到中立位，使得肋骨腔与骨盆腔对齐排列。

通过呼吸调整腰椎骨盆回到中立位，在持续腰椎骨盆稳定的前提下完成脊柱对位分节与对应目标肌群的拉伸放松；且通过呼吸使膈肌、骨盆底肌、腹横肌与多裂肌协同工作，维持内核心稳定。

视频8-40

（2）动作描述。

仰卧，屈膝脚踩地，双手手指放进地板与下腰背中间的缝隙中间（手背在外面，仅手指部位垫在下腰背下面）。吸气时肋骨后侧扩展，吐气让下腰背轻轻贴住手指，但不用力下压，吸气保持下腰背不离开手指，吐气让肋骨下滑到耻骨的方向。

（3）动作要求。

呼吸集中在肋骨后侧，手指拿出来，仍保持下背部有一个手指肚的厚度；

骨盆在中立位置，维持髂前上棘与耻骨联合在同一水平面上。

（4）想象提示。

想象脊柱下段是一个圆柱体，吸气到圆柱体的后侧。

（5）练习时长。

1~5分钟。

5. 屈膝髋绕圈

（1）练习好处。

在腰椎骨盆保持稳定下的髋解离训练，活化髋关节，滋养髋关节，强化核心控制。

（2）动作描述。

仰卧，屈膝脚踩地，吸气准备，呼气双脚依次抬离地面来到小腿桌面式，双手放到膝盖上，双手与双腿保持轻微的对抗，双侧大腿骨同时分别做髋屈与髋伸的动作，进阶到大腿骨在髋关节上顺时针与逆时针画圈圈。退出时先回到桌面式，双脚依次落地。

视频8-41

（3）动作要求。

保持腰椎骨盆稳定，核心控制，中轴延伸；

① 皮脂钳式呼吸：呼吸集中在肋骨后侧。后侧肋骨连接到胸椎与腰椎，肋骨的运动有固定点，像钳子可以自由地打开与关闭。

关注大腿骨在髋臼窝内的划圈，保持大小腿90°夹角不变；

动作幅度放小，节奏放慢，配合呼吸完成髋绕圈动作。

（4）想象提示。

想象髋是水杯，里面盛满蜂蜜，大腿骨是木棒，搅拌蜂蜜，是浓稠绵密的质感。

（5）练习组数。

3~5组。

6. 侧转侧

（1）练习好处。

骨盆带动下腰背旋转，释放下背部肌肉紧张；强化核心控制与下肢带的连接。

视频8-42

（2）动作描述。

仰卧，腿并拢屈膝脚踩地。吸气延伸脊椎，呼气双腿与骨盆倒向右侧地板的方向，保持对侧肩胛贴在垫子上。暂停并吸气到上方肋骨，呼气用腹斜肌的力量把骨盆与腿拉回来。吸气延伸脊椎，呼气同样动作反侧练习。

（3）动作要求。

保持中轴延伸，核心控制，头在脊柱的延长线上。

对侧肩胛即将离垫为双膝侧倾的最大幅度，上胸椎及以上部位保持安静。

动作顺序非常重要，侧倾时膝盖带动骨盆，腰椎和下胸椎发生旋转；回正时是腹斜肌带动下胸椎、腰椎、骨盆依次拉回来。

旋动过程中，左腿与右腿夹住，双膝固定在一起。

（4）想象提示。

骨盆与双腿外面缠绕住了保鲜膜，下肢带固定；

双膝之间有100元，转动身体时不要把钱丢掉。

（5）进阶。

小腿桌面式或返回中心时伸直位于下方的腿，以增长阻力臂，挑战核心控制力量。

（6）练习组数。

4~6组。

7. 脊柱屈伸

（1）练习好处。

脊椎拉伸放松；脊椎分节与灵活；纵向伸长教育练习；脊椎在空中排列与对位分节的意识感

（2）动作描述。

四足跪姿，双手在肩膀的正下方，双膝在髋的正下方。后背呈桌面式，

视频8-43

枕骨、胸椎最高点与骶骨三点一线。肩带稳定，手指尖向前，大臂外旋，使肘尖向后，双肩远离双耳。头顶与坐骨向两端无限延长。吸气中轴延长，呼气点头收下巴同时骨盆后倾，脊柱屈曲，来到长C型的脊柱，腹部挖空，视线在大腿面。吸气到后背，呼气从脊柱中间向两边铺展脊柱回到中立位。吸气中轴延伸，呼气头带动颈椎伸展，同时骨盆前倾，脊柱来到伸展，视线望向远方。吸气到胸口，呼气从脊椎中间向两边回到中立位。

（3）动作要求。

保持枕骨、胸椎最高点与骶骨在一条直线上。

核心控制，小腹全程收紧。

头在脊柱的延长线上，下巴与胸口保持一拳间距。

脊柱伸展时使胸骨与耻骨互相远离；屈曲时使胸骨与耻骨互相靠近。

（4）想象提示。

脊柱屈曲时后背像被风吹满的风帆；脊柱伸展时锁骨像一个大大的微笑；

脊柱屈曲时后背的伸展带被拉开；脊柱伸展时身体前侧的伸展带被拉开。

（5）变化。

从头或者从尾骨开始单方向做脊柱分节。

（6）练习组数。

4~6组。

8. 后背呼吸

（1）练习好处。

放松后背肌肉；改善呼吸模式；增加后侧肋骨的扩展能力。

视频8-44

（2）动作描述。

此呼吸练习在脊柱屈伸练习后，双膝分开略大于肩宽，双手交叠，额头放手背上，闭上眼睛，吸气到后背，感受肋骨架后侧的扩展与收缩。

（3）动作要求。

放下对肌肉的控制，观察与专注的呼吸。

（4）想象提示。

脊柱下段是一个圆柱体，吸气到圆柱体的后侧。

（5）练习组数。

1~3分钟。

9. 脊柱侧屈

（1）练习好处。

改善肋间肌的肌肉弹性；放松躯干肌肉，增加脊柱侧屈分节的能力与意识感；改善呼吸模式。

（2）动作描述。

坐立，双腿呈菱形腿，勾脚，双手交扣托住枕骨后侧，吸气脊柱延伸，呼气脊柱向右侧屈，吸气到上方打开肋骨的位置，呼气左侧肋骨逐节关闭，吸气中轴延伸，呼气反侧动作。

视频8-45

（3）动作要求。

脊柱在额状面上的运动，侧屈时脊柱不发生旋转；

保持头颈排列，中轴延伸，呼吸诱发动作。

（4）想象提示。

想象身体靠着墙壁做侧屈；

肋骨像一把扇子/手风琴，吸气打开扇子/手风琴。

（5）练习组数。

4~6组。

10. 脊柱旋转

（1）练习好处。

建立好的脊柱空间；胸椎旋转灵活度；胸腰联合段解离；改善呼吸模式。

（2）动作描述。

Z坐姿，左腿屈膝外旋于体前，右腿外展屈膝内旋，双脚回勾，双手交扣托枕骨后侧。吸气拉长脊柱，呼气向左侧弯，左手放下支撑地板，右手臂伸直出去。吸气到右侧打开的肋骨架，呼气胸口向左旋转，腹部挖空，后背撑满，右侧腋窝去找对侧髋臼窝；吸气到右侧肋骨的后面和侧面，呼气胸口向前向右旋转，右侧坐骨向下沉，带动脊柱逐节回到中立位，手臂飘落休息。

视频8-46

（3）动作要求。

身体重心均匀分布在两个坐骨正上方；保持腰椎骨盆稳定；

旋转时肋骨不发生侧移，保持在中轴线上的旋转。

（4）想象提示。

身体靠在墙壁上完成动作；臀部像一块水泥沉在地面上不动；

胸口的探照灯照向旋转的方向。

（5）练习组数。

4~6组。

11. 脊柱整合（对角线练习）

（1）练习好处。

骨盆、脊柱与上肢带的协同整合练习，强化内核心与外核心的协同工作能力，增强脊椎灵活度，挑战脊椎在空中排列的意识感；放松背部肌肉。

视频8-47

（2）动作描述。

坐立在椅子上，双脚分开略大于肩宽，双手交扣托住枕骨后侧。吸气拉长脊椎，呼气头带动脊椎前弯屈曲，吸气到后背，呼气从骨盆开始脊椎逐节进入伸直；吸气到胸口，同时胸口探照灯转向右侧斜45°，呼气从头带动脊柱前弯屈曲，吸气到后背，呼气脊柱伸直。吸气到胸口，同时胸口探照灯经过中间转向左侧斜45°，呼气脊柱逐节屈曲，吸气到后背，呼气脊柱逐节伸直。吸气胸椎转正，呼气脊柱逐节屈曲，吸气到后背，脊柱逐节回到中立位。

（3）动作要求。

腰椎骨盆保持稳定，肚脐正对前方，腰椎不过度伸展；

下肢带保持良好排列（髋、膝与第二、三脚趾在一条直线上）与稳定；

脊椎屈曲时下巴来到耻骨的正上方；脊柱伸展时枕骨来到尾骨的正上方；

保持脊椎的长度和高度不变；

头颈排列；双掌之间产生轻微拉力并与枕骨保持轻微对抗的力。

（4）想象提示。

像蝴蝶扇动翅膀；胸口的探照灯照向旋转的方向。

（5）练习组数。

4~6组。


12. 协助卷动

（1）练习好处。

强化核心控制；脊柱分节与在空中排列的意识感；按摩与放松后背肌肉；骨盆与脊柱、上肢带的动作连接。

视频8-48

（2）动作描述。

坐立，屈膝脚踩地，双脚分开与坐骨同宽，双手抱大腿后侧，手腿保持对抗，微屈手肘。吸气时平背后倾一点点，保持后背直立，呼气骨盆后倾，骶骨逐节贴地，保持双脚不离地，吸气到后背，骨盆持续后倾，身体重心后移双脚被动离地，脊柱逐节卷下，吸气中轴延伸；呼气脚尖向前方地板的方向延伸，手腿对抗，从头开始带动脊柱逐节剥离垫子，卷起时保持长C型的脊柱，腹部挖空，肩膀来到骨盆的正上方，从骨盆开始逐节回到中轴延伸。

（3）动作要求。

保持头颈排列，肩膀保持放松；核心控制，中轴延伸；骨盆、脊椎与上肢带的协调整合能力，呼吸配合与身体连接。

（4）想象提示。

"红灯停、绿灯行"。

（5）练习组数。

4~6组。

13. 圆背滚动

（1）练习好处。

按摩与放松背部筋膜

（2）动作描述。

视频8-49

坐立，双手抓握小腿胫骨外侧，吸气中轴延伸，呼气脊柱快速逐节后卷，顺应后摆惯性卷回。

（3）动作要求。

保持头颈排列，肩膀放松；核心控制，腹部挖空；呼吸配合与身体连接。

（4）想象提示。

不倒翁。

（5）变化。

双手抓握脚踝外侧，或者双腿伸直，加长阻力臂，挑战核心控制。

（6）练习组数。

4~6组。

## 思考题

1. 为什么不能省掉热身活动？阐述热身活动的原理。

2. 热身活动应该遵循哪些原则？

3. 结合实际阐述舞者热身的误区。

4. 在热身活动中如何分配好各环节的时间。

5. 论述静态拉伸与动态拉伸的区别。舞者应如何进行拉伸？

6. 依据自己的专业设计舞蹈训练后的放松练习。

# 后记

一直以来，舞者健康是从事舞蹈科学研究的教育工作者非常关注的话题，在注重舞者动作技术发展的同时，更应该关注舞者自身的健康问题，《舞蹈训练保健教程》就是在这样的背景下应运而生。

本教程为国内首部以舞者为研究主体，运用人体保健相关理论，针对舞者预防损伤、优化技术、健康促进的理论与实践著作。舞者在舞动过程中，机体具有"双向效应"的适应性变化，即有"舞以跃动""舞以达欢""舞以强体""舞以教化"之功能，同时也有因个体差异、发力方法错误、负荷过大、带伤训练等问题导致的舞者损伤。舞者保健涵盖了舞蹈解剖学、舞蹈生理学、舞蹈训练学等舞蹈科学基础理论知识，又涉及心理学、预防医学、体能康复等基础知识和技能。本教材从舞蹈损伤现状调查出发，分析舞者损伤部位分布、损伤类型、损伤原因、损伤机制，找出舞蹈损伤发生规律，并对舞者进行安全防范意识培养与建立，做好课前热身、体能训练、课后放松等环节，并进行正确的心理保健等。

本教程的出版丰富了舞蹈科学教育理论，促进舞蹈教育朝向科学化、系统化、规范化迈进了一步。然而关于舞者保健还有许多未解难题仍需我们深入探索研究，这也是我们未来努力的方向。因此，真诚希望广大读者不吝赐教。

本教程的顺利出版，有幸于北京舞蹈学院领导的全力支持和鼓励。本教程由北京舞蹈学院高云老师和沈阳音乐学院王伟老师担任主编，参与本书研究和撰写的有台湾艺术大学舞蹈系张梦珍老师、邯郸学院杜妍妍老师、云南民族大学艺术学院胡一真老师、英国伯明翰大学博士研究生党亚楠以及北京舞蹈学院研究生刘晨、鲁慧敏、邢湘雨等同学。特约北京舞蹈学院曾焕兴老师，为本书编撰了舞者放松的"太极放松"方法。特约北京舞蹈学院学报编辑部刘长春老师为本书绘制插图。《舞蹈训练保健教程》的问世，离不开老师们的艰辛付出，在此表示感谢！

编写者
2023年12月

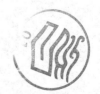